Charles Ridley
Präsent in der Stille

vianova
Verlag Via Nova

Charles Ridley

PRÄSENT IN DER STILLE

Wie der Körper Bewusstsein und Liebe vereint

vianova
Verlag Via Nova

Originaltitel:
Stillness

Übersetzung aus dem Englischen:
Sabine Tobi Müller

---

1. Auflage 2019

Verlag Via Nova, Alte Landstr. 12, 36100 Petersberg

Telefon: (06 61) 6 29 73

Fax: (06 61) 96 79 560

E-Mail: info@verlag-vianova.de

Internet: www.verlag-vianova.de

Umschlaggestaltung: Guter Punkt, München

Satz: Sebastian Carl, Amerang

Druck und Verarbeitung: Appel und Klinger, 96277 Schneckenlohe

ISBN 978-3-86616-462-8

Als mein Blick am Morgen auf das Licht fiel,
fühlte ich in diesem Moment,
dass ich kein Fremder in dieser Welt war,
das Unbegreifliche ohne Namen und Form
hat mich in seine Arme genommen
wie meine eigene Mutter.

Rabindranath Tagore Gitanjali

Für die Mama

Inhaltsverzeichnis

Vorwort zur erweiterten deutschen Originalausgabe

Als ich 2006 die ursprüngliche Fassung von „Stillness – Biodynamic Cranial Practice and the Evolution of Consciousness" von Charles Ridley las, war ich begeistert. Ich hatte bereits etliche Jahre praktische Erfahrung als Lehrer sowie in meiner Praxis und kannte die meisten Bücher zum biodynamischen Ansatz der Craniosacral-Therapie. Darin wurde versucht, mikro- und makrokosmische Phänomene definitiv zu interpretieren. Meiner Meinung nach dürfen und sollten beim Versuch zu definieren, gewisse Mysterien auch Mysterien bleiben, ohne sie verstandesmäßig zu analysieren.

An der Herangehensweise von Charles Ridley fasziniert mich die nichtinvasive, absolut absichtslose Haltung. Der Praktizierende wendet seine Wahrnehmung komplett nach innen, anstatt sich den äußeren Phänomenen zu widmen und damit zu arbeiten.

Es war für mich und zahlreiche weitere erfahrene Berufskolleg/innen ein Highlight, Charles 2016 persönlich kennenzulernen und seitdem an seinen Kursen in der Schweiz mit „Biodynamic Cranial Touch" einen erfrischend neuen Ansatz zu erfahren, der Praktizierende und Behandelte mühelos und subtil in tiefe Dimensionen erweiterten Bewusstseins führt, wo Ganzheit erfahrbar und Heilung möglich wird.

Es freut mich, dass zwölf Jahre nach Erscheinen von „Stillness" eine erweiterte Neuausgabe in deutscher Sprache vorliegt. Es ist eine Ehre, dass ich zusammen mit dem Übersetzerteam als einer der „Geburtshelfer" dazu beitragen durfte. Diese Neuausgabe ist um sieben neue Kapitel erweitert. Charles Ridley schildert in diesem Werk die aktuellste Evolution seiner Arbeit.

Der Autor beschreibt differenziert drei unterschiedliche Behandlungsansätze der Craniosacral-Therapie: strukturell und somit gewebebezogen, funktionell und inneliegende Rhythmen unterstützend, biodynamisch und damit in direktem Kontakt mit der Lebensenergie. Er erklärt essenzielle Begriffe der Biodynamischen Craniosacral-Therapie jeweils in kurzer und prägnanter Form, schnörkellos und präzise. Als erster Autor auf diesem Gebiet weist Charles Ridley auf den Sinusknoten hin und erläutert, warum dieser bedeutend ist beim „Stillness Touch".

Der Autor führt uns in Theorie und Praxis in „Biodynamic Cranial Touch" ein. Dafür braucht es erstaunlicherweise keine spezifischen Kenntnisse der herkömmlichen Craniosacral-Therapie. Charles Ridleys „Stillness Touch" kann von allen therapeutisch tätigen Menschen umgesetzt werden, wenn die in diesem Buch beschriebene Grundhaltung eingenommen und vertieft wird. Nach den bewusstseinserweiternden Einstimmungen folgen die Stille-Praktiken und weitere innere Praktiken, die täglich angewendet und verfeinert werden können.

Bemerkenswert ist beispielsweise: Das Vorgehen, sich in sein Herz zu entspannen, ermöglicht unserem Körper, sich als sinnliches Wahrnehmungsorgan zu erweitern, und fördert eine ganzkörperlich gefühlte Sinneswahrnehmung des Praktizierenden. Die wesentliche Bedeutung des Sinusknotens in Bezug zum Atem des Lebens wird hier erstmals dargelegt.

Einzigartig sind die aufgeführten Bezüge spiritueller Traditionen und Aussagen von Rudolf Steiner und Carl Gustav Jung zur selbstexistenten Leuchtkraft des Herzens, auf die danach im Kapitel für Fortgeschrittene Bezug genommen wird.

Diese erweiterte Ausgabe in deutscher Sprache beinhaltet ein umfangreiches Glossar, in welchem Begriffe der biodynamischen Craniosacral-Ansätze vertiefend erläutert werden. Ridley trägt dazu bei, den Wort- und Bedeutungsnebel rund um biodynamische craniosacrale Ansätze etwas aufzulösen und Klärung zu schaffen. Seine Erläuterungen mit vielen Hintergrundinformationen dienen allen Lesern, besonders den Lesern mit Kenntnissen der Osteopathie und Craniosacral-Therapie, als eine hervorragende Orientierung.

„Stillness Touch" wird von Charles Ridley und Giorgia Milne unterrichtet. Die hier vorgestellte Arbeit zu erfahren hat mich als Lehrer und Praktizierenden beeinflusst. Grundhaltung und Behandlung unterscheiden sich wesentlich von bisher bekannten Therapie- und Heilmethoden. Privat wende ich Stille-Praktiken als Achtsamkeitsschulung und zur spirituellen Vertiefung regelmäßig an.

Ich wünsche diesem Buch viel Erfolg. Als Leser/in erwartet Sie ein transformierendes Abenteuer. Möge mit den hier vermittelten Grundlagen und dem wunderbaren praktischen Bezug für möglichst viele Menschen eine vertiefte Wiederverbindung mit ihrem Herzen, ihrer Essenz und der ganzen Existenz möglich werden.

Daniel Agustoni,
Autor von „Craniosacral-Selbstbehandlung",
„Craniosacral-Rhythmus" und „Craniosacral-Therapie für Kinder"
Basel, im November 2018

Geleitworte von Giorgia Milne

In dieser lange erwarteteten deutschen Ausgabe von *Präsent in der Stille – Wie der Körper Bewusstsein und Liebe vereint* beschreibt Charles Ridley detailliert, verständlich und auf brillante Weise die Tiefe, die Dimensionen und das Potential dieser lebendigen, sich beständig entwickelnden Praxis. Damit verbunden bietet er eine klare Darstellung und erweist der ursprünglichen Übertragung durch seine Lehrer unverbrüchliche Ehre und offenbart auch, wie *hinter* dieser Arbeit die Essenz anderer Weisheitstraditionen steht.

In den ersten Kapiteln kann sich der Leser daran erfreuen, die historischen Ursprünge dieser Arbeit kennen zu lernen, mit klaren Definitionen und Unterscheidungen der Ansätze, die diese Abstammungslinie ausmachen, und ebenso der Differenzierung der Praxisgrenzen, die mit jedem Ansatz einhergehen. Dies ist ein wesentlicher Beitrag zum Verständnis von Effekt und Wirkung verkörperten Bewusstseins. Es wird gezeigt, wie die anerkannten craniosacralen Enfoldments* *Bewusstseinszustände* repräsentieren. Das sorgt für die entsprechenden Wahrnehmungsfähigkeiten, die zu einem Perspektivwechsel oder veränderten „Blickwinkel" führen.

Das Buch ist eine Orientierungshilfe von unschätzbarem Wert für jene, die mit der Vielzahl der Lehrer und den verschiedenen Versionen der Ansätze zu tun haben, die es jetzt in diesem Feld gibt. Und es ist eine Einführung in eine wunderschöne lebenslange Praxis.

Hinweis für den Leser: Es reicht nicht aus, nur das begrifflich Dargestellte als Konzept zu erfassen. Bis man diese Zustände nicht wirklich *realisiert* hat und ihnen

---

* Anm. der Übersetzerin: „Enfoldment": Erklärung und ausführliche Beschreibung findet sich im Glossar unter gleichnamigem Artikel.

erlaubt hat, einen vollständig zu *durchdringen*, so dass sie unmittelbar *als* körperlich gefühltes sinnliches Bewusstsein (body-felt sense awareness) *verfügbar sind*, kann es schwierig sein, wertzuschätzen, um was für ein klares Leitsystem es sich hier handelt, in welchem wir wahrlich „der Tide vertrauen" und im „Sei still und wisse Ich bin" verweilen.

Charles und ich haben uns offiziell 1999 getroffen, während ich in einem Kurs meines damaligen Partners und späteren Ehemannes Hugh Milne assistierte. Ich war vollständig in alle Aspekte des persönlichen und beruflichen Lebens von Hugh involviert und unterrichtete im Milne-Institut bis zu unserer Trennung 2009. Zur gleichen Zeit habe ich die Verbindung zu Charles aufrechterhalten und seine Entwicklung beobachtet im Hinblick auf Artikulation und Niederschrift der biodynamischen Perspektive, in der ich mich wirklich zu Hause fühlte.

Während dieser Zeit genossen Charles und ich eine Art Seelenverwandtschaft bezüglich dieser Arbeit. Von unserer ersten Begegnung an spürten wir sofort ein Erkennen, ein Wissen darüber, dass wir von der gleichen „Sichtweise" gerufen wurden und in ihr zu Hause waren. Es schien der gleiche heilige Impuls zu sein, der uns zum gleichen Ort zur gleichen Zeit gebracht hatte und doch jeden von uns auf seine eigene einzigartige Weise … und jetzt kann ich rückblickend sagen, zum gleichen Zweck.

Für mich war Charles in meinen frühen Studien der verschiedenen Ansätze der Craniosacral-Arbeit eine *unschätzbare* Oase der Unterstützung und Rückversicherung bezüglich dessen, was ich erlebte. Er hatte die Worte für das, was meinen Erfahrungen zugrunde lag, und wies mich in die Richtung der anerkannten Nachfolger in diesem Bereich für weiteres Studium und Verständnis. Er war die einzige Person, die ich zu der Zeit kannte, die so genau die Grenze des Übergangs zur Biodynamik verstand und vieles darüber hinaus. Er war und ist ein lieber Freund, Lehrer, Mentor, Kollege … es gibt wirklich keine Worte, um die Liebe ganz auszudrücken.

Während ich am Milne-Institut war, habe ich mich sehr darum bemüht, dass Charles' Arbeit einen Platz und Raum zur Präsentation bekam. Mein aufrichtiges Gefühl war, dass es „gut für das Ganze" ist, diese Tür für die frühen Stadien des Schreibens und die Kursentwicklung aufzuhalten. Seit 2008 habe ich Biodynamic-Cranial-Touch- Kurse weltweit unterrichtet – anfänglich als Teil des Lehrplans des Milne-Instituts, dann seit 2009 unabhängig, bis jetzt, da ich die Dynamic-Stillness-School und die Ausbildungsprogramme leite. Ich fühle mich geehrt, ein Instrument und weibliche Stimme für diese wunderbare Übertragung zu sein.

In der Zeit zwischen der ursprünglichen Veröffentlichung und jetzt haben zahlreiche Studenten an den Kursen teilgenommen, die Ausdruck der sich stets weiterentwickelnden und lebendigen Praxis sind, die sich selbst enthüllt, wie in den späteren Kapiteln verdeutlicht wird.

Mit tiefer Dankbarkeit und Wertschätzung begrüße ich, mit vielen anderen, diese lange ersehnte deutliche Darstellung der Weiterentwicklung dieser Praxis, während sie sich weiterhin in den Menschen verkörpert, die empfänglich sind und diesem tiefen Ruf folgen.

Giorgia Milne
Sydney, Australien, im April 2018

Vorwort zur englischen Erstausgabe – Charles Ridley, 2006

Nach fünfzig Jahren craniosacraler Pionierarbeit übersiedelte Dr. William Garner Sutherland im Februar 1951 vom Mittelwesten nach Pacific Grove, Kalifornien: „Wir leben in der Nähe des Leuchtturms am Meer und sehen Tag für Tag das Wasser des Pazifiks; und auch wenn wir es nicht sehen …, fühlen wir die Gegenwart der Flüssigen Tide."[1] Es war in seinem Haus am Meer, wo sich ein neues Bewusstsein in Dr. Sutherland entzündete und seine Theorie der Biodynamik geboren wurde. Von seinem Erwachen hinterließ er nur Andeutungen, aber doch genug, um auf seine Entdeckung hinzuweisen.

> „Lesen Sie bitte den Raum zwischen den Zeilen und der verschmierten Druckerschwärze. Lesen Sie bitte auch den Raum zwischen den physiologischen Zentren im Boden des vierten Ventrikels. Wenn Sie zwischen den Zeilen lesen, empfehle ich Ihnen, erst mit Ihrem inneren Blick durch das kleine Ende des Mikroskops zu sehen und dann einen Blick durch das große Ende eines Fernrohres zu werfen, um die Materie im unendlichen Raum verschwinden zu sehen."[2]

In seinen Schriften unterstrich Dr. Sutherland jene Schlüsselwörter, die „zwischen den Zeilen" versteckte Informationen vermitteln.[3] Aber gelegentlich stellte er auch kühne Behauptungen auf: „Die Potency der Tide … besitzt mehr Intelligenz und Wirksamkeit als jede blinde Kraft, die gefahrlos von außen angewandt werden kann."[4] Dr. Sutherland starb, bevor er seine Entdeckung sorgfältig dokumentieren konnte. Doch er hinterließ seine letzten Worte eingemeißelt in seinen Grabstein, der einen Block von seinem Haus am Meer entfernt dem Leuchtturm gegenübersteht: „Sei still und wisse."

Glücklicherweise hielt sein kleiner innerer Kreis den biodynamischen Funken von Dr. Sutherland lebendig. Allerdings ist das ein umstrittener Punkt, weil der größere öffentliche Kreis der Studierenden über Dr. Sutherlands spirituelle Einsichten nicht informiert war, und manche leugnen bis heute, dass sie jemals stattgefunden haben. Trotz der Kontroversen trug sein Schützling Dr. Rollin Becker die biodynamische Flamme öffentlich weiter.[5] Dr. Becker beschrieb viele biodynamische Prinzipien und etablierte die Wahrnehmungsfertigkeiten, die den Practitioner in direkten Kontakt mit den langsameren, globaleren Rhythmen der Primären Respiration jenseits der Cranialen Welle bringen. Und nun schwelgen wir im Licht eleganter Verfeinerungen, präziser Definitionen und Klarstellungen von Dr. Beckers Schüler, Dr. James Jealous, der Dr. Sutherlands ursprüngliche Überlieferungen sorgfältig weiterentwickelte und die Biodynamik auf soliden Grund stellte. Aus Ehrfurcht vor Dr. Jealous' Engagement halte ich in diesem Buch an seinen Definitionen fest.

Obgleich ich auf den Schultern dieser drei Craniosacral-Pioniere ruhe, unterscheidet sich meine Lehre der Biodynamik trotzdem in vielen Bereichen. Mein Ansatz lautet, dass die fünf bekannten craniosacralen Enfoldments Aspekte des menschlichen Bewusstseins sind; deshalb ist die biodynamische craniosacrale Praxis ein Weg zu deiner inneren Weiterentwicklung. Ich behaupte das, weil biodynamische Prinzipien in immerwährende Weisheit eingebettet sind – so wie das alle heilenden Künste waren, bevor die Schulmedizin das Leben aus ihnen herausgepresst hat. Ebenso haben die neuesten Entdeckungen der neuen Wissenschaft, der Biologie, des integralen Bewusstseins, Geist-Körper und der Energiemedizin geholfen, die Gültigkeit der Wissenschaften des Heilens wiederherzustellen. Diese neue Wissenschaft befreit die biodynamischen Prinzipien von ihrer mechanischen Tradition.

Biodynamik ist ein sich immer weiter entwickelnder lebendiger Organismus, und ich vermute, dass viele craniosacral Praktizierende ihren Ruf hören und tief im Innern mit ihren Prinzipien übereinstimmen, aber nicht wissen, wie sie damit weiterkommen. So habe ich innere Übungen zusammengestellt, die dich dabei unterstützen, einen sanften Übergang von der Praxis der Intervention zur Praxis des *Nichttuns* zu finden, was wesentlich für die biodynamische Arbeit ist. Diese Übungen der „tonalen Übereinstimmung" werden dich an die Tür zum Neutral bringen und in direkten Kontakt mit der Primären Respiration (so benannt, da sie der Lungenatmung vorausgeht), wo innewohnende Heilung beginnt. Damit schließt dieses Buch die Lücke im craniosacralen Feld, indem es eine Vorbereitung für nichtduales Praktizieren anbietet.

Weiter bestätigt dieses Buch craniosacrale Practitioner in ihrer Erfahrung von tieferen und langsameren Rhythmen, die nicht auf der Landkarte der Cranialen Welle vorkommen, und möchte sie darin unterstützen, ihre Wahrnehmungen auszudrücken. Als ich das erste Mal mit tieferen Enfoldments in Berührung kam, hatte ich keine Worte oder Landkarte für diese Erfahrungen, sodass ich befürchtete, verrückt zu werden. Das motivierte mich, meine Wahrnehmungen zu artikulieren, und vielleicht decken sie sich auch mit deinen Erfahrungen.

Letztlich werden biodynamisch Praktizierende, die bereits im Ozean des Atems des Lebens treiben, neue Möglichkeiten zur Verfeinerung ihrer Wahrnehmungsfertigkeiten entdecken, die das Tor sogar noch weiter öffnen für das, worauf sich Dr. Sutherland als den endlosen Raum bezieht. Darüber hinaus wirst du lernen, wie du unerschütterlich präsent sein kannst, egal wie außergewöhnlich deine Erfahrungen mit dem Atem des Lebens sind.

Auch als Heilpraktiker, der nicht im craniosacralen Feld arbeitet, kannst du von diesem Buch profitieren. Wenn du an den biodynamischen Prinzipien festhältst, die ich hier umreiße, kannst du neben der Erforschung der Praktiken der tonalen Übereinstimmung – so sie bei deiner Arbeitsweise anwendbar sind – meine Darstellung der craniosacralen Arbeit so anpassen, dass sie sich in deine Heilpraxis einfügt, sei es Akupunktur, Homöopathie, Körperarbeit, Bewegung, Somatic Experiencing® und so weiter. Schließlich schuf der Atem des Lebens den Körper und heilt ihn auch, egal auf welche Art und Weise.

Im Vergleich zu anderen biodynamischen Ansätzen werde ich dich lehren, den Atem des Lebens für die Heilung freizugeben. Das ist nichtmedizinische Biodynamik – craniosacrale Berührung mit dem Atem des Lebens (Breath of Life Cranial Touch) – und ich werde wiederholt zeigen, warum es wichtig ist, *keine* Techniken oder Absichten zu benutzen, sondern stattdessen in deinem Herzen zu verweilen, unerschütterliche Präsenz aufrechtzuerhalten und das Heilen dem Atem des Lebens zu überlassen.

Deshalb wirst du keine Praktiken lernen, die als craniosacrale Biodynamik bekannt sind – wo biomechanische craniosacrale Techniken in Absichten abgewandelt werden, die innerhalb der Primären Respiration Anwendung finden – das steht im Widerspruch zu meiner Lehre. Ich lehre auch nicht die Praxis der osteopathischen Biodynamik, wo Ärzte die gegenwärtige Bewegung* am Höhepunkt der Inspiration in der Flüssigen Tide verstärken und die Tide in embryonale Anteile oder in Zündungszentren führen, in genauer Synchronität mit der Langen Tide. (Diese Practitioner lenken auch die Tide aus der Dynamischen Stille heraus, entlang der Mittellinie der Röhrenknochen.)[6] Dieser klinische Gebrauch der heilenden Potency des Atems des Lebens gehört zur osteopathischen Medizin. Das ist nicht mein Weg.

---

* Anm. der Übersetzerin: Der aus osteopathischer und craniosacraler Literatur bekannte Terminus „motion present" wurde durchgängig mit „gegenwärtige Bewegung" übersetzt.

Wenn das Praktizieren meiner Techniken dir deinen Weg zeigt (den du für dich selbst entdecken wirst), dann war ich erfolgreich. Meine Lehre ist nicht *der* Weg, sondern nur einer aus einer unbegrenzten Anzahl von möglichen Wegen, durch den du dich auf den Atem des Lebens beziehen kannst. Noch einmal, – ich betone das Nichteingreifen – überlass dem Atem des Lebens die völlige Kontrolle. Dieses Buch gibt einen flüchtigen Blick auf diesen unbeschreiblichen Prozess.

Eine Anmerkung für den Leser

Ich gehe davon aus, dass du Craniosacral-Practitioner bist – und über Wissen der craniosacralen Prinzipien, neuen Wissenschaften*, Embryogenese, Anatomie und Physiologie verfügst – aber möglicherweise führst du vielleicht keine craniosacrale Praxis. Wenn das so ist, kannst du trotzdem von diesem Buch profitieren. Wenn du dieses Buch mit einem offenen Herzen liest, wird es dir direkten Zugang gewähren zu dem, was zwischen den Zeilen steht.

Um möglichst viel aus den Lehren in diesem Buch herauszuholen, entspanne dich und lenke deine Aufmerksamkeit in das ruhige Zentrum hinten in deinem Kopf. Dann löse den Griff, der dein Bewusstsein im Kopf wurzeln lässt, und lasse deine Aufmerksamkeit in dein Herz sinken, während du mit deinem ganzen Körper von der Rückseite deines Herzens aus atmest (mehr über das dreidimensionale Atmen siehe Kapitel 10).[7] Liest du mit dieser Haltung, kannst du jedem technischen Fachjargon ausweichen, der dich vom Fühlen ablenkt, das durch die Worte übertragen wird. Die vorhandenen Verweise und Quellenangaben können dir helfen, dein Verständnis für diesen Ansatz zu vertiefen.

Danksagung

Präsent in der Stille – Wie der Körper Bewusstsein und Liebe vereint begann vor Jahren als eine Arbeit aus Liebe, als Michaela Brodl fragte, ob sie meine Schriften ins Deutsche übersetzen könnte. Dann hat Sabine Tobi Müller das übernommen und mit Unterstützung von Dorothee Knief jedes Wort geklärt und verfeinert, um sicherzustellen, dass die Essenz dieser Arbeit auf Deutsch vermittelt wird, und was

* Der Autor bezieht sich mit „neuen Wissenschaften" auf Astrophysik, Quantenphysik, Neurowissenschaften, Bewusstseinsforschung, Energie-Medizin.

für eine großartige Arbeit! Daniel Agustoni war die treibende Kraft hinter der Veröffentlichung von *Präsent in der Stille* mit dem Verlag Via Nova. Besonders erwähnt werden müssen auch Giorgia Milne und Roman Lukas, und viele andere, die geholfen haben, dieses Buch zu verwirklichen. Danke euch allen, Giorgia Milne nochmals im Speziellen, da deren Kurse und Mentoring die Basis für die Übertragung bildeten, von dem die ÜbersetzerInnen und unzählige andere Menschen profitiert haben.

Entwicklung einer craniosacralen Praxis

Meine erste craniosacrale Sitzung brachte mir eine innere Stille zurück, die ich zuletzt in der frühen Kindheit empfunden hatte. Eine einzige Behandlung entzündete meine fortwährende Liebe für craniosacrale Arbeit, die nach dreißig Jahren stärker brennt denn je. Dieser eine Kuss des Atems des Lebens war der Wendepunkt in meinem Leben, und sogar heute entwickelt er mein Bewusstsein immer noch weiter. Ich bin den Weg gegangen, den Dr. Sutherland vorgelebt hat, der geliebte Begründer der craniosacralen Arbeit.

Ich begann als biomechanisch arbeitender Craniosacral-Practitioner und näherte mich allmählich funktionellen Zugängen; heute praktiziere und lehre ich eine nichtmedizinische, integrale Biodynamik, die ein Entwicklungsweg ist, auch craniosacrale Berührung mit dem Atem des Leben – Breath of Life Cranial Touch (Biodynamic Cranial Touch – BCT) – genannt. In meiner Anfangszeit hielt ich mich für einen Craniosacral-Experten, ungeachtet der vielen Fehler, die ich durch mein Tun und Lassen in der Praxis machte. Doch heute bin ich von der unbeschreiblichen Qualität der Biodynamik berührt und erkenne, dass viel von meiner Expertise auf dem Wissen beruht, etwas *nicht* zu tun.

Meine derzeitige Praxis erinnert mich an meinen alten Freund und Mentor Robert Johnson. Er liebte es, auf der Couch zu liegen. Eines Morgens ging ich in sein Wohnzimmer und Robert lag natürlich ausgestreckt wie eine Katze auf der Couch. Gerade dreiunddreißig fragte ich: „Robert, wie kannst du da nur so herumliegen? Warum stehst du nicht auf und tust etwas?" Robert antwortete: „Charles, ich habe jedes Kabel verschlissen, alle Sicherungen durchgebrannt und alle Schalter kaputt gemacht. Das ist alles, was übrig ist. Es gibt nichts zu tun." Damals konnte ich Robert nicht verstehen, jetzt kann ich es. Ich glaube, Dr. Sutherland fühlte das Gleiche wie Robert, was seine letzten Worte „Sei still und wisse" widerspiegeln – und welchen seine Frau auf ihrem Grabstein hinzufügte „Ich bin."

„Sei still und wisse Ich bin" artikuliert kurz und bündig, wie ich Biodynamik praktiziere. Wenn du einmal innerlich ruhig bist, flüstert der Atem des Lebens deinem Herzen zu und erfüllt es mit Stille, wodurch du das lebendige Feld der biodynamischen craniosacralen Arbeit kennenlernst. Verglichen mit biomechanischen und funktionellen craniosacralen Zugängen gibt es in der Biodynamik buchstäblich nichts zu tun. Es ist Zeit, zu entspannen, zu warten und zu genießen, während der Atem des Lebens innig Stille atmet, die dich mit bedingungsloser Liebe erfüllt und dein Herz erweckt.

Charles Ridley, 2006/2018

Anmerkungen der Übersetzerin

Diese Übersetzung ist während permanenter Reflektion beim Übersetzen der Begrifflichkeiten und Phänomene in laufenden Biodynamic Cranial Touch (BCT) – Einführungs-, Mentor- und Postgraduiertenkursen entstanden, die vom Autor oder der Leiterin der Dynamic Stillness School Giorgia Milne unterrichtet wurden.

Bei der Übersetzung habe ich mich weitestgehend sehr eng an den englischen Originaltext gehalten, manchmal vielleicht auch auf Kosten eines bequemeren Leseflusses, dadurch aber deutlich die besondere Ausdrucksweise und den Stil des Autors repräsentierend und wertschätzend. So wurde gewährleistet, dass die wesentlichen Bestandteile und Aussagen Charles Ridleys möglichst originalgetreu wiedergegeben werden konnten. Ridley nutzte im Englischen sowohl die männliche als auch die weibliche Form für Klienten, Practitioner und den Atem des Lebens. Zur besseren Lesbarkeit ist in der deutschen Übersetzung nur die männliche Form gewählt worden, aber immer weiblich und männlich impliziert. Ridley wollte auf diese Weise besonders das Weibliche würdigen und in Bezug auf den Atem des Lebens darstellen, dass er ihn als weibliche Kraft versteht. Der Leser möge sich dessen gewahr sein.

Eine Herausforderung bei der Übersetzung war, dass sich für einige in der Osteopathie und craniosacralen Arbeit verwendete englische Begriffe keine präzise stimmige Übersetzung ins Deutsche finden ließ. Eine Übersetzung hätte in diesen Fällen die Aussagen limitiert und damit Interpretations- und Verständnismöglichkeiten verändert. Das gilt vor allem für die folgenden Worte: „Potency", „Fluid Drive", „Inertia (inertes Fulkrum)". Diese wurden so übernommen, und man kann Informationen dazu im ausführlichen Glossar in Anhang 2 finden.

Worte wie „Whole-body Felt Sense"und „Felt Sense" sind auch aus anderen Bereichen der Körperarbeit bekannt und wurden oft sinngemäß übersetzt oder manchmal belassen und sind auch im Glossar zusätzlich erklärt. „Enfoldment" als ein Wort, welches in diesem Zusammenhang als metaphysischer Begriff genutzt wird, sich auf Bewusstseinsebenen und –dimensionen beziehend, wurde ebenfalls im Englischen belassen und die damit implizierten Bedeutungskomponenten der holographischen Mehrdimensionalität ausführlich in einem eigenen Eintrag im Glossar vom Autor beschrieben.

Auch für das im Wesentlichen in der Physik verwendete Wort „Entrainment" ist die Übersetzung nicht so eindeutig. Entrainment bedeutet Schwingungskopplung oder Schwingungsresonanz, z.B. wie Saiten von Instrumenten in Schwingung geraten, die in einem Raum sind, wenn auch nur eines der Instrumente gespielt wird. Bezogen auf die Hände habe ich es mit „Einstimmung" übersetzt und den englischen Begriff in Klammern dahintergesetzt.

Schließlich habe ich noch das Wort „Bodymind" im Englischen stehen gelassen, auch dazu gibt es eine entsprechende Beschreibung im Glossar.

Wenn man mit den genannten oder einzelnen Begriffen gar nicht vertraut ist, lohnt es sich, zuerst im Glossar etwas darüber zu erfahren, um dann den Lesefluss in der ganzen Reichhaltigkeit genießen zu können.

1

Stille und der Atem des Lebens

Wer lehrt uns, unsere Seele ans Tageslicht zu bringen,
Leben spendende, kreative Energiezentren zu sein
statt Zentren der Starre, die sich mit dem Tod beschäftigen?

CAMILLE CAMPBELL, *Meditations with Theresa of Avila*

Der Atem des Lebens verweilt in der Stille und atmet ein lebendiges Feuer, das die Schöpfung gestaltet. Der lebendige Atem der Natur webt eine bebende Matrix, die alle lebenden Organismen zu einer freifließenden Bewegung guter Gesundheit vereint. Der Atem ist die Mutter und die Stille der Vater, und zusammen erzeugen sie einen polaren Prozess, der die Ganzheit des Lebens organisiert. In dieser Matrix beeinflusst und verändert jede feinstoffliche Veränderung in einem Bestandteil alle anderen. Die miteinander verbundenen Fasern entwickeln sich aus einer dynamischen Spannung der Gegensätze zwischen nichtmanifester Stille und manifester Ausdrucksform. In der hinduistischenTradition ist die Dynamische Stille eine Gemeinschaft von Shiva und Shakti. Shiva ist der freie unbegrenzte Raum, in dem sich Shakti unendlich ausdrücken kann. Aus ihrer ewigen liebevollen Umarmung – dem unendlichen Himmelstanz zwischen dem Paar – geht geschaffene Wirklichkeit hervor.[8]

Das Lebensnetz schwingt exakt mit deinem Herzfeld; deshalb kannst du nicht existieren, ohne alles zu beeinflussen und gleichzeitig von allem beeinflusst zu sein. Wer du bist und was du denkst, fühlst, sagst und tust, erzeugt Vibrationen, die die Spannungen in den feinen Lebensfäden verändern. Eine Vibration verursacht eine weitere, die noch mehr Bewegung erzeugt. All das verändert in dieser verwobenen universellen Matrix konstant die Nuance der tonalen Spannung, so dass sich wiederum ständig eine neue Ordnung aus dem sich permanent verändernden Chaos entwickelt.

Der ewige Tanz, in dem sich als Ausdruck einer erneuerten Ordnung das Chaos in Stille auflöst, *ist* Leben. Die Meinung, dass wir von irgendeinem Teil des Universums getrennt sind, entspringt dualem Denken, und es ist eine fundamental irrige Wahrnehmung der Wirklichkeit.[9] Du bist ebenso eng mit der überwältigenden Ausdehnung der Dynamischen Stille verknüpft wie mit der winzigen Stille innerhalb jedes subatomaren Partikels in deinen Zellen. Der Atem des Lebens verbindet alle – er ist in uns und wir in ihm, wie ein Fisch im Wasser – und Leben ohne ihn ist sinnlos.

Gegenstände, Situationen und Lebewesen sind nicht getrennt; diese Vorstellung widerspricht sich selbst.[10] Kohärenz meint, du schwingst als Individuum *und* bist integraler Bestandteil des großen Ganzen. Weil dein Herz mit *all dem, was ist,* übereinstimmt, *ist* es Gesundheit, wenn du das Leben frei durch dich durchfließen lässt. Wenn du Kommen und Gehen deines Lebens kontrollierst, unterdrückst du nicht nur dein Herz, sondern der „Lebensfluss wird unterbrochen, Desintegration setzt ein und der Tod beginnt", wie Dr. Mae-Wan Ho, die Autorin von „Rainbow and the Worm" aufzeigt.[11] Entscheidungen zu treffen, die dich vor unbequemen Erfahrungen schützen, hat oft zur Folge, dass du mit der Realität schmerzhaft zusammenstößt. Im Streit gegen die Ganzheit des Lebens, wer gewinnt?

Es ist nicht möglich, sich eine private Welt zu schaffen, ohne inerte Muster anzuziehen, die Leiden in dir und anderen verursachen und die die göttliche Matrix beeinflussen. Wie intensiv du glaubst „Ich bin von der Quelle getrennt" bestimmt, wie sehr du dich gegen den Fluss des Lebens stellst und eindringlich fühlst, nicht in das geordnete Ganze des Lebens einbezogen zu sein – tatsächlich eine sich selbst erfüllende Prophezeiung. Gefangen in einer selbst geschaffenen Sinnestäuschung erfüllt sich dein Leben mit Leid.[12]

Was sind craniosacrale inerte Muster?

In der craniosacralen Arbeit erzeugt jeder Stressauslöser, der die gesunde Bewegung im Körper stört – metabolisch, physisch, psychisch oder spirituell – inerte Muster. Der Körper antwortet auf Stress mit Schutzreflexen, die darauf ausgelegt sind, dessen nachteilige Wirkung zu isolieren. Aber diese Reaktion zieht die „flüssige Grundsubstanz", die Matrix, mittels der das Leben mit dem Körper kommuniziert, zusammen. Wenn Stress diese flüssige Grundsubstanz gelartig verfestigt, ist der Lebensfluss unterbrochen. Dadurch werden inerte Muster erzeugt, die asynchrone Signale zur Zellmembran schicken und in Folge Dysfunktionen im Körper hervorrufen.

Solange die körpereigenen Heilkräfte überfordert sind und der Stress anhält, wird die flüssige Matrix nicht aus ihren fixierten Mustern ausbrechen können. Ironischerweise wird die Energie, die diese inerten Muster aufrechterhält, eben jener im Körper gespeicherten Energie entnommen, die deine Vitalität speist. Dieser anhaltende Abfluss wirkt nachteilig auf dein Herzfeld – jenen Bereich, der die Verantwortung für die kohärente Orchestrierung der Gesundheit aus der Bodymind-Matrix trägt. Je größer der Energieverlust ist, desto stärker nehmen die Kapazitäten deines Herzfeldes ab. Dadurch verschließen asynchrone Signale, von einer gelartigen Matrix ausgesandt, die Zellmembranen; die Osmose lässt nach, die gesamte Homöostase geht verloren, Gesundheit schwindet und Krankheitssymptome treten in Erscheinung. Diese Abwärtsspirale hält auf unbestimmte Zeit an, wenn inerte Muster nicht behandelt werden. Wie sie sich auflösen, hängt vom Zugang des craniosacral Praktizierenden ab.

Die Grenzen der biomechanischen craniosacralen Arbeit

Bevor wir weitermachen, ist es wichtig zu verstehen, dass ein lebendiger Organismus entwicklungsfähige Fließeigenschaften benötigt, um sicherzugehen, dass er sich kohärent formt – in Übereinstimmung mit dem Ganzen – oder er wird nicht überleben. Ein Fraktal beschreibt ein exaktes Entwicklungsmuster, das sich, Millionen Mal wiederholt, jedes Mal ein wenig verändert, damit sich der Organismus genau an seine Umgebung anpassen kann. Das Fraktal arbeitet innerhalb der metabolischen Felder, um die Funktionen und Formen herzustellen, die für ein kontinuierliches Leben des Organismus notwendig sind, wie der Architekt Christopher Alexander beschreibt[13]:

> „Ein wachsender Organismus verwendet einen Transmutationsprozess. Durch den Einfluss bestimmter chemischer (metabolischer) Felder …, die Wachstum begünstigen und hemmen …, bringt dieser differenzierte Wachstumsprozess schließlich langsam ein wachsendes Ganzes hervor. Im Wachstum verändern sich die chemischen Felder, so dass sich die „selbe" Transformation nach den „selben" Regeln jedes Mal ein bisschen anders auswirkt. Demzufolge vermittelt die wiederholte Umsetzung der Transformation, von den sich verändernden Konzentrationen in den chemischen Feldern angeleitet, … dem Organismus, wie nahe er dem Erreichen des Gleichgewichts ist."

Früher, als ich biomechanische craniosacrale Arbeit ausgeübt habe, überprüfte ich die Bewegung der cranialen inerten Muster im System des Klienten und wandte dann eine craniosacrale Technik zur Korrektur der Läsion an. Diesen efferenten Prozess habe ich basierend auf mechanischen Prinzipien von Struktur und Funktion wiederholt, um eine Reihe verschiedener Läsionen zu behandeln – eine so genannte Läsionskette. In über fünfzehn Jahren Praxis mit 20.000 Klienten entdeckte ich, dass das Lösen einer Läsion nach der anderen inmitten einer unvorstellbaren fraktalen Anordnung von Mustern mir eine unmögliche Aufgabe aufbürdete. Für Anfänger: Diese Technik führt lineare biomechanische Vektoren in die fraktale Bewegung im Körper des Klienten ein. Zweitens sind inerte Muster in vielen Schichten des Körperbewusstseins des Klienten eingebettet – in Knochen, Membranen, Muskeln, Bindegewebe, Organen, Flüssigkeiten, Meridianen, Chakren und so weiter. Aber die Biomechanik spricht nur die Gewebe an. Darüber hinaus überflutet das Tempo unseres modernen Lifestyles permanent unseren Körper mit neuen Stressauslösern, die neue Läsionen hervorrufen, an die sich unser Körper gewöhnen muss. Der anschließende Zusammenbruch der Gesundheit überträgt chaotische Muster auf die Bodymind-Matrix. Dadurch bricht ihre fraktale Organisation auf und das kohärente Gleichgewicht zusammen. Schließlich realisierte ich, dass *niemand* klug genug ist, diese fraktale Komplexität gut genug zu verstehen, um mit Erfolg eine Läsion nach der anderen zu behandeln.

Kannst du diese Komplexität nachvollziehen? Bevor du zustimmst, überlege dies: Jeder Stressfaktor, egal wie winzig, erzwingt eine fraktale Anpassung im ganzen Körper; als Teil dieser Anpassung zieht sich jedoch die flüssige Grundsubstanz zusammen und vermittelt Inertia* durch den *gesamten* Bodymind.

Jede Intervention – craniosacrale Korrekturen eingeschlossen – wirkt im gesamten Körper des Klienten. Deshalb löst jede lineare Veränderung, die ich am Körper des Klienten vornehme, eine fraktale Anpassung im gesamten Körper aus, die in seinem Bodymind entweder Stress verringert oder verstärkt.

Früher habe ich geglaubt, dass meine biomechanischen Techniken immer einen Zustand von Gesundheit hervorrufen würden. Aber jetzt weiß ich, dass das eine Fantasie war. Keine durch den Practitioner ausgelöste körperliche Veränderung

* ***Inertia*** im Sinne von Trägheit, Unbeweglichkeit, kraftlos, Energie bindend wird als feststehender osteopathischer Begriff im gesamten Text so verwendet, siehe auch den Eintrag „inertes Fulkrum" im Glossar für weitere Informationen.

kann *immer* eine Besserung bewirken. Das zu akzeptieren hat mich dreiunddreißig Jahre kombinierter Forschung und Praxis gekostet, obwohl ich die Erfahrung bereits 1978 während der Teilnahme an einer langjährigen Studiengruppe der Segmentalen Neuropathologie gemacht habe. Rückblickend legten diese Entdeckungen, die ich hier gleich beschreibe, das Fundament für mein gegenwärtiges Verständnis der Biodynamik.

Mithilfe von Flüssigkeitskristallstreifen, die an der Wirbelsäule eines Probanden angesetzt wurden und die bei unterschiedlicher Temperatur ihre Farbe änderten, dokumentierten wir die Symmetrie und die Segmentorganisation der vasomotorischen Kontrolle der Hauttemperatur. Die Temperatur der Haut spiegelt die Funktion des autonomen Nervensystems; thermische Asymmetrie zeigt defekte vasomotorische Mechanismen. Deshalb ist daraus abzulesen, wie organisiert das autonome Nervensystem ist und wie gut es gesunde Segmentfunktionen im gesamten Körper integriert. Nach dem Erfassen der Messwerte arbeitete ein erfahrener Practitioner an der Wirbelsäule. Nach einer angemessenen Zeit, die wir dem Körper gewährten, um sich anzupassen, nahmen wir dann eine Kontroll-Messung mit den Flüssigkeitskristallstreifen vor, um den Grad der Veränderung in dieser Segmentorganisation zu evaluieren. Wir waren geschockt: Manchmal erzeugte das Anpassen in der Wirbelsäule eine verbesserte vasomotorische Kohärenz (Gesundheit), aber manchmal verursachte die Intervention auch eine signifikante autonome Verschlechterung (Krankheit).[14]

Die Forschungsergebnisse erschütterten unseren Glauben daran, dass eine geschickte Intervention eines gut ausgebildeten Mediziners immer zu besserer Gesundheit führt. Es ist dieselbe unzuverlässige Erwartung – das Unvermögen, zu kontrollieren oder im Voraus zu wissen, ob ein Eingriff Gesundheit oder mehr Stress hervorruft –, die biomechanische craniosacrale Behandlungen einschränkt. Deshalb schlage ich eine andere Methode vor: Lass die Kraft, die den Körper erschaffen hat, diesen auch heilen.

Biodynamik: Der Atem des Lebens heilt den Körper

Glücklicherweise haben wir mit der biodynamisch-craniosacralen Arbeit eine Alternative zum biomechanischen Interventionsansatz, wo jeweils eine craniale Läsion zur Zeit behandelt wird. Aber du wirst mit mir Geduld haben müssen, wenn ich meine Praxis der Biodynamik als einen simultanen, nichtlinearen Prozess erkläre. Wenn du ruhig wartest, während du in die Stille deines Herzens eintauchst, verbindest du dich grundsätzlich mit der Stille, die die inerte Bewegung in deinem Klienten organisiert. Wenn sich diese beiden Arten von Stille vereinen – Fulkrum zu Fulkrum – wird die inerte Bewegung still und beruhigt somit die destruktiven Interferenzmuster im Körper des Klienten. Innerhalb dieses so genannten Neutral strömt Stille aus dem Herzen (oder der Mittellinie) des Klienten aus und lockert die verdichtete Grundsubstanz in seinem Körper. Die der Stille innewohnende Leichtigkeit erzeugt Lebendigkeit, die den Raum vergrößert, entschleunigt und inerte Muster auflöst, welche von der verhärteten Körpergrundsubstanz hervorgerufen wurden. An diesem Punkt synchronisiert sich die Resonanz der Primären Respiration – das sich selbst organisierende Lebensfeld, das den Körper geschaffen hat – tonal mit der Matrix und wandelt sie um, von einer gelartigen zu einer flüssigen Konsistenz, die frei mit der Bewegung der Gesundheit fließen kann.

Als eine Flüssigkeit strömt die Matrix mit der Primären Respiration, so dass ihre flüssige Bewegung die Signale, die als gesunde Information an die Zellen direkt übermittelt werden, genau reflektiert. Die Effektorproteine der Rezeptoren an der Zellmembran sind Grundeinheiten des Zellbewusstseins, wobei ein Protein ein Signal erhält und ein anderes sofort mit der Neuausrichtung von Position und Funktion der Zelle antwortet. Durch den Klang seines mitschwingenden Signals vermittelt der Atem des Lebens die Information für Gesundheit an die flüssige Matrix des Körpers, die dann diese Signale an die Proteine der Zellmembran weiterleitet. Die Membran instruiert dann die Zelle, eine besondere Aufgabe auszuführen: Lass Nährendes ein; entsorge den Abfall; drehe die Polarität um, überschreibe ein neues Protein; setze ein Hormon oder einen Neurotransmitter frei; verändere die Position und die Gestalt der Zelle, dupliziere, löse auf, und so weiter.

Aber wenn Stress die flüssige Matrix in ein starres Gel verwandelt, verändert die damit zusammenhängende inerte Bewegung die von der Primären Respiration gesandten Signale der Gesundheit und verzerrt die Informationsübermittlung an die Zelle; der gesunde Klang ist verändert und die Zellmembran wird durch diese ungeordneten Signale durcheinandergebracht. Zum eigenen Schutz schließt die Zellmembran ihre Pforten. Diese Reaktion verringert nicht nur die Fähigkeiten der Zellwahrnehmung, sondern erzeugt auch dysfunktionale Zellenaktivität und Verzerrung. Wenn die geleeartige Grundsubstanz wieder flüssig wird, wird umgekehrt die passende Übermittlung der gesunden Bewegung zwischen den metabolischen Feldern und der Zellmembran wieder hergestellt, und das wiederum unterstützt die metabolischen Funktionen, die die gesunden räumlichen Dynamiken und Funktionen der Zellen wieder instandsetzt.[15] Nachdem das funktionale Gleichgewicht wieder eingerichtet ist, verändern die Zellen ihre physische Form und orientieren sich selbst wieder hin zur langen Achse des mitschwingenden bioelektrischen Feldes – der Mittellinie. Das bringt die Zellen zurück in direkten Kontakt mit der Primären Respiration, so dass sie jetzt eine gesunde Flüssigkeitsbewegung ausdrücken, die sich nicht wiederholt.[16]

Erhöhte Zellgesundheit unterstützt auch die Kohärenz des Herzfeldes und verbessert dabei seine Fähigkeit, die fraktalen Anpassungen zu orchestrieren, die für die Verteilung der gesunden Funktion über den gesamten Bodymind notwendig sind.

Du kannst diese körperliche Kohärenz in deinem Klienten wie eine übergangslose, erhabene Bewegung sinnlich wahrnehmen, die wie flüssiges Protoplasma kommt und geht.

Wird die inerte Bewegung zu einer gesunden, verändern sich der Zerfall, die Krankheit und das Absterben von Zellen wieder in Richtung organisierter Ganzheit – das ist *Transmutation*. Die Kraft, die in einem gestressten Organismus wieder Kohärenz herstellt, ist eine charakteristische Lebensfunktion.

Ich unterrichte Practitioner darin, die Transmutation anzuerkennen und es zuzulassen, das sich innerhalb der Stille die Gesundheit selbst wieder herstellen kann. Wenn sich jemand, der biodynamisch praktiziert, mit einer Klientin in dieser Weise verbindet, bekommt er Zugang zum Mysterium der Lebensmatrix. Mit den Worten von James Oschman, Autor von *Energiemedizin*, ist die Matrix ein „… kontinuierliches und dynamisches ‚supramolekulares' Netzwerk, das bis in jeden Winkel und jede Ecke des Körpers reicht: eine Kernmatrix innerhalb einer Zellmatrix innerhalb einer Bindegewebematrix. Das heißt im Wesentlichen, wenn du einen menschlichen Körper berührst, ertastest du ein kontinuierliches, in sich verbundenes System, das von nahezu allen Molekülen im Körper zu einem verschlungenen Netzwerk zusammengesetzt ist."[17]

Embryogenese: Die Kraft der Transmutation

Ursprünglich wurde das Wort Transmutation gebraucht, um einen alchemistischen Prozess zu beschreiben: Blei wird mit einer essenziellen Substanz, der *prima essentia*, verbunden, um das Blei in Gold zu verwandeln. Auf die Biodynamik angewandt bedeutet Transmutation, eine Substanz von einer Stufe der Kohärenz auf eine höhere zu heben. Ein Beispiel: Wenn sich zwei Zellen – eine Ei- und eine

Samenzelle – vereinigen, um ein menschliches Wesen aus insgesamt fünfzig Billionen Zellen zu erschaffen, die kohärent wie eine einzige Einheit funktionieren, werden wir Zeugen der umwandelnden – transmutativen – Kraft der Embryogenese.

Transmutation beginnt mit der Empfängnis: Ein unsichtbares elektromagnetisches Signal erscheint als ein torusförmiges Feld aus dem embryonalen Protoplasma. Dieses Signal, das in Wellen ausstrahlt und zurückkehrt, ist das charakteristische Muster des Embryos (signature pattern) und bildet die Basis für sein sich selbst wiedererkennendes System der Immunabwehr. (Die Fähigkeit, zwischen sich und anderen (non-self) unterscheiden zu können, ist eine Lebensfunktion. Wenn eine fremde Substanz in den Embryo eindringt, wird sie vom sich selbst erkennenden System identifiziert, das eine Immunabwehr anordnen und dem Embryo helfen kann zu überleben.) Während der ersten beiden Wochen nach der Empfängnis ist der Embryo amorphes Protoplasma. Er besitzt noch keine Struktur, ist aber eine glasklare flüssige kristalline Matrix. Ungefähr ab dem vierzehnten Tag macht das Identitätsmuster (signature pattern) weiter mit der Organisation der Zellen, die eine sichtbare Linie im Zentrum des Embryos erzeugen, den so genannten Primitivstreifen, und die erste sichtbare Mittellinie erscheint.

Die Mittellinie: Die Mitte des sich entwickelnden Embryos

Der Kern des Primitivstreifens ist Stille. Und nun, eingehüllt in sein Signal, gibt es ein holographisches elektromagnetisches polares Feld, das Leichtigkeit mit Schwere verbindet, um die Flüssigkeit mit unfehlbarer Intelligenz anzufeuern. Dieses pulsierende Feld steuert die Entwicklungsbewegungen im gesamten Embryo. (Blechschmidt definiert Entwicklungsbewegungen als submikroskopische metabolische Bewegungen, die sich als eine kinetisch voneinander abhängige Entwicklung von Position, Form oder Gestalt und innerer Struktur der Organe manifestieren.[18]) Primäre Respiration ist die Intelligenz, die genügend Kraft generiert, um in der embryonalen Flüssigkeit die gewollten Strudel und Wirbel zu zünden, die sich in neun Monaten zu einem vollkommen ausgebildeten, menschlichen Wesen entwickeln werden.

Ist sie einmal aktiviert, zieht diese flüssige Bewegung spezifische Moleküle an und führt diese aus der chaotischen Peripherie präzise zur zentralen Stille der Mittellinie. Die Mittellinie arbeitet, als sei sie eine Lunge, die die Anleitungen für die Entwicklung in das embryonale Protoplasma atmet. Dieser Atem sorgt für die anregende Kraft oder Potency, durch die die Moleküle dreidimensional in geometrischen Mustern geordnet und innerhalb der metabolischen Felder arrangiert werden, die als Formen für die anatomischen Strukturen dienen.[19] Beim Mischen der Moleküle verschmelzen innerhalb dieser geometrischen formgebenden Felder spezifische Substanzen. Die Substanzen versammeln sich dann, transmutieren in unterschiedliche Verbindungen und bilden zwei Gewebeschichten: Ektoderm und Entoderm. Die darauffolgende weißglühende Polarität zwischen Ektoderm und Entoderm sorgt wie ein Brennofen für das Feuer, das eine mittlere, dritte Lage der Gewebeschicht bildet, das Mesoderm.

Die gegensätzliche Intensität treibt die schnelle Ausbreitung des Mesoderms voran und wie ein Baumstamm wird es aus der Spitze des Primitivstreifens wachsen, um zur strukturellen Mittellinie zu werden – der Chorda dorsalis. Auch das Mesoderm teilt sich in Äste, die bis in jede Zelle des Körpers reichen und eine lebendige Matrix oder Grundsubstanz erzeugen, durch die nun Kommunikation in Lichtgeschwindigkeit zwischen allen Teilen möglich ist. Die Entwicklungsbewegungen der Mittellinie pulsieren durch die gesamte flüssige kristalline Matrix, um alle Zellen kohärent zu steuern. Währenddessen formt das Entoderm ein Darmrohr und das Ektoderm ein Neuralrohr, das der Chorda dorsalis folgt und drei zusammenhängende Mittellinien bildet, die jeweils eine besondere Entwicklungsfunktion bei der Erschaffung eines Körpers haben.

Die Chorda dorsalis (Notochord) ist wie eine Kommandozentrale. Sie teilt sich (von oben nach unten), wird zu embryologischen Einheiten, die sich zu den drei Keimblättern differenzieren, aus denen das Gehirn, die Nerven, die Sinne, das Blut, die Lymphgefäße, die Muskeln, die Knochen, das Bindegewebe, die Organe, der Darm, die Drüsen gebildet werden. Schließlich erscheint hinter dem Vorhang ein menschliches Wesen. Wir werden noch mehr über die Mittellinie sprechen. Doch wie die Mittellinie sich von einer unsichtbaren vertikalen in eine sichtbare Linie verwandelt und damit zum Zentrum wird, um das herum ein menschliches Wesen entsteht, zeigt, dass die Embryogenese die Kraft für die Transmutation ist.

Transmutation, esoterisch gesehen, wird bei einer Tibetischen Buddhistischen Praxis – dem Tonglen – veranschaulicht, in der du in das Leiden eines anderen atmest und es in dein Herz ziehst, um dem anderen zu helfen, Erleichterung zu finden. Biodynamisch gesprochen erfüllt dieser Akt die inerten Muster mit der Leben spendenden Leuchtkraft des Herzfeldes und wandelt sie in einen gesunden Zustand um. Praktiken wie Tonglen dienen der Vorbereitung für das Erreichen einer neuen Stufe der inneren Entwicklung. In diesem Fall strebst du nach einem nichtdualen Bewusstsein, worin deine Wahrnehmung weder von ihrer Quelle noch von einer anderen Person oder von irgendetwas anderem in der Schöpfung getrennt gehalten wird. Individuelles und universelles Bewusstsein sind, obgleich funktionelle Gegenpole, zwei Seiten derselben Medaille.

Nichtduales Gewahrsein ist die Bühne, auf der Transmutation ihr geheimnisvolles Drama bei vollem Bewusstsein spielt.

Der Sinusknoten: Das Fulkrum für Transmutation

Das Fulkrum oder Zentrum dieser Bewusstseinsstufe ist der Schrittmacher deines Herzens, der Sinusknoten (SA-Knoten), in dem sich grenzenlose Stille und begrenzte Form vereinen. Hier im Sinusknoten findet eine geheime Atmung statt: die zum Ausdruck kommende Formenwelt besteht aus unzähligen, variierenden, unsichtbaren Bewegungsmustern bzw. elektromagnetischen Frequenzen, die durch dein Herzfeld zirkulieren und dann verwandelt und belebt in die Welt ausstrahlen. Der wiederkehrende Regenerationszyklus transmutiert Materie in Geist und dann wieder zurück in erneuerte Materie, so das ursprüngliche Mysterium der Schöpfung wiederholend: Das Unsichtbare formt das Sichtbare, nur um sofort in das Unsichtbare zu entschwinden, sobald sein Ausdruck Früchte getragen hat.[20] Spirit transmutiert in Physis und wird menschlich, und das Menschliche transmutiert in Welt-Spirit zurück. Die Transmutation gilt sowohl für dein Denken als auch für die geistigen Aspekte deines Seins. Inmitten der innewohnenden Stille deines Körpers können dieselben falschen Wahrnehmungen, die Leiden erzeugen, wieder zusammenhängend in Erscheinung treten und Leben ausstrahlen.

Durch deine ausschließlich vom Kopf ausgehende Wahrnehmung und durch die Projektion deiner Aufmerksamkeit nach außen wird das Leben abgespalten; in deinem Herzen verweilend, vereinen sich die Teile kohärent wieder mit dem großen Ganzen.

Diese Rückverbindung der Wahrnehmung mit der Ganzheit ist eine primäre Funktion des Atems des Lebens. Wiederholter Kontakt mit der Primären Respiration, als *erste Essenz* (prima essentia) dieses besonderen Typs von Transmutation, stellt deine ganzheitliche Wahrnehmung wieder her und damit die Grundlage für physische und psychische Gesundheit zur Verfügung. Der Atem des Lebens ist die Kraft, die deine

Wahrnehmung wieder mit deinem Körper verbindet und dein vereinter Bodymind findet wieder Anschluss an die Ganzheit des Lebens. Diese Kraft residiert in deinem Körper als Stille, innerhalb deines Sinusknotens, in deinem Herz der Herzen.

Der Atem des Lebens

Der Atem des Lebens umfasst die Kräfte der Embryogenese, die ein menschliches Wesen erschaffen – die Kräfte, die sich umwandeln, erstens, um Immunabwehr und Gesundheit aufrechtzuerhalten, dann, um die Wahrnehmungsintegrität zu entwickeln und darüber hinaus die Entwicklung deines Bewusstseins zu stärken. Der Atem des Lebens wechselt nur seine Funktion, aber er verlässt dich niemals.

Der Atem des Lebens und Embryogenese

Durch Aussendung seiner holografischen Blaupause, die der embryonalen Flüssigkeit Intelligenz vermittelt, versorgt der Atem des Lebens den Embryo direkt mit den Anleitungen für den Aufbau der menschlichen Gestalt – Entwicklungsaktivität kommt von innen.[21] Der Embryologe Dr. Erich Blechschmidt schreibt:

> „Der frühe Conceptus* ist Meister der gesamten Geometrie, die er an sich selbst anwendet. Er liegt niemals falsch bei irgendeiner Winkelsumme und täuscht sich nie beim Verhältnis von Oberfläche und Inhalt. Er setzt niemals einen Schnittpunkt an eine falsche Stelle und ist der Meister jeder physikalischen wie auch chemischen Reaktion."[22]

Embryonale Kräfte wirken zwischen Schwerkraft und Leichtigkeit in einem polaren Feld innerhalb der embryonalen protoplasmischen Flüssigkeiten – dieselben Flüssigkeiten, die verschiedene Felder erzeugen, in denen Entwicklungsbewegungen stattfinden. Die schöpferische Intelligenz im Embryo wird vom Atem des Lebens unterstützt und nutzt diese dynamischen Spannungszustände, um die Zellen anzuleiten, einen Fötus zu bilden. In den ersten sechs Wochen sind diese Entwicklungsbewegungen von der intelligenten biodynamischen Aktivität innerhalb der embryonalen Flüssigkeiten gelenkt und nicht von den Genen, wie Blechschmidt illustriert:

---

* Conceptus (als Begriff von Erich Blechschmidt geprägt): Alles, was durch Empfängnis „entsteht", der Embryo und seine Anhänge und die damit verbundenen Membranen, also extra- und inneembryonale Teile, Embryo + Amnion + Chorion + Dottersack.

> „Es gehört zum Allgemeinwissen, dass alle normalen Zellen, die aus einer menschlichen Eizelle hervorgehen, dieselben Chromosomen haben, dennoch unterscheiden sie sich auf mehrere Arten. Diese Tatsache erzwingt den Schluss, dass das Verhalten der Gene von außen durch lokale Kräfte „diktiert" sein muss. Die Gene selbst bewirken nicht den Differenzierungsprozess.
>
> Neben der genetischen Information gibt es auch extragenetische Informationen, die ... von außen nach innen agieren und so auf den Zellkern wirken. Aus diesem Grund kann die Differenzierung eines Organismus nicht ausschließlich den Genen zugeordnet werden."[23]

Wie Dr. Bruce Lipton in seinem Buch *Intelligente Zellen* berichtet, zeigt die neueste Forschung, dass die Gene nicht aus sich selbst heraus in Erscheinung treten, sondern nur dann arbeiten, wenn sie durch Signale von außen aktiviert werden, wie die An- oder Abwesenheit von Nahrung, Giften, Stress, Gefühlen, Gedanken und Signalen aus der Umwelt. Diese neue Forschung bestätigt Dr. Blechschmidts Entdeckung – dieselbe Entdeckung, für die er jahrzehntelang von Zellbiologen verspottet wurde.[24] Die nun vorliegenden Ergebnisse des „Human Genom Projekt" bringen Dr. Lipton zu dem Schluss, dass Gene nicht die Zellfunktion kontrollieren, wie uns das medizinische Dogma glauben machen wollte.

Die Rolle der Embryogenese für Gesundheit und Wahrnehmungsintegrität

Nachdem sich der menschliche Körper entwickelt hat, werden die embryonalen Kräfte in trophische Kräfte umgewandelt, die den Körper erhalten, verteidigen, reparieren und heilen. So erhält und heilt jene Kraft den Körper, die ihn auch erschaffen hat. Eine einzige verbleibende, entscheidende Funktion ist das sich selbst erkennende Immunsystem, das bei der Empfängnis im Embryo lange vor dem Entstehen des Nervensystems zündet und sich nun fortsetzt als Bewusstsein innerhalb der Grundsubstanz-Matrix und der Zellen.[25] Selbst-Erkennung ist unsere Identität – die Fähigkeit des Selbst-Gewahrseins – und sie ist die Grundlage unserer Wahrnehmungsintegrität, welche Wahrnehmung, Reaktion und Lernen mit einschließt. Wenn alle diese Entwicklungsaktivitäten gut aufeinander abgestimmt arbeiten, erfreuen wir uns eines gesunden Körpers mit starken Abwehrkräften, mit einer guten Wahrnehmungsgabe und Lernfähigkeiten. Die Entwicklungsbewegungen in den metabolischen Feldern gewährleisten dieses kohärente Funktionieren. Diese Fähigkeit, Kohärenz oder Homöostase aufrechtzuerhalten, ist als „Weisheit des Körpers" bekannt.[26] Dein Herzfeld orchestriert diese Weisheit, um kohärent die körperliche Homöostase zu erhalten, das funktionale Äquivalent zur Mittellinie.

Das Herzfeld organisiert unzählige Funktionen, etwa die Kommunikation zwischen den Zellen im ganzen Körper; Osmose; Proteinproduktion; Ionenladung; Verdauungs- und Stoffwechselfunktionen und die Regulierung des PH-Wertes, des Blutzuckers, der Hormone und Neurotransmitter im Körper. Durch dieses ganze Buch hindurch werden wir die Funktion deines Herzens erforschen und wie es dir als ein Wahrnehmungsorgan hilft, mit der Weisheit des Körpers zusammenzuarbeiten, genauso, wie es auch als Fulkrum für deine spirituelle Entwicklung dient.

Embryogenese und die Entwicklung des Bewusstseins

Der Atem des Lebens hat noch eine Entwicklungsaufgabe: Er stillt ein grundlegendes Verlangen des Menschen nach der Vereinigung mit seiner Quelle. Wie ein gut gehegter Samen erschafft er deinen Körper, wächst weiter als die Wurzeln deiner Gesundheit und Wahrnehmungsintegrität und erblüht dann in einer universellen Dimension, wenn sich dein Bewusstsein jenseits der Egozentrik entwickelt, um das Ganze zu umarmen. Das ist aufs Engste mit deiner Bestimmung verbunden. Du erweist dich als ein authentischer integraler Bestandteil des göttlichen Plans, um anderen in der Welt zu dienen. In deinem Herzen genießt der Mensch in dir die innige Umarmung eines uneingeschränkten Seins. Sobald du als einzelne, begrenzte menschliche Persönlichkeit und gleichzeitig als unbegrenztes Sein existierst, führst du ein entspanntes Leben als dynamische Spannung der Gegensätze und leidest nicht länger unter dem Schmerz des Dualismus.

2

Nichtdualität und der Atem des Lebens

Später in diesem Kapitel werden wir uns eingehender mit der nichtdualistischen Praxis beschäftigen. Aber zuerst müssen wir uns näher mit Nichtdualität auseinandersetzen. Nichtdualität bringt dich in direkten Kontakt mit den Transmutationskräften des Atems des Lebens, die sich wie die zärtliche Liebe einer Mutter anfühlen, die dich niemals verlässt.

Der Atem des Lebens *ist* dein Leben, aber fälschlicherweise nehmen wir das anders wahr, und das schafft ein Gefühl von Trennung. Vielleicht fühlst du dich getrennt, einfach weil du die Ganzheit aufgrund der Stressreaktion deines Körpers nicht erkennen kannst. Aber solange du am Leben bist, kannst du nicht getrennt sein. In dem Moment, in dem du das realisierst, während du dich in die Stille deines Herzens entspannst, stellt sich deine Verbindung zum Atem des Lebens wieder her.

Diese wiederhergestellte Verbindung deckt die eklatante Lüge auf, die hinter dem oft zitierten Glaubenssatz des westlichen Denkens lauert: „Ich denke, also bin ich." Die Wahrheit des Körpers lautet aber tatsächlich: „Sei still und wisse Ich bin." Wenn du diese neue innere Haltung annimmst, zieht sich dein Gewahrsein in deinen Körper zurück und findet zur Ruhe, du entspannst dich in deinem Herzen und verweilst in Stille. Dann beruhigen sich deine Gedanken, falsche Wahrnehmungen werden durchschaut, und du hörst auf, dich als getrennt wahrzunehmen. So einfach ist das. Nachdem eine meiner Klientinnen während einer Behandlung die Verbindung zum Atem des Lebens erlebt hat, sagte sie: „Ich begreife jetzt, dass ich niemals von seiner* Liebe getrennt war, er kann mich nicht verlassen; obwohl sich das *Denken, ich sei getrennt*, wahr anfühlte, weiß ich jetzt, dass es mich getrennt hat."

---

* Anmerkung zur Übersetzung: Der Autor drückt durch die Verwendung weiblicher Pronomina sein Verständnis vom Atem des Lebens als weibliche Energie aus, in der deutschen Übersetzung wurde zur besseren Verständlichkeit durchgängig die männliche Form beibehalten.

Der Schlüssel zum nichtdualen Bewusstsein: Ganzheit ist bereits hier.

Es gibt viele andere Namen für Nichtdualität: die umgekehrte Kundalini, die Regeneration des absteigenden Energiestroms, Einssein mit Tao, der ungeborene Buddha-Geist, der Dharma-Körper, das nichtgetrennte, verkörperte Zeugen-Bewusstsein, das Prajnaparamita oder die unerschütterliche Präsenz der Stille. Was auch immer der Begriff bedeuten mag, entspricht es unserer dualistischen Natur, dass Nichtdualität dem denkenden Geist ein Mysterium bleibt. Wie sonst kann der unendliche Atem des Lebens mit unserer begrenzten Menschlichkeit aufs Innigste koexistieren, ohne in einem Gedankenkonflikt verwickelt zu sein, der uns in Einzelteile aufspaltet?

Der innere Krieg und seine Rolle bei Krankheiten

Neben dem Gedanken, dass wir von unserer Essenz getrennt sind, nähren andere, falsche Wahrnehmungen den inneren Krieg. Zum Beispiel: Wie gut nehmen wir bedingungslose Liebe an, wenn sie uns durchtränkt? Vielleicht fühlen wir uns wegen der emotionalen Wunden, die wir zwangsläufig in uns tragen, für diese bedingungslose Liebe nicht geeignet. Wir denken, wir müssen sie erst verdienen. Daher isolieren wir uns von der Liebe, anstatt ihr zu erlauben, uns zu erfüllen, weil wir denken: „Zuerst muss ich würdig werden, zur Perfektion gelangen, bevor ich geliebt werden kann."

So gestalten wir Programme für unsere Transformation – disziplinierte spirituelle Praktiken, noch mehr Psychotherapien, eine strenge neue Diät, anstrengendes Yoga, härtere Trainingseinheiten. Alles ist darauf ausgerichtet, unsere Fehler zu korrigieren, damit wir uns der Liebe würdig fühlen können. Aber dieser Transmutationsprozess ist die Aufgabe des Atems des Lebens, und wie eine zärtliche Mutter liebt er uns ohnehin bedingungslos.

Die Grenzen der Selbst-Transformation

Hieße das nicht, dass unser Bemühen, uns selbst zu verbessern, an einem gewissen Punkt zu einer unterschwelligen Strategie wird, bedingungslose Liebe zu meiden? Nun ja, und ich selbst entdeckte dies eines Morgens beim Meditieren: Ich fühlte, als fiele ich im freien Fall in eine unendlich wirbelnde, dunkle Leere. Ich reagierte aus Angst, zutiefst erschrocken, und wiederholte sofort meine alten Mantren, um das intensive Gefühl des Fallens zu besänftigen. Glücklicherweise bemerkte ich, was ich tat, und stoppte das Mantra. Dann überschritt ich eine Art unsichtbare Barriere – so als ob sich der Boden aufgelöst hätte – und fühlte mich mit grenzenloser Stille verschmolzen. Mein geliebtes Mantra war zu einem Kontrollmechanismus geworden, der meine Entwicklung behinderte.

> Es ist wichtig zu erkennen, wann eine Praxis ihren Zweck erfüllt und Früchte getragen hat und sie danach nicht länger hilfreich ist und eigentlich deine Entwicklung behindert.

Die tückische Wirkung der Konditionierung: Falsche Wahrnehmungen, die von unserer Konditionierung herrühren, halten den inneren Krieg am Laufen. Zum Beispiel genießt du vielleicht eine tief berührende Begegnung mit jemandem, dann wird deine Verletzlichkeit getriggert: „Ich fürchte, dass sie vielleicht meine Einladung ablehnt, warum sollte ich mich also damit belasten." Gefühle von Unzulänglichkeit ergreifen Besitz und stürzen dich in eine Flut selbstkritischer Gedanken, die unsere Erfahrung verbittern (oder deine Verbindung fühlt sich so süß an, dass du unangebracht in einen Fremden vernarrt bist). Andererseits sagt oder tut jemand etwas Provozierendes, und eine kleine Irritation endet in einem explodierenden Riesenkonflikt oder einer ertränkenden Flut unerwünschter Gefühle. In jedem Fall bist du in deinen sich wiederholenden Mustern gefangen, ob es nun Ärger ist, Abwehrhaltung, Schuld, Scham, Selbsthass, Angst, Zweifel, Verwirrung, Antipathie, Sehnsucht, Verliebtheit, Anspruch, Gier, Gefühl des Getrenntseins, Verlustangst oder Unzulänglichkeit. Dennoch werden diese Gefühle am besten so gelassen, wie sie sind.

Deine unerwünschten Gefühle zu verändern, verstärkt sie nur. Wenn wir glauben, Gefühle zu haben, sei falsch, und wenn wir versuchen, sie zu kontrollieren, sie zu verändern, sie zu isolieren oder sie zu unterdrücken, verschlimmert das die Angelegenheit, da ihre Intensität verstärkt wird. Sobald die Intensität unerträglich wird, versuchen wir, uns darüber hinwegzuheben, und enden im Dissoziieren von unseren Gefühlen, oder wir versuchen, sie zu unterdrücken, und schalten völlig ab – oder beides. Wir können uns so tief in die Reaktionsfreudigkeit unserer ego-kontrollierenden Strategien verstricken, dass es sich anfühlt, als könnten wir niemals entkommen. Klingt das vertraut? Im Widerstand gegen die wahre Natur deiner Gefühle aktivierst du diese Abwärtsspirale. Jeder Widerstand gegen das, was ist, verstärkt die Macht des Egos, dich von deinem Ganzheitsgefühl zu trennen.

Gefühle sind die Empfindungen, durch die das Leben direkt zu dir spricht.

Indem du deine Gefühle mit Konzepten überlagerst, veränderst du sicherlich deine Gefühle in etwas, das du für erträglicher hältst. Aber du bleibst damit auch in einer falschen Wahrnehmung gefangen, durch eine Fantasiegeschichte, die entweder in der Vergangenheit verankert ist oder die du auf die Zukunft projizierst. Wenn du deine Gefühle veränderst, trennst du dich selbst von der Wahrheit, die deinen Körper ständig mit der Weisheit des Lebens durchflutet.

Die Vermeidung dessen, „was ist", wirkt sich nachteilig auf deine Gesundheit aus. Wie ich vorher schon erwähnte, erzeugt der durch falsche Wahrnehmungen verursachte Stress Spannungen im Körper, die die lebendige, flüssige Matrix zu einem Gel verdicken, was in Folge dein Empfindungsvermögen für die bedingungslose Liebe blockiert und die bestehenden destruktiven Muster verschärft. Auch wächst das Gefühl der Bedrohung, wenn sich das Ego schutzbedürftig fühlt und Stressmuster hervorruft, die nicht mit der Bewegung hin zur Gesundheit und Ganzheit übereinstimmen. Im Lärm der Belastung eingetaucht zu sein, trübt deine Wahrnehmung. Wenn du die Resonanz der bedingungslosen Liebe in deinem Körper nicht „hören" kannst, lädst du das Über-Ich zur Kritik ein, die dir noch stärker das Gefühl gibt, unwürdig zu sein. Die Abwärtsspirale dreht sich weiter, aber es gibt noch mehr Grund zur Sorge: unsere Enkulturation.[27]

Die hypermaskuline Haltung. Der innere Krieg hat seine Ursache auch in der kulturellen Überbetonung des männlichen Denkens, wofür der spirituelle Lehrer Saniel Bonder den Begriff Hypermaskulinität geprägt hat.[28] Durch die Überbewertung des Intellekts, der objektiviert und über sich selbst urteilt, schätzen wir unsere weiblichen Gefühle der Körperempfindungen geringer. In Wirklichkeit sind diese beiden Pole eine Strömung, die in deinem Herz zusammentreffen – von wo aus du dich mit der universalen Matrix verbindest –, und wenn die Strömungen zweigeteilt sind, beginnen die Schwierigkeiten.

Kannst du dir vorstellen, die Hälfte deines Seins zu unterdrücken?
Wie würde sich das anfühlen?

Das passiert, wenn das Männliche die Gestalt des Herrschers annimmt: Der strenge Vater hat unter dem Vorwand, es zu beschützen, ein wachsames Auge auf das Weibliche (in diesem Fall Gefühle und Ausdruck). Diese verdeckte Strategie gestaltet sich aus seiner Furcht vor der weiblichen Kraft, um sie zu kontrollieren und zu beherrschen. Die Folge ist Krieg, weil das Weibliche sehr viel Platz zum Erblühen braucht – aufgestaute Gefühle explodieren oft in unangemessenes Verhalten.

Der innere Krieg erinnert mich an den Hermesstab: Zwei Schlangen ranken sich um den Stab des Lebens. Sind die Schlangen in Harmonie, gibt es Gesundheit und die Entwicklung von Bewusstsein; kämpfen sie aber, herrschen Krankheit und Tod. Das passiert auch, wenn du deine Gefühle unterdrückst oder wenn du versuchst, ihnen vorzuschreiben, wie und wann sie zum Ausdruck kommen können. In jedem Fall verursachen Kontrollmaßnahmen inerte Muster, die die Kohärenz des Körpers stören und ihn in chaotische Einzelteile zerreißen. Andererseits wirst du eine stärkere Verbindung zu deinem Körper und zu anderen haben, wenn du präsent bist, deinen Gefühlen erlaubst, sich ungehindert zu zeigen, und sie angemessen in Harmonie mit dem Ganzen ausdrückst. Der Mechanismus für diese inerten Muster liegt in unserer konditionierten Reaktion auf Stress.

Efferenz: Die natürliche Handlungsweise des Egos. Das Ego strahlt deine Wahrnehmung wie ein Kraftfeld aus, um die Umgebung zu erspüren. Hattest du jemals das Gefühl, beobachtet zu werden? So arbeitet das Kraftfeld des Egos. Wir nutzen dieses Feld, um Bedrohungen wahrzunehmen, mögen sie von unserem Empfindungsvermögen, von einer anderen Person oder von der Umgebung ausgehen. Dieses Feld der Wachsamkeit bestimmt deine Wahrnehmung davon, was ist, und gibt ihr den Anstrich von Isolation, Separation, Vorherrschaft oder Vermeidung – je nachdem, welche Strategie auch immer das Ego einsetzt. Wenn dein Ego Vorrang gegenüber dem Fluss des Empfindungsvermögens hat, trüben die daraus resultierenden inerten Muster dein Wahrnehmungsfeld durch Einführen starrer Muster, die sich wie bei einer hängenden Schallplatte wiederholen. Hast du jemals diese elektrisierte, sirrende Qualität in dir oder im Körper deines Klienten gespürt? Diese Inertia benützt deine frei fließende Energie, um ihren Kreislauf in Gang zu halten.

Kurz gesagt, inerte Muster sind Parasiten, die auf Kosten der Liebesströmung leben, die immer durch die flüssige Lebensmatrix deines Körpers fließt – deine Leben spendende Ressource für Gesundheit, Immunabwehr, Wahrnehmung und Entwicklung deines Bewusstseins. Auch wenn inerte Muster unerwünschte Gefühle hervorrufen, weißt du jetzt, dass sie zu verändern nur ihre Intensität verstärkt und das von deinem Ego empfundene Bedürfnis steigert, deine Gefühle zu kontrollieren. Obgleich du dich hilflos fühlen magst, wenn du in diesen Mustern steckst, gibt es einen Weg hinaus, und der führt *in* deinen Körper.

Stille: Das Fulkrum, das vereint

In dem Moment, wo du dich in die innewohnende Stille in deinem Körper hinein entspannst und die Gefühle so lässt, wie sie sind, beginnt das Magische: Der innere Krieg hört auf, dein Körper entspannt sich und die Potency, die in der Inertia gefangen war, ist befreit. Die in der Stille versteckte Kraft zündet die Inertia und wandelt sie in gesunde Bewegung – ganz von allein, ohne deine Hilfe. Wann immer du in der Inertia gefangen bist: Wenn du dich entspannst und dich so annehmen kannst, wie du bist, wird sich dein Körper wieder mit der gesunden Bewegung des Lebens vereinen. Dann wird der Atem des Lebens seine heilende Strahlkraft in deinen angespannten Körper strömen lassen und ihn unverzüglich zur Gesundheit zurückführen. Dein Anteil daran ist deine Bereitschaft, diese Durchtränkung ohne Widerstand einzulassen.

In die unerschütterliche Stille einzutauchen ist das Wesentliche meines Unterrichts, weil Stille das kraftvolle Fulkrum ist, das den inneren Krieg beendet und die Ganzheit regeneriert. Ein Fulkrum ist ein Drehpunkt der Stille, die die Kraft für die Ausführung einer bestimmten Aktivität zur Verfügung stellt. Es sammelt die Kraft von den rivalisierenden Kräften im Raum, die sich im Ausdruck einer Aktivität vollenden. Daher ist ein Fulkrum ein Zeit-Raum-Portal: Wenn sich Stille vertieft, verlangsamt sich der Rhythmus und der Raum dehnt sich aus. So bestimmt das Fulkrum eine Aktivität im Raum, weil Stille das Potenzial für deren Ausdruck beinhaltet. Das Fulkrum ist ein organisierendes Zentrum aller Aktivitäten, egal ob gesund oder inert. Alles hat ein Fulkrum: subatomare Partikel, Moleküle, Zellen, Organe, menschliche Körper, Gesellschaften, Länder, Planeten, Sonnensysteme und Universen. Das Fulkrum unseres Kosmos ist Dynamische Stille. Dr. Sutherland charakterisiert es als unendlichen Raum und sagte uns, wie wir es erreichen: „Sei still und wisse."

Obgleich eine bestimmte Aktivität getrennt *erscheint*, ist jede Aktivität durch ihr Fulkrum der Stille mit allen anderen Aktivitäten verbunden. Fulkren sind Portale, die alle Punkte zwischen Trennung und Einssein verknüpfen. Weil Stille der Kern jeder Aktivität ist, ist sie das konstante vereinende Prinzip, durch das jeder Teil mit den anderen verbunden ist und mit dem Ganzen. So verbindet sich das winzig Kleine mit dem unendlich Großen.

Die innewohnende Stille in der Mittellinie deines Körpers ist deine persönliche

Verbindung zur Dynamischen Stille und dadurch zu allem Erschaffenen. Aber deine Mittellinie ist auch die Domäne des „Ich" – sofern eine Dualität existiert –; da gibt es auch ein „Ich", das von einer „Stille" getrennt ist. Der Sinusknoten ist dann ein transpersonales, nichtduales Portal, worin Stille und der Ausdruck von einem „Ich" gemeinsam existieren können; er bildet eine Brücke zwischen den beiden, so dass Ganzheit möglich ist.[29]

Praktisch garantiert dir das Verweilen im Sinusknoten die Fähigkeit, präsent zu sein und das Leben so zu nehmen, *wie es ist*. Du bist auf dem richtigen Weg zur Nichtdualität, wenn du alle Ausdrucksmöglichkeiten des Lebens annehmen kannst, inklusive deiner persönlichen Eigenarten, Wunden, versteckten Schwächen, Bedürfnisse, Sehnsüchte und Unzulänglichkeiten. Das mag einfach klingen, aber tief innen in seinem Kern möchte das Ego das Leben anders, als es ist. Dieser Reflex ist heimtückisch. Wir sind uns selten dessen bewusst, wie unbequem sich das, *was ist*, anfühlt oder wie oft unsere Beschwerden uns zu Maßnahmen drängen, die die Wirklichkeit vermeiden, wenn es sich nicht gut anfühlt. Es ist also keine Überraschung, dass das Fulkrum für diesen Protest gegen die Realität das Ego ist.

Das Ego ist nicht der Feind

Auch das Ego hat ein Fulkrum der Stille, das es mit dem Ganzen verbindet. Verstehe, dass die Aufgabe des Egos viel mehr im Trennen als im Verbinden besteht. Als eine Aktivität hat das Ego die gegenteilige Funktion von Stille. Statt Raum zu geben, komprimiert das Ego ihn, und es beschleunigt, statt zu verlangsamen. Deine Persönlichkeitsstruktur erzeugt Ego-Aktivität, die ihre eigenen Signale oder einen charakteristischen Klang mit einer spezifischen Qualität aussendet, die dein Empfinden von Selbst repräsentiert – „ich". Es ist unsinnig, dein Ego eliminieren zu wollen, obwohl viele spirituelle Wege genau das raten, weil es dich durch die schnelllebige, moderne Welt steuert. Wie auch immer, es liegt an dir zu realisieren, dass es im Kern des Egos eine subtile, doch kraftvolle Schicht von Aktivität gibt, die sich beharrlich gegen die organisierte Ganzheit des Lebens wehrt. Mit unvermitteltem Kontakt zum Ganzen schwindet das Denken und wächst das Chaos und spitzt sich zu bis zu Gefühlen des Egos von drohendem Verderben – dem Verlust seines Bewusstseins von Selbst. Wenn du fühlst: „Ich werde nicht mehr sein", triggert das ernsthafte Verletzlichkeit. Das Gefühl, sich selbst nicht beschützen zu können, taucht dein Ego in zusätzliche Unsicherheit. Dann kommen die gefürchteten Kerngefühle von Kontrollverlust, Identitätsverwirrung und Angst vor Einsamkeit an die Oberfläche. Wenn das passiert, wird dein Ego die Situation verändern und die Kampf-oder-Flucht-Reaktion starten.[30]

Es ist schwierig, sich in das Leben zu entspannen, wenn das Gefühl so stark ist, dass es anders sein sollte, als es ist. Aber der Glaube, eine Reparatur zu benötigen, bevor wir der bedingungslosen Liebe wert sind, ist eine subtile Form der Selbstkritik und des Selbsthasses. Wir fühlen uns wertlos, nicht gut genug und denken: „Ich werde mich in allem akzeptieren, *außer* in dem unnützen, lahmen, zerbrochenen, kaputten, faulen und ungesunden Teil meines Selbst – der muss verschwinden." Obwohl der Wunsch natürlich ist, dass deine widerlichen Charakterzüge verschwinden sollen, ist es liebevoll, anzunehmen, wer du bist, deine Landkarte, mit der du dich zur unerschütterlichen Stille führst.

Ironischerweise ist das, was dir an dir selbst am meisten widerstrebt, genau das, in das hinein du dich entspannen und das du umarmen und annehmen musst. Da diese Charakterzüge den größten Bewusstseinanteil haben, welcher von den inerten Mustern vereinnahmt wurde, sind sie bereit, in Gesundheit transmutiert zu werden.

Du magst denken, die schrecklich beschämenden, abscheulichen und gehassten Anteile deines Selbst müssten eliminiert oder verändert werden, damit du dich weiterentwickelst. Aber sie sind die Juwelen mit dem größten Maß an potenzieller Energie, die, durch Stille befreit, dein Bewusstsein zu seinem nächsten Level entwickeln werden.

In dem Moment, wo du alle Versuche einstellst, deine Gefühle zu isolieren und zu verändern oder deine Mängel auszumerzen, wird sich dein Bewusstsein ausdehnen, entspannen und eine Beziehung zu diesen Anteilen herstellen. Vor allem wird sich dein Körper verändern, um dein neuentwickeltes Bewusstsein genau zu spiegeln.[31]

Sich in die Kontroll- und Isolationstendenzen des Egos zu entspannen, führt in ein Neutral, das diesen gesamten Prozess spontan umdreht. Solange du dich in der Intensität deiner unerwünschten Gefühle erbarmungslos gefangen fühlst, ist es unverantwortlich, nur zu sagen: „Entspann dich einfach nur in die Stille in deinem Körper". Aber wenn du dich in deinen Körper entspannen kannst und *fühlst* – während du deine Gefühle einfach da sein lassen kannst –, dann tritt die innewohnende Stille in deinem Körper zutage. Allerdings gibt es dabei einen Haken: Du kannst dich nicht *bemühen* zu entspannen, sondern du musst die Entspannung geschehen lassen, wenn sie kommt. Das ist das Neutral.

Eine neutrale Sicht auf dich selbst

Ein Neutral ist ein ruhiger Ort der Hingabe, an dem du direkt Zeuge der Selbst-Transfomation bist. Wenn du dich in dein Herz entspannst und die Dinge sein lassen kannst, wie sie sind, wird die inerte Energie befreit, die deine Wahrnehmung gefangen hält. Das befreit Reaktionen aus Angst, Kontrolle, Verleugnung, Isolation oder Vermeidungsreaktionen, die inerte Muster erschaffen und den Fluss des Lebens behindern. In ein Neutral freigesetzt, schließen sich diese vereinnahmten Kräfte wieder kohärent an das Ganze an. Wenn du akzeptierst, dass du deinem innersten Sein nicht Feind bist, wirst du aufhören, unerbittlich die ungeliebten Teile deines Selbst mit einer Vielfalt von Methoden zu transformieren, zu verändern oder loszuwerden. Du siehst, dass die ausgeklügelte, efferente Sperre des Egos mit dem Ziel, dich zu verbessern, zu spiritualisieren, weiterzuentwickeln oder dich zu transformieren, nur weitere Trennung garantiert. Machst du das „Ich" zu einem subjektiven Problem, das repariert werden muss, erschaffst du dir ein wirkliches Problem. Sind wir wirklich kaputt?

Ja und nein. Aber durch den direkten körperlichen Kontakt mit dem Leben erkennst du, dass die Natur nicht aus einer feindseligen Haltung heraus arbeitet, also warum behandelst du dich so? Biologische Prozesse scheinen nur nachteilig zu sein, weil sie zwischen zwei Polaritäten operieren. Aber eben deshalb ist es ein dynamisches Gleichgewicht der Gegensätze, das kohärent mit dem Atem des Lebens zusammenarbeitet. Natur ist nichtdual. Es gibt keine Trennung. Es gibt Stille, aus der heraus sich endlose, Form schaffende Muster entwickeln, die von Polarität angetrieben werden. Lässt du dich so sein, wie du bist, erlaubst du dem Leben, sich so zu entfalten, wie es ist, und du machst einen Schritt in Richtung Nichtdualität.

Eine nichtduale biodynamische craniosacrale Sitzung

Während einer Sitzung kannst du die Entwicklung vom Getrenntsein zur Ganzheit beobachten. Dein Klient wird das Einströmen des Atems des Lebens in dem Ausmaß genießen, wie er aufhört, sich mit den Kontrollmechanismen des Ego zu identifizieren, und in die Stille sinken kann, um die Primäre Respiration ohne Widerstand in seinen Bodymind atmen zu lassen. Diese körperliche Durchtränkung zu gestatten, befreit die abgespaltenen Anteile und ermöglicht ihnen, sich dem Ganzen anzuschließen, welches Gesundheit ist.

Während du das Neutral deines Klienten erspürst, wirst du eine schrittweise Entspannung in seinem Körper beobachten, die in einem ausgeglichenen autonomen Nervensystem gipfelt, wo Wachsamkeit nachlässt, und sich der Kampf-oder-Flucht-Reflex beruhigt. Möglicherweise fügt sich das Ego des Klienten in eine entspannte, wachsame, ruhige, parasympathische Funktion. Mit der Zeit wird sich das Neutral des Klienten vertiefen und du wirst fühlen, dass die lokale Gewebebewegung zum Stillstand kommt und sich im ganzen Körper Stille ausbreitet. Das ist der erste Schritt zur Nichtdualität: Wenn sich seine abgespaltenen Körperteile in Stille wieder verbinden, wird der Klient vielleicht sagen, „Mein Körper strömt in Stille." Nachdem sich dein Klient genügend an das ganzheitliche Körpergefühl gewöhnt hat, wird eine Präsenz hervorkommen, die lieblich wie Atmen in einer anmutigen, zarten, flüssigen Bewegung fließt, aber im ganzen Körper die Bewegung von Ebbe und Flut bewirkt. Da gibt es keine Trennung.

Diese nichtduale Atembewegung ist die Primäre Respiration, die das Atmen der Lungen einschließt und sogar darüber hinausgeht. Du kannst den nichtdualistischen Charakter der Primären Respiration direkt spüren, weil du sie wie einen einheitlichen Fluid Body* „atmen" fühlst. Alle getrennten Teile – Bindegewebe, Knochen, Muskeln, Organe, Körper und Geist – haben sich in der Stille vereint und bewegen sich als ein nahtloses Ganzes. Beide, du und dein Klient, spüren eine Intelligenz im Raum, die dein Klient wieder mit seinem Körper verbindet und die seinen Bodymind wieder als eine einzige harmonische, fließende Matrix vereint. Schließlich erweckt Primäre Respiration die historisch gewachsene Intelligenz von fünfzig Trillionen Zellen wieder zum Bewusstsein.[32] Das erste Mal, als eine meiner Klientinnen die Erfahrung gemacht hat, wie ihr gesamter Fluid Body in dieser Weise atmet, sagte sie: „Ich fühle meinen ganzen Körper mit Leben durchströmt. Ich bin ich selbst und das Leben hat wieder einen Sinn."

Schwierigkeiten des Practitioners mit Nichtdualität

Vielleicht machst du während einer Begegnung mit der Primären Respiration direkt die Erfahrung unerwarteter und kraftvoller Energiewellen in deinem eigenen Körper. Das erste Mal, als ich Kontakt mit der Primären Respiration bekam, war ich weder still oder neutral, noch verweilte ich in meinem Herzen. Die Begegnung erschreckte mich, weil sich die Intelligenz der Primären Respiration so viel stärker anfühlte als die Intelligenz in der Cranialen Welle. Wenn du dich bei der ersten Be-

* Anmerkung der Übersetzerin: „Fluid Body" wird gelegentlich als Flüssigkeitskörper übersetzt. Ich habe durchgängig den englischen Begriff verwendet; Erläuterungen zum Begriff siehe Anhang.

gegnung mit dieser tiefsinnigen Intelligenz bedroht fühlst, sei dir dessen bewusst, dass dein Ego wachsam werden kann anstatt entspannt, und es mag sein Kraftfeld nach außen projizieren. Das kann Furcht auslösen, die dich unsicher, verwirrt, desorientiert und verängstigt fühlen lässt.

Sobald ich das Vertrauen verliere, beginne ich unbewusst, die Sitzung durch efferente Anwendung von Techniken, Absichten, nonverbale Konversation und durch Vorschläge an das craniosacrale System zu kontrollieren und zu diktieren, oder es passiert das Gegenteil und ich möchte meine Hände vom Klienten wegnehmen. Manchmal wünschte ich, aus der Sitzung davonlaufen und schreien zu können: „Das kann nicht möglich sein!" Dieser Prozess ist subtil und oft verdeckt und er manifestiert sich auf so viele verschiedene Arten, wie es Practitioner gibt. Einer meiner Studenten, ein sehr erfahrener Practitioner und Craniosacral-Lehrer, gestand kürzlich: „Ich fühle mich im Vergleich zu dieser großartigen Intelligenz so unbedeutend, dass ich beginne, eine Spur im System meines Klienten zu verfolgen, um wieder die Kontrolle zu erlangen, oder ich werde das Fulkrum meines Kontaktes verändern, um dem Prozess auf die Sprünge zu ‚helfen' – alles, nur um meine Angst zu lindern."

Unzählige Male war ich während kraftvoller Begegnungen mit dem Atem des Lebens von Herzen erschüttert. Tatsächlich erschreckte mich das so sehr, dass ich nach irgendeiner Entschuldigung suchte, um wachsam bleiben zu dürfen, und dadurch Entspannung vermied, aus Angst, wieder von dieser furchterregenden Ganzheit berührt zu werden. Ich erinnere mich, dass ich nach einer Begegnung eine ganze Nacht nicht schlafen konnte. Jetzt weiß ich, dass es wieder und wieder geschehen wird, solange ich weiter praktiziere; durch das Entspannen in das, *was ist*, kreiere ich damit einen Tiegel für das Verweilen in diesem unfassbaren Geheimnis.

Es ist ganz natürlich, auf das kraftvolle Einströmen des Atems des Lebens zu reagieren, aus Angst, Desorientierung, Chaos, Furcht oder Verwirrung der Identität, die es dem Ego verursacht. Dennoch wiederhole ich, dass der einzige Weg hinaus nur über den Weg hinein führt. Also entspanne dich in die Stille in deinem Körper und spüre die Reaktionen, aber handle nicht aus ihnen heraus; lass sie einfach da sein und verharre entspannt in ehrfurchtsvollem Gleichmut.

Es empfiehlt sich für dich, eine flüssige Haltung anzunehmen, um für jegliche Möglichkeit offen zu bleiben, inklusive der Fähigkeit, mit der Reaktionsfreudigkeit deines Ego zu sein, und wahrzunehmen, berührt zu sein von und vereint mit dem Atem des Lebens in all seinen geheimnisvollen Ausdrucksformen. Biodynamische Praxis heißt definitiv nicht, „da gewesen zu sein und das gemacht zu haben", sondern viel mehr: „Da war ich vorher noch nie".

Während jeder Sitzung bleibst du gelassen in einer Unschuld, in der du dir ständig klein vorkommst, und soweit ich sagen kann, wird es immer so sein. Es hört nie auf, mich zu verblüffen – jedes Mal, wenn ich der Primären Respiration begegne, ist es, als ob ich sie noch nie erlebt hätte, obwohl mir das sehr wohl schon tausende Male zuvor passiert ist.

Mitten im Paradox zu verweilen und die Spannung der Gegensätze zu ertragen, heißt die ehrfürchtige Gelassenheit entdecken. Es fühlt sich an, als ob das Herz auf seinen Knien denkt (the heart is thinking on its knees).

So entspann dich in dein Herz, verweile in der innewohnenden Stille deines ganzen Körpers und empfinde durch ihn eine ganzkörperlich gefühlte Sinneswahrnehmung.

Ganzkörperlich gefühlte Sinneswahrnehmung ist die Wahrnehmung des Herzens

Unser Herz hat Anteil an elektromagnetischen Feldern
innerhalb von Feldern, die in holographischen Hierarchien verschachtelt sind,
wobei das Ganze in jedem Teil existiert, und alle
als integrierte Dynamik zusammenwirken.

Joseph Chilton Pearce, Biologie der Transzendenz

Dich in dein Herz zu entspannen, erweckt deinen Körper zu seinen ursprünglichen Funktionen als ein sinnliches Wahrnehmungsorgan. Der ganzkörperliche Gefühlssinn ist eine Erweiterung der Herzwahrnehmung, den Jung in der Tiefenpsychologie als feinstofflichen Körper bezeichnete.[33] Bonder nennt es „verkörpertes fühlendes Zeugen-Bewusstsein", weil eine unerschütterliche Stille innerhalb deines Körpers im Fühlen wahrnimmt, was ist.[34] Das Herz ist ein multidimensionales Organ, das im Zentrum jedes Funktionsaspektes deines Seins steht – physisch, psychisch und spirituell – sowohl persönlich als auch universell.[35]

Das Herz ist vieles: eine Pumpe, eine endokrine Drüse, die deine Körperfunktionen reguliert, ein neurologisches Organ, das Neurotransmitter freigibt, die alle drei Nervensysteme synchronisieren – das zentrale, das autonome und das enterische – ; und ein nichtlinearer, elektromagnetischer Feldgenerator, der eine holographische Matrix bis zur Unendlichkeit und zurück ausstrahlt. Das Herz ist ein eigenständiges Nervensystem. Mehr als die Hälfte der Herzfasern sind Nervenfasern, die durch Ganglien mit dem gesamten Körper (Soma) und mit dem Gehirn direkt verbunden sind. Durch diese Verbindung spürt dein Herz elektromagnetische Wellen, die von unendlich weit entfernt ausströmen und von extrem nahe, wie aus den Molekülen jeder Zelle. Daher ist das Herz ein Organ der Wahrnehmung, das mit der universalen holographischen Matrix und mit deiner persönlichen körperlichen Matrix übereinstimmt.

Das Herz empfängt, verarbeitet und erstellt eine komplexe Serie von holographischen elektromagnetischen Mustern, die physiologische Ereignisse sowohl überwachen als auch anpassen, um Kohärenz zwischen allen Zellen und Organen im Körper aufrechtzuerhalten, und es sorgt für die Synchronie zwischen dem Körper und seiner Umgebung.

Das holographische Feld des Herzens enthält die Information über die Körpergestalt, seine gegenwärtige Funktion und seine zukünftige Entwicklung. Neben diesen elektromagnetischen Signalen sendet das Herz auch hormonelle, neurochemische, bioelektrische, magnetische und chemische Nachrichten, genauso wie Informationen über Temperatur, Druck und Durchblutung zum Gehirn und als Einheit durch den ganzen Körper.

Durch alle diese Wahrnehmungsfunktionen gewährleistet das Herz eine physiologische Arbeitsweise und Gesundheit und gibt den Ton deiner Art zu denken vor, wie gut du denkst, und was und wie du fühlst – all das bestimmt die Qualität deines Bewusstseins.[36] Kurzgefasst: Das Herz dirigiert die Symphonie deines Lebens und es sendet deine einzigartige wohlklingende Signatur durch das ganze Universum.

Obwohl die Herzwahrnehmung immer aktiv ist, schenken wir ihr wenig Beachtung, weil die westliche Kultur darauf besteht, dass der Geist unsere einzige Quelle der Wahrnehmung ist. Aber du kannst diese Fähigkeit wiedererwecken, wenn du in deinem Herzen verweilst, während du die Stille innerhalb deines Körpers spürst, ohne darauf zu reagieren. Wenn du beim Fühlen in Stille versunken bist, wird dein Körper innerlich die Bewegungsmuster spüren, die sich im Tonus zeigen. Wenn dein Herz mit den Schwingungsqualitäten des Atems des Lebens in Übereinstimmung bleibt, bringt es dich in direkten Kontakt mit dem Leben. Über deinen ganzkörperlichen Felt-Sense kannst du die Unterschiede in der Schwingungsqualität im Körperinneren erkennen; durch die erhaltene Information wiederum kannst du dein Verhalten und deine Wahlmöglichkeiten persönlich steuern, um synchronisiert mit dem Leben zu bleiben.

Die Herzwahrnehmung ist eine angeborene, instinktiv fühlende Funktion – unsere ursprüngliche Fähigkeit, wahrzunehmen, *was* ist. Kräuterheilkundiger und Autor Stephen Buhner vergleicht die Herzwahrnehmung mit einem transparenten

Auge, das unabhängig vom konditionierten Denken arbeitet. Zu lernen, mit deinem transparenten Auge zu sehen, bedeutet, dass du kein Urteil darüber fällst, kein Verlangen danach hast und auch keine Aversion hegst bezüglich der Art und Weise, wie etwas im Inneren auftaucht.[37]

Ein transparentes Auge entfernt vorgefertigte Muster und Sinninhalte, wodurch in deiner Wahrnehmung die Bedeutung an sich auftauchen kann. Wenn dein Herzfeld wie ein stiller Teich ist, wird jedes vorbeiziehende Bild direkt in dich weitergegeben und kann frei seine eigene Gestalt annehmen, ohne dein Eingreifen. Du bist sowohl ein unparteiischer Zeuge als auch ein mitfühlender Teilnehmer. Dieses fühlende Zeugenbewusstsein, lässt die Bedeutung frei in dich fließen.

Du kannst immer noch Zugang zu dieser Fähigkeit erlangen, obwohl du zivilisiert bist, weil die Herzwahrnehmung vor Millionen von Jahren in den menschlichen Körper eingebaut wurde. Zusätzlich sind die Kräfte der Wahrnehmung, mit denen dein Herz „sieht", eine Erweiterung deiner Bodymind-Intelligenz – das gesammelte Zellbewusstsein darüber, was seit 3,5 Milliarden Jahren im Genpool allen Zell-Lebens existiert hat.[38]

Wenn du inmitten des chaotischen Flusses des Lebens die Qualität des empfundenen Zustandes innerhalb deines Körperraums wahrnimmst, taucht dein innewohnender ganzkörperlicher Felt-Sense auf. Dann wird die Tonalität des Lebens, die melodisch in der Natur singt und durch den Körper deines Klienten fließt, auch sinnlich durch dein eigenes Sein strömen. Die innige Umarmung des Atems des Lebens als eine ganzkörperliche Empfindung fühlt sich an, als ob du in ein Meer bewegter Stille tauchst, so dass sich dein Bodymind sicher genug fühlt, sich zu entspannen, und sich frei und fließend mit dem Gezeitenstrom des Lebens bewegen kann.

Du erfährst die innere Liebkosung des Atems des Lebens als Klänge und Strömungen, die vor Leben strotzen und mit Bedeutung durchtränkt sind. Wenn du nicht darauf reagierst, werden diese ungehinderten Ströme frei in dir fließen, während sie durch deinen ganzen Körper bis zu beiden Polen kontinuierlich in Fraktalen, Spiralen oder Lemniskaten modulieren. Der negative Pol ist der unbewusste, weibliche Aspekt des Unterkörpers – der Bereich des Bauches – wo du geheime Gefühle, Bedürfnisse, Wünsche, Sehnsüchte und Ängste beherbergst, die in den geheimnisvollen unbewussten Tiefen deines körperlichen Seins versteckt sind. Der positive Pol ist der bewusste männliche Oberkörper-, Gehirn-Aspekt – die Zentrale für abstraktes Denken, Objektivieren, Planen und Problemlösen. In unserem modernen Bewusstsein ist es der Kopf, in dem eine übermäßige Menge unserer Energie ausschließlich für Wahrnehmung verwendet wird und der von unserem Bauchgefühl isoliert ist. Das neutrale Herz gleicht beide Polaritäten aus und verbindet sie in grenzenloser Dynamischer Stille.

An einem winzigen Punkt im Sinusknoten ist das Fulkrum, das die Spannung der Gegensätze vereint und ausgleicht. Dort bestehen Dynamische Stille und der ursprüngliche, sinnliche Ausdruck des körperlichen Lebens neben- und miteinander, wie zwei Seiten einer Schwingtür.[39] In den frühen embryonalen Entwicklungsstadien umgeben Schrittmacherzellen den Embryo, bevor sie sich sammeln und den Sinuskonten bilden.

Sogar bevor sich die Blutzellen zu Blutinseln sammelten, strahlten sie dein ganz persönliches elektromagnetisches Feld aus, das eine Mittellinie der Stille besaß – dieses ist das Feld, in dem dein Körper erschaffen wurde.

Die Mittellinie ist die Achse der Stille im Innersten deines Körpers, die sich vom Kopf bis zum Steißbein fortsetzt. Die Mittellinie ist das Fulkrum oder das Portal, durch das der Atem des Lebens in den Embryo fließt, um ein menschliches Wesen zu erschaffen; demnach geht Schöpferkraft aus der körperlichen Stille hervor. Wir werden später noch mehr über die Mittellinie und den Sinusknoten sprechen.

In deinem Herzen koexistieren die beiden Polaritäten – die Stille und der Atem des Lebens. Das Leben atmet lemniskatförmige, fraktale Muster (stell dir Achten vor), die die Verbindung zu einem zentralen Rastplatz ewig fließender Stille herstellen – das Neutral oder das Herz, dein Ursprung der Kreativität. (Siehe „Lemniskate" im Anhang 2 für weitere Informationen.) Hier in deinem Herzen spürst du den sehr aktiven und kraftvollen Ausdruck des Seins. Diese dynamische Intensität der Strömung und des Klanges umrundet die unerschütterliche Stille und drückt sich innerhalb ihrer und durch sie frei aus, was alles von einer umfassenden Akzeptanz deines gesamten Menschseins ummantelt ist.

Die zeitlosen Qualitäten der Nichtdualität

Ausgehend von einer nichtdualen Haltung verbindet sich deine Empfindung mit der unerschütterlichen Stille und drückt sich als diese aus; daher existierst du als Bewusstsein, das im ganzen Körper Empfundenes nicht getrennt erlebt, sondern bezeugt.[40] Hier bist du dir ständig der tonalen Qualität des Seins mit holographisch verschlüsselter Bedeutung bewusst, während du auch mit diesen Ausdrucksformen des Lebens bedingungslos verbunden bist. Deine nichtduale Präsenz, die mit der holographischen Matrix mitschwingt, wie sie ist, wird dennoch eine Schwingungsqualität aussenden, die Kräfte raubende Inertia in Leben spendende Kräfte umwandelt. Du wirst eine Ausstrahlung von Gesundheit werden.

Da du nicht länger mit dir selbst im Krieg bist, strahlt deine körperliche Präsenz Gesundheit und Ganzheit aus, nämlich Liebe. Du bist und du lebst in der Ganzheit als beides, als ein begrenzter Mensch und als ein grenzenloses Urbewusstsein. Diese nahtlose Ganzheit bezeichne ich als Gesundheit. In diesem Ozean tanzt du, liebst du, isst du, spielst du, behandelst du und wirst ärgerlich und fühlst dich klein, bedürftig, gebrochen und ängstlich – nichts ist ausgeschlossen, da alles in der Ganzheit fließt.

Dies Gesundheit zu nennen – oder wie immer man es nennen möchte – ist missverständlich, weil diese Qualität in deinem Körper als die leuchtende Grundlage der Stille fortbesteht, aus der das ganze Leben hervorgeht, spielt, Früchte trägt und wieder zurückweicht. Du spürst den Klang der Stille, der immerwährend im Hintergrund flüstert, und seine zeitlose Qualität ist immer präsent, besonders wenn deine Gedanken ruhig und still sind. Dein Bewusstsein für Stille erweckt in dir eine neue Lebendigkeit und transmutiert deine Wahrnehmung, vom Leben getrennt zu sein – deine Einsamkeit – in ein Verbundensein mit dem Leben, als Alleinsein bzw. Einssein. Beides, Vielfalt und Alleinsein, werden deine ständigen Begleiter, die mit einer unerschütterlichen Stille verbunden sind, die du als innere Abgeschiedenheit erlebst. Polaritäten bestehen nebeneinander, sind nicht länger gegeneinander gerichtet, das Paradoxe löst sich auf und der Krieg endet.

Hier findest du tiefe Ruhe. Aktivität kehrt zu Stille zurück und Stille drückt Aktivität aus; alles in der Peripherie hat eine Beziehung zum Zentrum, und aus dem Zentrum strahlt das Leben in die unendliche Peripherie und wieder zurück zum Zentrum: Das ist das Neutral, worin sich das Leben reibungslos anfühlt.

Wenn du ein nichtduales Bewusstsein hast, bist du so entspannt, dass du mit dem Leben, wie es ist, nicht diskutierst.

Diese Einstellung gleicht das dumpfe Gefühl des inneren Drucks aus, welches dich dazu treibt, dich mit einer Reihe von spirituellen Praktiken zu verbessern, und erlöst dich von der subtilen Angst, die dich antreibt, ständig weiterzugehen. Dann wird das bewusst, was Bonder das Kernmysterium des Herzens nennt (oder die

Kernwunde), [41] und Neil Cohen das Kerngefühl der Trennung.[42] Das ist ein Ausgleich der Gegensätze, eine höhere Ordnung der transzendenten Funktion nach Carl Jung.[43] Jung beschreibt, wie sich diese transzendente Funktion selbst aktiviert, wenn du in das Innere deines Unbewussten der ungewollten, lähmenden Gefühle hinabsteigst. Wenn du lange genug dort unten bleibst, bis du der Intensität der Gefühle standhalten kannst, verwandeln sie sich in ihr Gegenteil; dann wandelt sich das lähmende Gefühl in eine kraftvolle Eigenschaft. Wenn du aufhörst, deinen Gefühlen Widerstand zu leisten, und du sie so lassen kannst, wie sie sind, kehren sie zu ihrem Originalzustand zurück. Das Neutral, eine nichtduale Stelle im Sinusknoten des Herzens, ist die Quelle und das Kernstück deiner Mittellinie, dein Zentrum und deine Basis.

Wie wird Nichtdualität auf meine Klienten angewandt?

Wir sind bereit, die biodynamische Praxis im nächsten Kapitel ernsthaft zu erforschen. Aber bevor wir fortfahren, dürfen wir nicht vergessen, dass der Klient gewissermaßen über alles Bescheid weiß, was wir hier behandelt haben.

Meine Beschreibungen in diesem Kapitel gelten für deine Klienten genauso wie für dich als Practitioner. Im Grunde genommen sind Klienten das Zentrum dieser gemeinsamen Erfahrung mit dem Atem des Lebens. Aber es ist deine Verantwortung, dich erst selbst zu entwickeln, wenn du deinen Klienten dienlich sein willst. Schließlich – wenn es dir nicht gelingt, dich tief zu entspannen, wie sollen es deine Klienten tun?

Eine der meistgestellten Fragen, die ich höre, ist: „Warum brauchen mich die Klienten, wenn ich während einer Behandlung sowieso nichts mache?" Deine Klienten brauchen dich, weil du dazu imstande bist, nichts zu tun. Wenn du in Stille ruhst, ohne in den innewohnenden Behandlungsprozess einzugreifen, unterstützt du deine Klienten bei der Entspannung in die Primäre Respiration. Deine Fähigkeit, tief in deinem Herzen zu verweilen, wird die kohärente Potency im Herzen deines Klienten signifikant steigern, und so kann die Primäre Respiration ihre Arbeit tun. Denn wenn die Klienten in der Kultivierung der Stille weiter sind, als du es bist, dann werden sie dich behandeln. Der Grund dafür ist die höhere Ordnung der Kohärenz in ihren Herzen, die dein Herzfeld mitreißen und dabei dessen Kohärenz erhöhen. Deshalb liegt das besondere Augenmerk bei dir als Practitioner. In der Biodynamik liegt es in deiner Verantwortung, als lebendiges Beispiel voranzugehen – auf Worte Taten folgen zu lassen –, bevor wir Klienten dabei unterstützen können, dasselbe zu tun.

3

Biodynamische craniosacrale Praxis

Dieses Kapitel stellt die drei verschiedenen Arten der Craniosacral-Arbeit – biomechanisch, funktionell und biodynamisch – dar, so wie sie von den Begründern der craniosacralen Osteopathie definiert wurden.

Die Forschungen von Dr. Sutherland umspannen mehr als ein halbes Jahrhundert. Unermüdlich in seinem Bestreben um die craniosacrale Arbeit hinterlässt er uns drei unterschiedliche Arten: biomechanisch, funktionell und biodynamisch. Manche craniosacrale Schulen unterrichten ausschließlich nach einer Reinform, andere haben aber alle drei Ansätze vermischt – das führt zu großer Verwirrung. Versteht man die Unterschiede zwischen den einzelnen grundlegenden Modellen, dann kann man die Quelle einer bestimmten craniosacralen Schule viel leichter aufspüren. Ich bleibe den Kerndefinitionen treu, die direkt von der Quelle abgeleitet sind: Dr. Sutherlands Lehren. Daher wirst du bemerken, dass sich manche biomechanischen Begriffe, die ich verwende, von jenen unterscheiden, die als craniosacrale Therapie veröffentlicht wurden. Ebenso unterscheiden sich biodynamische Definitionen von jenen, die als craniosacrale Biodynamik veröffentlicht wurden. So wirst du die Definitionen aus deiner eigenen Ausbildung gegen jene austauschen müssen, die Dr. Sutherland in seinen Schriften entwickelte, die aus den Schriften seiner Studenten und im Falle der Biodynamik in mündlicher Tradition weitergegeben wurden, vor allem auf den CDs von Dr. James Jealous.

Das biomechanische craniosacrale Modell

Das biomechanische Modell ist das am meisten praktizierte, und das zu Recht, da es die erste craniosacrale Arbeit war, die Dr. Sutherland entwickelte und lehrte. Das ist klassisch craniosacral, ein strukturell-funktioneller Zugang, der auf den biomechanischen Standardprinzipien beruht. Primäre Respiration – so genannt, weil sie vor der Lungenatmung kommt – wird durch die innewohnende Motilität des Gehirns angetrieben, die auf die Hirnhäute oder das System der reziproken Spannungsmembran einwirkt. Da sich das Gehirn bewegt, nimmt es die reziproke Spannungsmembran mit und erzeugt dabei eine mechanische Bewegung. Aber dieses Modell war laut Dr. Jealous ein erdachtes, und kein erspürtes.[44]

Gemäß der Theorie der Cranialen Welle rollt die Bewegung der Primären Respiration das Gehirn entlang der Entwicklungsachse der Seitenventrikel ein und wieder aus, und das wiederum bewegt die reziproke Spannungsmembran.[45] Dr. Sutherland erörterte theoretisch, dass die reziproke Spannungsmembran feste Anknüpfungspunkte an den spezifischen Polen innerhalb des Schädels hat – wenn sich die reziproke Spannungsmembran bewegt, zieht sie an den Polen und wirkt wie ein Hebel, um das Sphenobasilargelenk zu bewegen –,nur wurde kürzlich beim Sezieren widerlegt, dass diese Verbindungen bestehen.[46]

Die Bewegung des Sphenobasilargelenks, so der begehrteste Lehrsatz in der biomechanischen craniosacralen Theorie, ist das Fulkrum, um das sich alle anderen Knochen bewegen – nicht nur die Schädeldecke und die Gesichtsknochen, sondern aufgrund einer Verbindung über die Dura zum Sacrum auch der Rest des Skelettsystems. Dass es im Sphenobasilargelenk irgendeine Bewegung gibt, ist umstritten.[47] Dennoch, in der Theorie wirkt seine Bewegung auf das Cranium und bewegt durch seine Aktivität über eine durale Kernverbindung auch alle anderen Knochen im ganzen Körper, von einer Position zu einer anderen, entlang ihrer axialen Fulkren; das ist als interossäre Bewegung (die Bewegung zwischen zwei Knochen) bekannt.

Primäre Respiration bewegt auch die Arachnoidea, eine der Hirnhäute, die die cerebrospinale Flüssigkeit enthalten. Durch ihr Strömen erzeugt die Arachnoidea in der cerebrospinalen Flüssigkeit die longitudinalen und lateralen Fluktuationen, die zusammen mit der Verbindung über die Faszien das Gewebe im gesamten Körper bewegen. Es gibt zwei Phasen der Primären Respiration: In der ersten Phase, der Inspiration, zieht sich das Rückenmark zusammen, während sich das Gehirn ausdehnt und sich entlang der Achse der Seitenventrikel zur Lamina Terminalis einrollt; gleichzeitig weitet sich das Gehirn bezogen auf seine Querachse, verkürzt sich von vorne nach hinten und verliert an vertikaler Höhe. Da die Inspiration eine Flexion des Sphenobasilargelenks bewirkt, geht die Bewegung aller Schädelknochen sowie des Sacrums über die Kernverbindung auch in Flexion (oder, wie es bei den paarigen Knochen genannt wird, in Außenrotation). Die zweite Phase ist die Exspiration, in der sich das Rückenmark verlängert, sich das Gehirn entrollt und sich der Rest der Komponenten gegenläufig bewegt. Das erzeugt Extension (oder Innenrotation der paarigen Knochen).

Flexion und Extension (Außen- und Innenrotation) sind die grundlegenden Bewegungen der Cranialen Welle. Sie kombinieren sich mit den Sekundärbewegungen der Seitbeugung, Torsion, vertikalen und lateralen Verschiebung, lateralen Flexion, Dekompression und Kompression, um zu den möglichen Bewegungsmustern der Cranialen Welle zu werden. (Möglich bedeutet hier, dass dein Konzept nur diese Bewegungen vorsieht.)

Das Sphenobasilargelenk ist das entscheidende Gelenk – das Fulkrum. Es gibt vor, wie alle anderen Knochenbewegungsmuster benannt und definiert werden. Auch wenn du dich bei der Anwendung einer spezifischen Technik an der Achse (oder am Fulkrum) orientierst, um die sich ein bestimmter Knochen bewegt (z.B. die Achse des Stirnbeins), bezeichnest du dennoch sein Motilitätsmuster nach der definierten möglichen Bewegung des Sphenobasilargelenks. Das hat eine enorme Verwirrung bei den Studierenden der craniosacralen Arbeit hervorgerufen.

Der Practitioner evaluiert die cranialen Läsionsmuster, indem er eine Serie von Bewegungstests anwendet, um die Bewegungsfreiheit eines Knochens zu bestimmen. Du kommst dazu, indem du den möglichen Bewegungsradius des Knochens und die Bewegungsrichtung erspürst, die am leichtesten möglich ist. Eine Behandlung korrigiert mechanisch jede Abweichung vom normalen Motilitäsmuster der Knochen (oder der Suturen-Verbindung).

Um eine Normabweichung zu behandeln, führe den Knochen entlang seines Vektors der möglichen Bewegung in die einfachere Richtung, bis zum Endpunkt oder einer Grenze und halte ihn dort. Dabei überzeichnest du das Läsionsmuster und erzeugst eine Spannung, die gleich groß – oder größer – ist als die Dynamik der unbelasteten Knochenmembran, wodurch ein Gleichgewichtspunkt erzeugt wird. Diese Praxis wird Spannungsgleichgewicht der Membranen genannt und ist mit dem Ziehen am losen Ende eines Gummibandes vergleichbar, bis beide Seiten vollkommen gleich gespannt sind. Du hältst das Gewebe in diesem Spannungsgleichgewicht der Membranen, um einen Stillpunkt herbeizuführen, das bedeutet, dass die craniale Bewegung stoppt. In diesem Stillpunkt bildet sich Potency, die eine Veränderung im dynamischen Spannungsgleichgewicht in allen Geweben und Flüssigkeiten unterstützt. Das reorganisiert die inerten Kräfte und ändert den Grad der Spannung im Gewebe. Ein neues Gleichgewicht im Gewebe drückt sich nun in einem besser synchronisierten Bewegungsmuster aus. Wenn der Practitioner diese synchronisierte craniale Wellenbewegung erspürt, begibt er sich zur nächsten cranialen Knochenläsion und wiederholt diesen Prozess, bis für diese Behandlung eine ausreichende Anzahl an Läsionsmustern korrigiert worden ist.

Zwei Arten der biomechanischen craniosacralen Praxis

Es gibt zwei Vorgehensweisen bei einer biomechanischen Behandlung: Erstens kannst du in der Richtung behandeln, in die es leichter geht, wie oben beschrieben – das ist die indirekte Methode. Eine Alternative ist die direkte Methode, aber der Practitioner braucht ein detailreiches Wissen über den Aufbau der Schädelnähte und ihrer spezifischen Bewegungsmöglichkeiten, um diese korrekt einzusetzen. Du wendest eine präzise physische Kraft direkt an, um Veränderungen in der Schädelnaht zu erreichen, welche die Beziehung zwischen den Knochen harmonisieren wird, ohne dich von der Motilität der Cranialen Welle führen zu lassen. Dabei bringst du die Knochen direkt dorthin zurück, wo sie hingehören, bis eine Entspannung zwischen den Schädelnähten eintritt.[48] Eine Anpassung der Wirbelsäule ist eine ähnlich direkte Methode, aber dasselbe Prinzip kann auch bei den Schädelknochen angewandt werden: Was rauskommt, wird wieder hineingedrückt. Aber du solltest wissen, was du tust!

Stillpunkte treten in der Cranialen Welle auf. Sie sind ausschließlich in der indirekten biomechanischen Arbeit zulässig, da direkte Arbeit mit den Suturen die Craniale Welle ignoriert. Stillpunkte erscheinen auf zwei Arten: von selbst, dann treten sie am Ende jeder Wellenbewegung auf (Stillpunkt bei Flexion und Extension), oder wenn sie vom Practitioner eingeleitet werden. Um einen Stillpunkt zu setzen, verstärke die craniale Bewegung bis an ihre Grenze und halte sie da fest, bis sie still wird, wonach sich eine synchronisierte Bewegung in den Schädelknochen ausdrückt.

Beispiele biomechanischer craniosacraler Praxis: Die Mehrheit der craniosacral Praktizierenden benützt die biomechanische craniosacrale Arbeitsweise mehr als irgendeine andere Methode. Die am weitesten verbreitete Praxis ist die von Dr. John Upledger entwickelte CranioSacrale Therapie™. (Ich als ein Practitioner, der Craniosacralarbeit außerhalb der Osteopathie lernte, verneige mich vor Upledger. Seine mutige Entscheidung, sich seinem ethischen Berufscodex zu widersetzen – auf Kosten seines beruflichen Ansehens – und Craniosacralarbeit für Nicht-Osteopathen zu lehren, holte diese aus der Versenkung.) Weit dahinter folgen Craniosacrale Osteopathie, Sacro-Occipital-Technik (SOT) Craniopathie, angewandte Kinesiologie und viele andere. Die meisten Osteopathen und Craniosacral-Therapeuten praktizieren die indirekte Methode; SOT Craniopathen, angewandte Kinesiologen und manche Osteopathen praktizieren die direkte Methode. Aber wir leben nicht von der Biomechanik allein, also lasst uns zur funktionalen Methode weitergehen.

Das funktionelle craniosacrale Modell

Die funktionelle Herangehensweise ist indirekt, unterscheidet sich aber von der biomechanischen durch die Art und Weise, wie du deine Klienten beurteilst und behandelst.[49] Du folgst immer noch der Cranialen Welle, aber du verstärkst weder die craniale Bewegung in die leichtere Bewegungsrichtung bis zu ihrem Endpunkt, noch hältst du den Knochen an der Grenze; letztendlich induzierst du keinen Stillpunkt. In der funktionellen Methode kann auch deine Klientin oder dein Klient mitarbeiten, indem sie oder er zu der Stelle der Läsion atmet; währenddessen verringert das autonome Nervensystem den Stress in ihrem oder seinem Körper.

Da du die Bewegung nicht durch Verstärkung prüfst, ist deine Einmischung geringer; deshalb verlangt der indirekte Zugang mehr Vertrauen in eine innewohnende Heilkraft, um Läsionen zu lösen. Du unterstützt (gehst mit) die mögliche Bewegung der Cranialen Welle in die Richtung, in die es leichter geht (wie im biomechanischen Model), aber nur im Rahmen der gegenwärtigen Bewegungsfreiheit. Wenn du lieber wartest, als dich einzumischen, gibt es an diesem Punkt einen progressiven Anstieg in der Bewegungsfreiheit, bis das Spannungsgleichgewicht der Membranen von innen heraus auftaucht.

Während du wartest, löst sich die Spannung im Gewebe, das den Knochen schwebend in einem freifließenden Zustand (Auftriebskraft) hält; in der funktionellen Arbeitsweise ist das das *dynamische Neutral.* (Ein elastischer Knochen, der sich frei in alle Richtungen bewegt, ist neutral.) Während das geschieht, solltest du deinen Klienten bitten, seinen Atem auf das Gebiet der Läsion zu fokussieren. Wenn der Klient in das belebte neutrale Feld atmet, wird die Bewegung seines Zwerchfells ein therapeutisches Mittel, das hilft, craniale Läsionsmuster in einen Gleichgewichtszustand zurückzuversetzen. Da bewusstes Atmen den Klienten entspannt, bringt es das autonome Nervensystem von einer sympathischen Dominanz in eine parasympathische Funktion. Nachdem das autonome Nervensystem im Gleichgewicht ist und der Klient einen Stillpunkt erreicht, durchdringt Potency das verletzte Gebiet, wobei ein dynamischer Austausch zwischen Potency, den Flüssigkeiten und den Geweben entsteht. Haben sich diese Kräfte einmal selbst organisiert, folgt ein synchronisiertes craniales Wellenbewegungsmuster und du kannst dann die Behandlung bei der nächsten Läsion weiterführen. Die Auflösung der Läsion ist auf eine innewohnende Intelligenz zurückzuführen, nicht auf deine Intervention.

Bei der funktionellen Arbeitsweise ist der Stillpunkt im Grunde das Gleiche wie im biomechanischen Modell. Die einzige Ausnahme ist, dass er von innen im Neutral auftaucht und dass er nicht vom Practitioner herbeigeführt oder vorgeschlagen wird. In seinen letzten, transkribierten Vorlesungen sprach Dr. Sutherland leidenschaftlich über das Nichtanwenden irgendwelcher Kräfte von außen auf eine craniale Läsion. Stattdessen appellierte er, die „unfehlbare Potency der Tide" die führende Kraft sein zu lassen.[50]

Obwohl du der Intelligenz der Cranialen Welle folgst und dich an der Bewegung des Sphenobasilargelenks orientierst, beruhen deine Methoden nicht ausschließlich auf biomechanischen Prinzipien. Du vertraust auch einer innewohnenden Intelligenz, die Läsionen korrigiert, wenn sie dich intuitiv durch eine Folge von Techniken führt.

Beispiele aus der funktionellen Praxis:

Es gibt viele osteopathische funktionelle Methoden[51] (z.B. Muskelenergietechnik, Counterstrain, funktionelle Methoden und Zero Balancing), aber Hugh Milnes Unterricht ist unter den Nicht-Osteopathen am beliebtesten, vielleicht weil er nahtlos die biomechanische mit der funktionellen osteopathischen craniosacralen Arbeitsweise verbindet. (Dieses Ansehen mag auch auf der brillanten Kombination von intuitiven Fähigkeiten und schamanischen Prinzipien beruhen, die seine visionäre craniosacrale Arbeit ausmachen.)[52] Funktionelle Arbeit – lernen, im Neutral zu warten – ist das Tor zur Biodynamik.

Die Schwelle zur Biodynamik

Wir haben eine bedeutende Schwelle zu überschreiten, um von der biomechanischen und funktionellen Praxis zur biodynamischen Arbeit zu wechseln.[53] Es ist entscheidend, den Unterschied zwischen diesen Ansätzen zu verstehen: Erstens ist die Primäre Respiration die führende Kraft in der Biodynamik, aber ihre Definition verändert sich, wenn du sie in dieser Praxis anwendest, und daher ist die Craniale Welle nicht mehr das führende therapeutische Mittel. Zweitens wendest du in der Biodynamik keine Techniken oder Absichten an; du überlässt der Primären Respiration die Führung (anstatt der Cranialen Welle), und du lässt sie die Heilung durchführen. Das ist eine Intelligenz, der du bedingungslos vertraust, weil sie das Bewusstsein in allen lebenden Organismen ist.[54]

Beim Kontakt mit der Primären Respiration erlebst du einen „Aha-Effekt": Du erkennst, dass alle Zellbewegungen im craniosacralen System deines Klienten durch ihr An- und Abschwellen erzeugt werden – sein Körper bewegt sich von dieser Kraft angeleitet als eine Einheit. Diese feine Bewegung der Flüssigen Tide strömt durch den Bodymind deines Klienten ohne Rücksicht auf Schichten. Mit anderen Worten: Die Primäre Respiration erfüllt fließend alle Schichten, bewegt sich darin und geht durch jede hindurch – sei es ein Knochen, ein Muskel, ein Organ, eine Membran, flüssig oder psychisch – als ob keine Barrieren existierten.

Ein anderer grundlegender Unterschied zwischen der biodynamischen Arbeit und der funktionellen bzw. biomechanischen liegt darin, dass du deine Aufmerksamkeit nicht auf einen lokalen Knochen und die Bewegung einer Membran richtest, wie du es machen würdest, wenn du der Cranialen Welle folgst. In der Primären Respiration zieht sich das Gewebe in den Hintergrund zurück; stattdessen nimmst du die ganzkörperliche Bewegung wahr, die flüssig als Protoplasmaströmung tanzt. In diesem flüssigen Körper spürst du, dass sich jede Körperbewegung aus der Primären Respiration ableitet. Du spürst diesen an- und abschwellenden Atem als einen polaren Tanz zwischen den ätherischen Kräften der Leichtigkeit (Raum dehnt sich aus) und den irdischen Kräften der Schwerkraft (Raum zieht sich zusammen). Diese Bewegung vollzieht sich durch die protoplasmischen Flüssigkeiten hindurch und innerhalb der Zellen. In diesem Phänomen beobachten wir, was Dr. Blechschmidt als „die fluktuierenden Kräfte in den Flüssigkeiten der embryonalen Lebensmatrix" beschrieb, die Kräfte, die „im Stoffwechselprozess während der Entwicklungsbewegung ein mechanisches Gleichgewicht produzieren".[55]

Biodynamik unterscheidet sich von den biomechanischen und funktionellen Methoden auf viele verschiedene Arten. Primäre Respiration ist gleichmäßig, während die Craniale Welle variiert; ihre Motiltiät ist viermal langsamer als die Frequenz der Cranialen Welle. Primäre Respiration hält ein gleichmäßiges An- und Abschwellen in zwei bis drei Zyklen pro Minute aufrecht, während die Häufigkeit der Cranialen Welle zwischen sechs und vierzehn Zyklen in der Minute schwankt.[56]

Ein anderer wichtiger Unterschied ist, dass man sich in der Biodynamik nicht mehr ausschließlich entweder auf das Sphenobasilargelenk (das Fulkrum für jede craniosacrale Bewegung) oder die interossäre Bewegung (die Axialbewegung zwischen den Knochen) ausrichtet. Stattdessen nimmt man ein einziges atmendes fraktales Feld wahr, das sich nicht nur innerhalb der Knochen als *intra*ossäre Bewegung hebt, sondern auch *in* und *um* die Membranen, Gewebe, Zellen und Flüssigkeiten atmet, genauso wie durch die Psyche. Daher nennt man die mögliche Bewegung der Cranialen Welle nicht länger Läsionsmuster, weil man mehr mit den fraktalen holographischen Flüssigkeitsdynamiken des lebendigen atmenden Protoplasma zu tun hat.

Um die Ganzkörperwirkung der Primären Respiration besser zu verstehen, lasst uns für einen Moment die Knochen und Membranen isolieren, aber gleichzeitig daran denken, dass dieses fraktale Atmen zugleich in allen Zellen des Körpers stattfindet. Das Membransystem – bestehend aus Falx, dem Tentorium und dem anteriorem Duragürtel – haftet an keiner bestimmten Stelle im Schädel verstärkt an, nicht einmal an den Polen. Stattdessen ist die Oberfläche des Gehirns von der Pia mater ausgekleidet, die an die Arachnoidalhaut grenzt, die wiederum mit der Dura mater zusammenhängt. Die Dura kann mit einer Hängematte verglichen werden, in der sich das Gehirn entspannt. Das Gehirn ruht – schwimmend in Cerebrospinalflüssigkeit – in der Hängematte aus Falx, Tentorium und anteriorem Duragürtel. (Diese Hängematte ist einheitlich als Endosteum an der Innenseite des Schädels befestigt.) Die Dura dringt dann durch die Suturen und bedeckt die äußere Oberfläche der Schädelknochen, Periost genannt. Da die Schädelknochen auf diese Weise in der Duramembran eingehüllt sind, bewegt sich der Kopf als eine Einheit mit den Membranen, der cerebrospinalen Flüssigkeit und dem Gehirn.

Daher nimmst du im biodynamischen Modell die primäre Respirationsbewegung in den Knochen als ein einheitliches Atmen wahr, das die Membranen im ganzen Schädel umfasst. Wenn du nur die Motilität der Knochen beobachtest, würdest du während der Inspiration die Bewegung spüren, wie sie gleichzeitig die Mittellinie aufwärts strebt und an der Peripherie ausstrahlt als ein transversales Weiten innerhalb des Knochens, der sich wie eine atmende Lunge hebt. Das regt die kohärente Potency an, die Flüssigkeiten innerhalb des Knochens zu durchdringen, wodurch darin Leichtigkeit erzeugt wird. Die Leichtigkeit hebt die Wirkung der Schwerkraft auf und erzeugt die Auftriebskraft und den Raum, die helfen, die verdichteten, inerten Bewegungsmuster zu lösen. Die Fulkren, die die inerte Bewegung organisieren, sind nun belebt, in einem neutralen Raum und können sich frei bewegen. Daher orientieren sich die Fulkren an der Primären Respiration und fließen frei mit ihr.

Mit der Exspiration zieht sich die Potency wie bei den Gezeiten zurück, nimmt dabei die Leichtigkeit mit und hinterlässt einen Sog von Fulkren, die wieder im Gleichgewicht sind, und einen Sog von resynchronisierten flüssigen Mustern. In der Folge reorganisiert die Schwerkraft die Gestalt und das räumliche Kräftespiel (Positionen) in den Geweben auf der Basis der Blaupause von Gesundheit, die bei der Inspiration festgelegt wurde. Leichtigkeit prägt die gesunden Muster von Form in das flüssige Feld und Schwerkraft verkörpert sie in den Geweben.

Du erlebst das Wolff'sche Gesetz in Aktion, und seine Prinzipien können überall angewandt werden, von den Knochen bis in alle Zellen. (Siehe *Wolff'sches Gesetz*

Anhang 2 für weitere Informationen.) Die biodynamische Behandlung steht daher unter der Führung der Primären Respiration. Da die Behandlung nicht von deiner menschlichen Intelligenz angeleitet wird, gibt es keinen Bedarf, *irgendwelche* Kräfte von außen in das System des Klienten einzubringen, basierend auf deinen Vorstellungen von möglichen Bewegungen. Jegliche efferente Aktivität, die du anwendest, durchtränkt das feine Feld der Primären Respiration mit deinem Willen. Deine guten Absichten können die Behandlung behindern, sogar wenn du einfach nur versuchst, durch „Konversationsfertigkeiten"[57] oder das Vorschlagen eines Stillpunktes mit „Möchtest du eine Pause machen?" der Primären Respiration zu helfen.[58]

Der Atem des Lebens ist 3,5 Milliarden Jahre alt. Es ist die universelle Intelligenz, die seit Anbeginn des Lebens auf diesem Planeten alle lebenden Organismen geschaffen hat. Gewiss kann er ohne meine Hilfe Inertia bei einem Klienten auflösen.

Obwohl es widersprüchlich klingen mag, ist die Kraft des Atems des Lebens der Grund, weshalb jegliche Behandlungsweise, unabhängig von ihrer Invasivität, heilt, egal ob es eine Operation, Medikamente, Ernährung, Manipulation, Körperarbeit, Homöopathie, Akupunktur, Bewegung, Psychotherapie, Hypnotherapie, spirituelle Heilung, Gebete oder Meditation ist. Dennoch: Je weniger invasiv die Behandlung ist, desto mehr Potenzial gibt es für die dynamische Heilung. Wenn du präsent und neutral sein kannst, wird dir möglicherweise das Privileg zuteil, diesen wundervollen Prozess mitzuerleben, der bereits in unsere Systeme eingebaut ist.

Beispiele der biodynamischen Praxis: Zur Zeit gibt es drei Typen der biodynamischen Craniosacralen Arbeit: Biodynamische Craniosacrale Osteopathie, Craniosacrale Biodynamik und meine eigene Craniosacrale Berührung mit dem Atem des Lebens (Breath of Life Cranial Touch – Biodynamic Cranial Touch – BCT). Mit Ausnahme der osteopathischen Biodynamik, die aus Dr. Sutherlands direkter Arbeit kommt und von Dr. Jealous gelehrt wird, tendiert die beliebteste Form der biodynamischen craniosacralen Ausbildung zu einer Mischung aus den drei Typen der craniosacralen Arbeit (biomechanisch, funktionell und biodynamisch). Das schließt auch alle Kurse mit ein, die von Lehrern abgehalten werden, die in den Kursen von Franklyn Sills ausgebildet wurden. Diese Schulen kombinieren oft die Biodynamik mit Polarity- und Craniosacral-Therapie.[59] So lehren sie eine Biodynamik, die von indirekten biomechanischen Methoden der Beurteilung und Behandlung überlagert ist. Bedenke, dass all das innerhalb der Prinzipien der Primären Respiration getan wird, was die Verwirrung noch vergrößert.

Diese Practitioner der biodynamischen Craniosacral-Arbeit nutzen mögliche Bewegungen und indirekte craniosacrale Techniken, die zu Intention, Suggestion und Konversationsfertigkeiten umgewandelt werden. So wendest du statt einer körperlichen craniosacralen Therapie eine wahrnehmende an, indem du deinen Willen benutzt, um dir die Bewegung des Knochens in seinem biomechanisch gestatteten Bewegungsspielraum vorzustellen. Um zum Beispiel eine Dekompressionstechnik für das Keilbein durchzuführen, würdest du deinen standardisierten biomechanischen Sphenoidkontakt mit dem Daumen machen und dir dann das Os sphenoidale beim Sphenobasilargelenk vom Os occipitale getrennt vorstellen.[60] Auch wenn das sehr indirekt klingen mag, sind diese biomechanischen Vorschläge efferente Aktivitäten, und die Konzepte möglicher Bewegungen sind zu linear, um entsprechend mit der fraktalen Bewegung der Primären Respiration zusammenzuarbeiten. Kräfte von außen anzuwenden, wie z.B. Intention, ist unvereinbar mit dem, was Dr. Sutherland in seinen letzten Jahren lehrte. Die Wichtigkeit des Nichteingreifens wird im weiteren Verlauf offensichtlich. Was nun folgt, ist eine Untersuchung dieses lebendigen Prozesses, so wie ich ihn unterrichte, basierend auf meiner Interpretation von Dr. Sutherlands Prinzipien.

4

Eine biodynamische Landkarte

Bevor wir weitergehen, werden die Komponenten der biodynamischen craniosacralen Praxis charakterisiert, indem wir die grundlegenden Phasen einer biodynamischen Sitzung bestimmen.

Die von mir verwendeten Begriffe versuchen zu artikulieren, was du möglicherweise bei der biodynamischen craniosacralen Arbeit wahrnimmst. Was folgt, ist eine Art und Weise, über biodynamische Prozesse nachzudenken, die auftauchen, aber bedenke, dass diese Sitzungen – und ihre Abfolgen – nie zweimal identisch ablaufen. Und sie können nicht wirklich beschrieben werden, weil sie sich als fraktale Muster ausdrücken. Gib dich also nicht der Illusion hin, dass dies eine genaue Straßenkarte für jede Sitzung sei oder dass sich der Prozess immer so entfaltet, wie ich ihn beschreibe.

Das Neutral

Das Neutral des Klienten

In der Biodynamik spielt das Neutral des Klienten eine Schlüsselrolle.[61] Es ist der freie Raum, in dem die Potency das inerte Fulkrum mit der ursprünglichen Prägung von gesunder, kohärenter Bewegung durchdringt. In der Stille eines Neutrals werden die inerten Fulkren von Leichtigkeit durchdrungen, welche die Bewegung der fixierten, komprimierten Muster außer Kraft setzt. Der inerte Rhythmus verlangsamt sich bis zum Stillstand, während sich der verdichtete Raum ausdehnt und die Fulkren befreit, damit sie spontan mit der Primären Respiration fließen können. Wie ein Kompass, der nach Norden zeigt, orientiert sich das befreite Fulkrum an der Mittellinie, weil sich die Primäre Respiration von dort aus ausdrückt. Jedes einzelne, neu ausgerichtete Fulkrum bringt die Mittellinie wieder mehr ins Gleichgewicht. Je ausgeglichener die Mittellinie ist, desto größer ist ihre Leistungsfähigkeit, noch kohärentere Potency zu verteilen. Diese Potency reorganisiert die metabolischen Felder, eine Aktion, die lebenswichtige Funktionen in den Zellmembranen wiederherstellt und Gesundheit in die Zellen zurückbringt. Das bringt das Gewebe des Klienten mehr und mehr zu ihrer ursprünglichen Form und entsprechenden Funktionen zurück. Das ist Transmutation – Inertia wird in gesunde Bewegung umgewandelt, die wiederum gesunde Struktur erzeugt. Das Neutral ermöglicht Transmutation.

Ein Neutral beginnt, wenn ein Klient dem Practitioner und auch dem Atem des Lebens genug vertraut, um in Stille zu ruhen (während er für Gesundheit empfänglich bleibt), *und* wenn der Practitioner efferente Interventionen unterlässt und daher keinen Stress in das empfindliche Feld der Primären Respiration einbringt. Das Spannungsgleichgewicht der Membranen fließt frei mit der Auftriebskraft der Flüssigkeiten. Nachdem die inerte Bewegung still wird und Auftriebskraft bekommt, wird genug kohärente Potency aufgebaut, um die gelartige Grundsubstanz zu verflüssigen (An diesem Punkt werden erfahrene Practitioner wahrnehmen, wie die Gewebe flüssiger werden).

Das Neutral des Klienten ist wesentlich, weil es den Punkt markiert, an dem er ausreichend entspannt ist, um dem Nervensystem zu erlauben, seine Wachsamkeit und Stress-Reflex-Aktivität aufzugeben, und an dem die Kontrolle über die Behandlung an die Primäre Atmung abgegeben wurde.

Das Neutral des Practitioners

Die innere Haltung des Practitioners kann dem Neutral des Klienten helfen oder es behindern. Zur Erinnerung: Der ganze Körper kann innerhalb von Minuten umgestaltet werden, sogar dann, wenn er nur schwachen Umgebungssignalen ausgesetzt ist. Wird nur auf einen winzigen Teil einer Zelle eingewirkt, hat das trotzdem einen Effekt auf die gesamte Zelle. Die Zelle agiert als ein kohärentes Ganzes, weil die Information oder Irritation eines Einzelteils sich sofort auf alle anderen ausbreitet.[62] Weil jede Zelle mit allen anderen zusammenhängt, beeinflusst jede Änderung in einer Zelle auch alle anderen Zellen im gesamten Organismus. Verändere ein Molekül an der Zellmembran und Zehntausende Rezeptor- und Effektorproteine verändern sich. Dann verändert die Zelle ihre Funktion, Form und Position, was die nächste Zelle beeinflusst, welche wiederum alle fünfzig Trillionen Zellen in einer unbeschreiblichen fraktalen Modulation verändert.[63]

Weil eine Zelle so empfindlich ist, kann sogar eine winzige Intervention durch einen Practitioner diesen Dominoeffekt auslösen; daher fügen wir in meinen biodynamischen Mentorkursen dem System keine Kraft von außen zu. Das ist meine Interpretation von Dr. Sutherlands Mahnung: „Es gibt keine Kraft von außen, die sicher angewandt werden kann." Für mich bedeutet das, dass du keine efferente Aktivität einsetzt, was auch Bewegungstests beinhaltet sowie den Einsatz von Techniken, Absichten, Vorschlägen, fokussierter Wahrnehmung, Richtungsänderung oder Verstärkung des Flüssigkeitsstroms. Statt efferent zu sein, warte, bleibe entspannt, ruhig und in ehrfürchtiger Gelassenheit. Wenn du in dieser inneren Haltung verweilst, lässt du dem Atem des Lebens die Freiheit, in seinem natürlichen Zustand und in der Lage zu sein, die inerten Teile mit dem Ganzen wieder kohärent zu synchronisieren.

Wenn ich efferente Techniken anwende – sogar subtile nonverbale Gesprächstechniken, Vorschläge, Intentionen oder kleine Verstärkungen – prägt das dem feinen Feld der Primären Respiration eine exakte Schablone dieser linearen Muster auf. Dieses Feld der bewegten Stille ist so extrem durchlässig, dass es mit einem unbelichteten Film verglichen werden kann. Während meine efferente Aktivität diesem empfindlichen Feld stressende Vektoren einprägt, werden destruktive Interferenzmuster erzeugt, welche die Primäre Respiration einsperren und sie zwingen können, sich mit den von mir eingebrachten Kraftvektoren auseinanderzusetzen anstatt mit den im Körper des Klienten vorhandenen Kräften. Ich wiederhole es noch einmal: Sogar die subtilste, liebevolle Einladung ist efferent und daher nicht neutral.[64]

Die Spuren, die ich in meinem Klienten durch meine Einflussnahme hinterlasse, nennt Dr. Jealous „falsche Fulkren". Diese iatrogenen Fulkren sind Kraftpunkte, die inerte Bewegung erzeugen, die der Körper dann wieder auflösen muss. Zudem verbraucht das Lösen dieser Art von Inertia die dem Klienten zur Verfügung stehende Potency und beraubt ihn vielleicht seiner Ressourcen. Sind diese beeinträchtigten Ressourcen aufgebraucht und wird das System des Klienten gestresst, wird das den Kampf- oder Flucht-Mechanismus auslösen; diese Reaktion setzt die Primäre Respiration außer Kraft und der Klient bleibt sogar noch erschöpfter und verletzlicher zurück. Zum Schutz könnte der Klient dissoziieren, an Behandlungsfolgen leiden oder mit Erstarren reagieren, auch Shut down genannt. Dr. Lipton beschreibt, wie destruktive Interferenzmuster „die Drehung eines Atoms in seinen Bahnen vollständig stoppen" können.[65]

Ein Indikator dafür, dass deine guten Absichten in die Quere gekommen sind, ist, wenn die Flüssige Tide oder Lange Tide verschwindet und die Craniale Welle im Körper des Klienten erscheint. Dieser Wechsel zur Cranialen Welle ist nicht der

Vorbote für das Ende der Sitzung; eher ist es ein Zeichen von Destabilisierung – oder dass der Körper überfordert ist. Die Sitzung ist vorbei, wenn das vorherrschende Enfoldment* – sei es Dynamische Stille, undifferenzierter Atem des Lebens oder Lange Tide – nahtlos in eine elegante Flüssige Tide übergeht.

Nach meiner Erfahrung kehrt ein Klient nicht zur Cranialen Welle zurück, außer ich habe ihr craniosacrales System destabilisiert. Erinnere dich, dass die Craniale Welle ganz genau auf den Grad der vorhandenen Intervention abgestimmt ist. Ihre Frequenz ist unregelmäßig, weil sie sich ständig reagierend an die Intensität der wahrgenommenen Bedrohung anpasst. Die Craniale Welle ist der Wächter an der Schwelle, bereit, einen Kampf- oder Fluchtmechanismus zu initiieren und die Nerven-, Hormon- und Immunsysteme in Verteidigung gegen erkannte Stressoren anzuleiten. Daher zeigt die Gegenwart der Cranialen Welle, dass sich das Ego des Klienten bedroht fühlt und sich in einem Zustand der Wachsamkeit befindet. Wenn die Stressreflexe übernehmen, hebt die kollektive Entladung der Zentralnerven-, Immun- und Hormonsysteme das Neutral des Klienten auf und lässt die Kohärenz des Herzfeldes zusammenbrechen. Die darauffolgenden Verteidigungsmuster mit ihrem Spektrum an Lärm erzeugenden Signalen werden die Wahrnehmung deines Klienten für das An- und Abschwellen und der Primären Respiration hemmen.

Wie ich früher schon sagte, wenden Practitioner der biodynamischen Craniosacral-Therapie Techniken an, wie Intentionen, Einladung von Stillpunkten, und sie entwickeln Konversationsfertigkeiten, *während sie im biodynamischen Feld der Primären Respiration sind*. Das aber stimmt nicht mit dem überein, was Dr. Sutherland gelehrt hat. Offen gesagt, ist es eine Überlagerung der Biodynamik durch Biomechanik. Auch distanziere ich mich von biodynamischen Osteopathen, die die gegenwärtige Bewegung in der Flüssigen Tide verstärken, die Gezeiten in die Lange Tide führen, und Kräfte entlang der knöchernen Mittellinie in den undifferenzierten Atem des Lebens lotsen.[66] Das ist eine persönliche Entscheidung, die zeigt, wo ich im Spektrum zwischen Kontrolle und Vertrauen stehe: Ich stehe auf der Seite des absoluten Vertrauens in den Atem des Lebens, also bemühe ich mich, die volle Kontrolle der Sitzung an die Primäre Respiration abzugeben.

Ich interpretiere und lehre Biodynamik in dieser Art, weil ich glaube, dass Dr. Sutherland kurz vor seinem Tod zu diesem Schluss gekommen ist („Sei still und wisse Ich bin").[67]

---

* Anm. der Übersetzerin: „Enfoldment": Erklärung und ausführliche Beschreibung findet sich im Glossar unter gleichnamigem Artikel, S. 274

Stillpunkt

Ein Stillpunkt kommt von innen, ohne Einladung und ist in der Biodynamik genau definiert als der Moment im Neutral des Klienten, wenn sich lokale Stille im gesamten Körper ausbreitet und danach die Primäre Respiration auftaucht.

Durch diesen Bodymind Stillpunkt verbinden sich die Teile wieder kohärent mit dem Ganzen. Ein Stillpunkt erzeugt den Freiraum, der für einen dynamischen Austausch zwischen den kohärenten Kräften der gesunden Bewegung und den erschöpften Kräften der inerten Bewegung notwendig ist. Primäre Respiration geht aus einem Stillpunkt hervor. Nach meiner Interpretation ist ein Stillpunkt eine Ganzkörper-Stille, aus der die Primäre Respiration atmet.

Ein tieferer Stillpunkt geschieht, wenn Stille von außen eintritt, den Raum erfüllt und den bereits stillen Bodymind des Klienten durchdringt. Obgleich die Primäre Respiration aus beiden Stillpunktarten hervorgeht, erzeugen sie jeweils unterschiedliche Portale: Der Bodymind-Stillpunkt ist das Tor zur Flüssigen Tide, aber die großartige Stille, die von außen hereinkommt, ist das Tor zur Langen Tide. Der ultimative Stillpunkt ist eine grenzenlose unermessliche Dynamische Stille, wo Primäre Respiration aufhört. Jeder Stillpunkt verfügt über zunehmende Tiefen der Potency, die sich immer weiter ausdehnende Kohärenzkräfte und größere transmutative Kräfte enthalten; all das steht dem Klienten als umfassende Ausdrucksformen des Atems des Lebens zur Verfügung.

Zum Beispiel nimmt das Neutral seinen Anfang in der Cranialen Welle, wenn das Spannungsgleichgewicht der Membranen Auftriebskraft bekommt. In der Flüssigen Tide wird die Auftriebskraft des Gewebes nach dem Ganzkörper-Stillpunkt in Flüssigkeit umgewandelt. Und nach wiederholten Momenten des Spannungsgleichgewichts der Flüssigkeit im Fluid Body betritt eine tiefe Stille von außen den Raum und verwandelt Flüssigkeit in balancierte Potency als das Spannungsgleichgewicht der Potency in der Lange Tide.

Transmutation läuft in deinem Klienten folgendermaßen ab: Sein Gewebe wird flüssig; Flüssigkeiten werden zu Potency; und Potency löst sich in Dynamische Stille auf. Dieser Prozess ist ein alchemistischer Transmutationszyklus: Wenn die Potency, als *prima essentia*, mit dem Gewebe verbunden ist (Erde), transmutiert sie in Flüssigkeit (Wasser); Flüssigkeit wird Potency (Luft und Feuer), und schließlich löst sich alles in Stille auf (Äther), die Basis, auf der alle Elemente auftauchen und verschwinden. Jenseits der Stille regeneriert sich die Erde entsprechend einer neuen Kohärenzordnung, wenn der reine Atem des Lebens der Erde die Kräfte der Wiederauferstehung zurückbringt.

So ist ein Stillpunkt das Fulkrum für jedes Stadium der Transmutation in deinem Klienten, genauso wie es ein Fulkrum für dich als Practitioner ist. Stille dehnt dein Gewahrsein aus, hält dich in deiner Mittellinie geerdet und stabilisiert dich in einem unerschütterlichen Verweilen in deinem Sinusknoten – der Ort des direkten körperlichen Kontakts mit der Dynamischen Stille.

Primäre Respiration

Während einer Sitzung erscheint die Primäre Respiration während eines Ganzkörper-Stillpunktes, in dem du ein zartes, erhabenes ganzkörperliches Atmen wahrnimmst, das aus der Mittellinie des Klienten hervorquillt, während es in die seitliche Dimension ausstrahlt und dabei eine kraftvolle fraktale Reihe von Lemniskatenmustern (liegende Acht) der Gesundheit durch den ganzen Körper verteilt, bevor er sich zurückzieht.

In der Flüssigen Tide nimmt man die Primäre Respiration als eine flüssige metabolische Bewegung im Protoplasma wahr, die in Zwölf-Sekunden-Phasen kommt und geht. Das ergibt einen Zyklus von vierundzwanzig Sekunden – zwei bis drei Zyklen in der Minute.

Man spürt die Primäre Respiration in der Lange Tide als eine gewaltige, luftige, ozeanische Lebenskraft, die von außen kommt, den Raum von der Peripherie her betritt und sowohl die Wahrnehmung deines Klienten als auch deine mit einem Sinneseindruck einer strahlenden, liebevollen Präsenz durchdringt. Das An- und Abschwellen der Lange Tide geschieht in Fünfzig-Sekunden-Phasen als ein Zyklus, der eine Minute und vierzig Sekunden lang. Das ergibt sechs vollständige Zyklen in zehn Minuten. Die Flüssige Tide ist eine personalisierte, herabgestufte harmonische Schwingung der Lange Tide, während die Lange Tide eine universelle, resonierende Matrix ist, die sich aus der Dynamischen Stille ausdrückt.

Primäre Respiration flößt unabhängig von ihrem harmonischen Enfoldment oder ihrer personalen oder transpersonalen Tiefe Signale ein, welche kraftvoll überall in deinem Klienten wieder gesunde Muster herstellen. Die „Lunge" für die Primäre Respiration ist die Mittellinie, von wo aus die fraktalen Lebensmuster im Körper verteilt werden.

Diese Ganzkörper-Atmung erweckt kohärent die Herz-Wahrnehmung des Klienten und deine, was euch beide dann bewusst wieder mit dem wachsenden Zellbewusstsein eures Bodyminds vereint. Erweckte Herz-Wahrnehmung verbindet deinen Klienten wieder mit der Weisheit seines Körpers und der Weisheit der Natur, wie es von Klienten oft beschrieben wird. Primäre Respiration ist die mächtige Führungskraft, die unfehlbar den therapeutischen Prozess – den innewohnenden Behandlungsplan – leitet, dem biodynamische Practitioner vertrauen und folgen.

Der innewohnende Behandlungsplan

Den innewohnenden Behandlungsplan deines Klienten zu spüren, setzt voraus, dass ein Neutral zur Flüssigen Tide der Primären Respiration gereift ist. Es gibt drei Enfoldments des innewohnender Behandlungsplans: Primäre Respiration, Fluid Drive und die gegenwärtigen Bewegungen (motion present). Primäre Respiration kann mit einem Teich verglichen werden, der den Körper deines Klienten durchdringt und umgibt. Der Fluid Drive* ist eine bewegliche Strömung, die sich im atmenden Teich von Ort zu Ort bewegt; und die gegenwärtige Bewegung entspricht den lokalen Wirbeln und Wasserstrudeln, die durch den Fluid Drive erzeugt werden. Die besonderen lokalen Bewegungsmuster – die gegenwärtige Bewegung – sind die Bewegung, die du im Fluid Body deines Klienten während eines Enfoldments der Primären Respiration im Zyklus von zwei- bis dreimal pro Minute wahrnimmst.

Man spürt den Fluid Drive innerhalb der Primären Respiration: Während das Neutral des Klienten genügend Kraft für die Wiederherstellung der Kohärenz aufbaut, konzentriert die Potency ihre Kraft darauf, die flüssigen Ströme von Ort zu Ort zu lenken, um die inerten Bereiche zu erfassen und sie wieder mit dem Ganzen zu verbinden. Wie ein Jetstream, der in verschiedene geographische Gebiete strömt und lokale Wettermuster erzeugt, lenkt diese konzentrierte Potency die Flüssigkeiten nacheinander zu verschiedenen Teilen des Körpers. Wenn der Fluid Drive in einem besonderen Gebiet verweilt und spezifische inerte Bewegung auflöst, ist das die gegenwärtige Bewegung, die wie ein spezifisches Mikroklima in deinem Garten ist, sei es ein Sturm mit sintflutartigen Regenfällen, ein ruhiger sonniger Tag oder eine weiche Umarmung des Nebels.

Die gegenwärtige Bewegung ist ein lebendiges, fraktales Muster, das nicht beschrieben oder verstanden werden kann. Daher ist es absurd, die gegenwärtige Bewegung der freien möglichen Bewegung gegenüber zu stellen. Erlaubte Bewegungen sind Konzepte der Biomechanik – Flexion, Extension, Torsion, Seitbeugung,

---

* Anmerkung der Übersetzerin: „Fluid Drive", in der dt. Literatur auch als Fluid Drive; es wird durchgängig der engl. Begriff benutzt und im Glossar finden sich entsprechende Erläuterungen.

vertikale und laterale Dehnung, Lateralflexion, Dekompression und Kompression – und diese gerichteten Bewegungen hineinzubringen, grenzt an Gewalt.

In der Biodynamik umgibt und umhüllt die Primäre Respiration den Körper des Klienten und ihr Atem erzeugt nichtlineare fraktale Muster, die die gegenwärtige Bewegung anleiten, die in den veränderlichen Fluid Drive eingebettet ist. Der innewohnende Behandlungsplan ist in deinem Klienten immer aktiv und löst fortwährend Inertia auf. Während dein Bewusstsein Primäre Respiration mit einbezieht, wird deine Aufmerksamkeit vom Fluid Drive nacheinander durch verschiedene Bereiche im Körper deines Klienten geführt; das entspricht in Kombination mit der Lösung spezifischer Bereiche von Inertia in der gegenwärtigen Bewegung dem innewohnenden Behandlungsplan. Durch die Verbindung zu deinem Herzfulkrum, dem Sinusknoten, verbindest du dich mit den Fulkren in deinem Klienten, welche die gegenwärtige Bewegung organisieren.

Das Fulkrum

Sowohl funktionale als auch inerte Bewegungen organisieren sich rund um ein Fulkrum. Stille ist das Tor, durch das Kohärenz inerte Bewegung reorganisiert und unter dem Einfluss der Primären Respiration in gesunde Bewegung umwandelt.

Um dich mit dem Fulkrum deines Klienten zu verbinden, das die gegenwärtige Bewegung organisiert, ruhe in deinem Sinusknoten und deine Stille wird von Stille deines Klienten angezogen – Fulkrum zu Fulkrum. Daher ist es nicht nötig, aus dir hinaus und in den Körper deines Klienten zu gehen, um ein Fulkrum innerhalb der gegenwärtigen Bewegung zu lokalisieren. Das würde wahrnehmbar eine efferente Aktivität sein, die nicht nur invasiv ist, sondern auch den innewohnenden Behandlungsplan stört.

Denke daran, dass gesunde Bewegung kohärent ist. Das bedeutet, dass die Fulkren aller körperlichen Strukturen als Antwort auf die Wirkung der Primären Respiration frei fließen – wie Seegras im Meer, das anmutig die Strömungen der Gezeiten erwidert. Ähnlich fließt die Matrix, die Grundsubstanz deines Klienten, spontan im Einklang mit Ebbe und Flut der Primären Respiration. Dr. Sutherland nannte dieses freie Fließen „automatisch sich verschiebendes Fulkrum".[68] Gesunde Fulkren fließen spontan und machen dabei kontinuierlich fraktale Mikro-Anpassungen, die die polaren, räumlichen, positionalen und funktionalen Veränderungen der Zellen ausgleichen. Daher ist ein spontan fließendes Fulkrum wahrnehmungsbezogen eine genauere Beschreibung für „automatisch sich verschiebend".

Vergleiche Sutherlands automatisch sich verschiebendes (oder mein spontan fließendes) Fulkrum mit inerten Fulkren, die in einem Muster fixiert sind, dieselbe Bewegung wiederholen und die Zellen von der Mittellinie ablenken, sie vom Zentrum wegziehend. Die verzerrte Lage des Körperzentrums verändert Formen und Funktionen aller anderen damit verbundenen Strukturen, nämlich den Bodymind. Wenn du neutral bist und in deinem Sinusknoten ruhst, verbindest du dich mit den Fulkren in deinem Klienten und kannst dann zwischen inerten und gesunden Fulkren unterscheiden. Aber der Grad der Empfänglichkeit deines Klienten ist von Bedeutung, damit sich gesunde Bewegung ausdrücken kann.

Es gibt viele weitere Aspekte eines Fulkrums; zum Beispiel hat jede physiologische Funktion ein Fulkrum. Es gibt einen Gleichgewichtspunkt für deinen Blutdruck, pH-Wert, Sauerstoffgehalt, Blutzucker, deine Lungenkapazität, Temperatur, Faktoren des Immuntransfers, dein autonomes Nervensystem, deine segmentale Verteilung der Dermatome, Myotome, Sclerotome, Hauttemperatur , Stoffwechselfunktion, Osmose zwischen den Zellen, Stoffwechsel, Hormonspiegel, deine RNA und DNA-Funktion, vasomotorische Aktivität, Herzfrequenz, und so weiter. Funktionieren alle diese Fulkren kohärent – das meint, dass jede Körperfunktion unabhängig und doch koordiniert arbeitet, dabei synchronisiert ist mit allen anderen Funktionen und mit dem Ganzen – dann sind wir gesund. Eine andere Beschreibung für Gesundheit wäre, dass die Fulkren aller Körperfunktionen in Homöostase sind.

Die Mittellinie

Die Mittellinie ist dein körperlicher Kraftort, der die Dynamische Stille und den Atem des Lebens beherbergt. Die Mittellinie strahlt ein kohärentes bioelektrisches Feld aus, um das herum Struktur und Funktion geschaffen werden. Dieses Feld der Stille ist in die Kräfte gegliedert, die für die embryonale Entwicklung verwendet werden. Nach Vollendung der Embryogenese vermitteln die mitschwingenden Signale der Mittellinie die kohärenten Anweisungen für Erhalt, Verteidigung, Heilung, Immunsystem und Wahrnehmungsentwicklung des Bodymind. Das Verweilen in deinem Sinusknoten erlaubt deinem Bewusstsein, sich frei auszudehnen und genauso weit an die endlose Peripherie auszustrahlen und in die tiefsten Tiefen eines Submoleküls jeder Zelle, wie es das jeweilige fraktale Enfoldment des Atems des Lebens erfordert, während du mit deinem Klienten präsent bleibst. Durch die Herz-Wahrnehmung kannst du kohärent mit jedem Enfoldment der Primären Respiration, der Dynamischen Stille, mitschwingen, und darüber hinaus zum undifferenzierten Atem des Lebens.

Dynamische Stille

Dynamische Stille geschieht, wenn die Primäre Respiration in der Langen Tide aufhört und durch Stille allein ersetzt wird. Alles Leben findet aus der Dynamischen Stille seinen Ausdruck. Wenn die Dynamische Stille zur Grundlage deiner Wahrnehmungsaktivität wird, stabilisiert sie sich zuerst als Herz-Wahrnehmung durch ganzkörperlich gefühltes sinnliches Wahrnehmen. Das ist als verkörpertes fühlendes Zeugenbewusstsein bekannt: Das verstandesmäßige Denken ist nicht länger deine einzige Quelle der Wahrnehmung, während die herzzentrierte körperlich gefühlte Sinneswahrnehmung übernimmt.[69]

Wenn du anschließend die Dynamische Stille sich mit deiner Wahrnehmung vereinen lässt, bis keine Trennung mehr existiert, entwickelt sich das verkörperte fühlende Zeugenbewusstsein in ein nichtgetrenntes verkörpertes fühlendes Zeugenbewusstsein.[70] Hier nimmst du *als* Dynamische Stille wahr. Während du alle Versuche unterlässt, anders zu sein, als du bist, endet der innere Krieg und du nimmst wahr, wie du dich unwiderruflich mit der Dynamischen Stille verbindest. Dann existierst du als nichtduales Bewusstsein, das kein Ende hat, stattdessen immer beginnt. Darüber reden wir weiter im achten und neunten Kapitel.

Grenzen der Praxis

Alle Ansätze der craniosacralen Arbeit sind innerhalb ihres eigenen Bereichs absolut gültig, wenn die Prinzipien und Grenzen respektiert werden. In der Tat habe ich erklärt, warum es wichtig ist, dass du deine Fähigkeiten in biomechanischer Arbeit mit der Cranialen Welle entwickelst und die tonalen Grenzen auf der Ebene respektierst, um kompetent mit tieferen Ebenen der cranialen Enfoldments zu arbeiten. Die Schwierigkeiten beginnen, wenn sich ein Practitioner nicht der Grenzen eines jeden Bereichs bewusst ist und die Prinzipien der unterschiedlichen Ebenen vermischt. Zum Beispiel: Bei Anwendung biomechanischer Techniken oder Intentionen, die vom Konzept der erlaubten Bewegung abgeleitet sind, passt es nicht, wenn sie in der fraktalen Welt der Flüssigen Tide angewendet werden, und noch weniger in der Langen Tide. Das ist ein allgemeines Missverständnis, das in biodynamischen craniosacralen

Schulen zu finden ist, in denen Lehrer den Studierenden beibringen, in der Flüssigen Tide subtil Techniken anzuwenden, die auf linearen Bewegungsmustern durch den Einsatz von Intentionen, Einladungen und Konversationsfertigkeiten basieren.

Egal, was dir die Verteidiger dieser Methoden erzählen, das ist eine lineare biomechanische Überlagerung eines nichtlinearen biodynamischen Modells. Die Person, die in dieser Weise praktiziert, überschreitet unbewusst Grenzen – ihr Body Felt Sense aus alter Zeit weiß es, auch wenn es ihr nicht bewusst ist, und ein sensibler Practitioner wird instinktiv spüren, dass etwas nicht in Ordnung ist. Obgleich diese Gefühle subtil sind, manifestieren sie sich im Practitioner als ein Gefühl, verloren oder verwirrt zu sein, oder es fehlt ihm Vertrauen; und im Klienten als Gefühl von Wachsamkeit, Unbehagen und Scham. Wenn sich der Practitioner unklar darüber ist, was gerade passiert, verliert er vielleicht nicht nur das Vertrauen, sondern auch seine Verbindung zur Mittellinie.

Schließlich ist die unerschütterliche Stille als Herzwahrnehmung mittels deiner Körperwahrnehmung der Schwingungsqualität der Schlüssel zur craniosacralen Arbeit. Das entwickelt sich nach und nach. Wenn ein Practitioner nicht über den Tonus wahrnimmt, was ihm die Craniale Welle über seine Technik erzählt – „Ja" oder „Nein" – dann arbeitet er ohne Konzept und endet damit, im Klienten unbewusst falsche Fulkren zu erzeugen. Er spricht dann auch zu sich selbst und nicht zum Lebenssystem des Klienten. Es ist also wichtig, das Wahrnehmen der Schwingungsqualität der Cranialen Welle zu erlernen und in einer damit übereinstimmenden Weise zu agieren.

Zwischen Fantasie und Realität während einer Sitzung unterscheiden

Wir alle müssen lernen, Fantasie von Realität zu unterscheiden. Es gibt viel zu viele Craniosacral-Practitioner, die unbewusst und unschuldig in der Fantasiefalle gefangen sind. Für einen Anfänger ist ein Mentor, der hilft, sich durch die Sprache der Tonalität auf die Craniale Welle zu beziehen, eine Möglichkeit, ganz klar zwischen Fantasie von Realität zu unterscheiden. Ein anderer Weg ist, nach jeder Sitzung Feedback von der Klientin zu erbitten, damit du ihre oder seine Erfahrungen hören kannst. Wenn der Bericht deines Klienten nicht regulär mit deiner Erfahrung zusammenpasst, ist es deine Fantasie, so einfach ist das.

Vor einigen Jahren wurde ich während eines craniosacralen biodynamischen Workshops für Fortgeschrittene zur eigentlichen craniosacralen Arbeit erweckt. Nur geprüfte biodynamische Craniosacral-Practitioner waren zu diesem Workshop zugelassen, aber ein Osteopathie-Kollege, der ein Freund des Organisators war, ermöglichte uns die Teilnahme. Gemeinsam hatten wir fünfzig Jahre craniosacraler Erfahrung, aber als der Workshop voranschritt, bemerkte ich, dass sich etwas nicht richtig anfühlte.

Normalerweise sind meine Erfahrungen in einem Workshop stärker, und wenn ich nach Hause komme und diese Techniken probiere, funktionieren sie bei Weitem nicht so gut. Warum funktioniert eine Technik in meiner Praxis nicht genauso gut, wenn sie bei zwanzig Leuten im Workshop so kraftvoll war? Es ist wohlbekannt, dass das Gruppenfeld des Bewusstseins die Erfahrung der Teilnehmer verstärkt. Gurus, Lehrer, Seminarleiter, Priester und Politiker sind von dieser Schwingungskopplung des Gruppenfeldes abhängig, um die Kohärenz ihrer Botschaften zu verstärken.[71]

So, da bin ich nun im biodynamischen Workshop für Fortgeschrittene. Ich folge den Anweisungen des Lehrers, wie ich in Kontakt mit der Primären Respiration mit meinem Partner gehe. Trotz meiner Erfahrung mit craniosacraler Arbeit konnte ich Primäre Respiration nicht spüren. Statt meine Fähigkeiten verstärkt zu finden, wie es oft in früheren Seminaren der Fall war, erlebte ich sie reduziert. Als ich an der Reihe war, den Klienten zu spielen, wurde die Geschichte schwieriger. Mein Practitioner, eine zertifizierte Lehrerin innerhalb dieser Gruppe, fuhr fort, mir von tiefgründigen Ereignissen zu erzählen, die sie in mir wahrgenommen hatte. Es war wirklich fantastisch, außer einer Sache – ich hatte nichts erlebt, das ihrer Beschreibung annähernd glich.

Am Ende des Kurses unterhielt ich mich mit meinem Kollegen und zwei anderen Craniosacral-Practitionern. Was uns erzählt wurde, was mit uns passiert, stimmte nicht mit unseren Erfahrungen überein. Wir machten auch nicht dieselbe Erfahrung, was angeblich im Gruppenfeld geschah. Nach ein paar Tagen dieser Art vermuteten wir vier, dass die ganze Show auf einer einvernehmlichen Fantasie beruhte. Wir vier waren die einzigen Außenseiter – alle anderen Teilnehmer waren Teil einer Kerngruppe.

Wirklichkeitsbasierte Praxis. Vielleicht magst du nicht, was ich jetzt sage, aber fantasiebasierte Praxis ist ein großer Schatten im biodynamischen craniosacralen Feld, dem sich alle Practitioner – und Lehrer – stellen müssen. Wir sollten uns alle um eine wirklichkeitsbasierte biodynamische Arbeit bemühen. Aber was ist damit gemeint?

Nun, zuallererst sollte man über die körperlich gefühlte Sinneserfahrung direkten Kontakt mit der Primären Respiration haben. Als Nächstes *imaginierst* du nicht, was aufgrund eines konzeptuellen Bewegungsmodells geschieht oder durch

Benennung von Ereignissen mittels konzeptueller Definitionen, vielmehr *fühlst* du es. Das erfordert die Ehrlichkeit und den Mut, zuzugeben: „Ich spüre gar nichts", wenn das der Fall ist. Man erkennt einen konzeptorientierten Practitioner, sobald er beginnt, seine Erfahrungen mit Fachausdrücken zu beschreiben, die körperfremd, konzeptuell und ohne jede sinnliche Komponente sind (Begriffe wie „da war ein Gischten in der Mittellinie", „ein Zur-Ruhe-Kommen", „Gesundheit zentriert sich", usw.). Biodynamik ist eine direkte körperliche Begegnung mit dem Leben und sollte auch als solche beschrieben werden, mit Begriffen, die beschreiben, was du *in deinem Körper fühlst.*

Nun lasst uns unsere Erforschung mit einem Überblick über die fünf Enfoldments und einer Diskussion über die Craniale Welle beginnen.

5

Einführung in die Cranialen Ebenen und die Craniale Welle

Die folgenden Kapitel 5-9 führen in die gesamte bekannte craniosacrale Landkarte ein, als *Enfoldments des Bewusstseins.*

Aufgewacht und aus dem Bett gefallen
Mit einem Kamm über meinen Kopf gefahren
Fand meinen Weg hinunter und trank eine Tasse
Und als ich aufschaute, merkte ich, ich war spät
Fand meinen Mantel und grabschte meinen Hut
Erwischte den Bus in letzter Sekunde
Fand meinen Weg hinauf und rauchte
Und jemand sprach und ich ging in einen Traum.

Die Beatles, „Ein Tag im Leben"

Craniale Ebenen: Enfoldments des Bewusstseins

In den nächsten fünf Kapiteln mache ich klar, warum es deine Aufgabe als Practitioner ist, dich bei der biodynamischen Arbeit innerlich auf deine Begegnung mit den cranialen Enfoldments vorzubereiten. Wenn die Ebenen sich vertiefen, dehnt sich dein Bewusstsein aus und die tonale Intensität nimmt zu; dein Gewahrsein muss beständiger werden, um weiterzugehen. (Im zehnten Kapitel biete ich Übungen zur tonalen Übereinstimmung an, um dir zu helfen, mit deinem Klienten völlig präsent zu bleiben.)

Die Ebenen des menschlichen Bewusstseins sind nachfolgend kurz charakterisiert

(Eine Übersicht dazu gibt es im Anhang, Tabelle 2a, S. 256). Bitte, schlage bei Ken Wilbers *Eros, Kosmos, Logos* nach, wo er die zehn Ebenen des menschlichen Bewusstseins umfassend beschreibt; hier beschränken wir uns auf sechs davon: rational, schaulogisch, psychisch, feinstofflich, kausal und nichtdual. (Für die umfangreichen Tabellen, die aufzeigen, wo zahlreiche Sozialwissenschaften, Psychologien, Philosophien und spirituelle Wege sich miteinander verbinden und überlappen, siehe Ken Wilbers *Gesammelte Werke.*[72])

Die Erfahrungsberichte von Practitionern über biodynamische craniale Enfoldments sind den Beschreibungen Wilbers über das menschliche Bewusstsein erstaunlich ähnlich. Vielleicht fällt es dir leichter, dich zu entspannen, wenn du verstehst, dass die cranialen Tiden, die du in der Biodynamik erlebst, dem menschlichen Bewusstsein entsprechende körperlich wahrgenommene Klänge sind. Dich mitten in diesen Klängen zu entspannen und mit ihnen zu resonieren, wird dir helfen, neutral und präsent zu bleiben, und es wird deine craniosacralen Fertigkeiten verbessern.

Die Anerkennung für diesen Überblick gebührt Dr. Becker und besonders Dr. Jealous, die Dr. Sutherlands letzte Erkenntnisse zu einer eleganten konzeptuellen Landkarte entwickelt haben. Gemeinsam haben diese Ärzte die objektiven Wahrnehmungen der Practitioner benannt, definiert und charakterisiert sowie auch ihre innere sinnliche Erfahrung der Cranialen Welle bis hin zur Dynamischen Stille. Dr. Jealous hat die Biodynamik mit genauen Definitionen der Begriffe verfeinert, die auf dem biodynamischen Pfad hilfreiche Wegweiser sind: Daher gebührt ihm mein großer Dank.

Einer meiner Beiträge zur Biodynamik ist die Vorstellung, dass jede craniale Ebene eine Enfoldment-Dimension des menschlichen Bewusstseins ist und einen entsprechend körperlich wahrgenommenen Klang hat. Darüber hinaus biete ich innere Übungen zur tonalen Übereinstimmung, die dir helfen, präsent zu bleiben, indem du lernst, die Tonalität in deinem Körper als eine Wahrnehmungsfähigkeit zu erleben. Der Klang ist wie ein Kompass, mit dem du durch die Enfoldments des Atems des Lebens navigieren kannst, sogar mitten in der Reaktionsfreudigkeit deines Egos.

Wir werden mit einer konzeptuellen Landkarte des biodynamischen Prozesses beginnen, aber bitte denke daran, dass dies nicht in jeder Behandlung so passiert. Es ist einfach nur ein Weg, über einen undefinierbaren Lebensprozess *nachzudenken,* damit du während einer Behandlung alle deine Vorstellungen, wie eine Behandlung ablaufen sollte, beiseitelassen kannst und für deinen Klienten präsent bleibst. Zum besseren Verständnis beschreibe ich die fünf cranialen Enfoldments in einer linearen Abfolge. In Wirklichkeit gibt es keine getrennten Ebenen, sondern nur übergangslose Klangqualitäten, die du in deinem Körper als überlappende, gleichzeitige, nichtlineare, resonierende fraktale Muster spürst – die die vorausgehenden Ebenen sowohl beinhalten als auch transmutieren, um zu einer ausgedehnteren Bewusstseinstiefe zu werden. Der Geist kann dieses Mysterium nicht erfassen; nur die Wahrnehmung des Herzens ist dazu imstande, die den Geist miteinschließen kann, aber auch weit darüber hinausgeht.

Dies sind die vier anerkannten Enfoldments: die Craniale Welle, die innerhalb der rationalen und schaulogischen Ebenen des menschlichen Bewusstseins funktioniert; die Flüssige Tide, die mit dem psychischen Bewusstsein zusammenhängt; die Lange Tide, die mit den feinstofflichen Ebenen korrespondiert; und die Dynamische Stille, die als das kausale Bewusstsein in Erscheinung tritt. Ich schlage auch eine fünfte Ebene vor: den Reinen Atem des Lebens oder das nichtduale Bewusstsein. Es ist ungenau, die Nichtdualität als eine craniosacrale Erfahrung zu bezeichnen, denn sie resultiert aus der Dynamischen Stille, die deinen Bodymind so vollständig durchtränkt, dass weder Widerstand noch Trennung bleibt. Der Reine Atem des Lebens als undifferenzierter Aspekt drückt sich frei als dein erwachtes Körperbewusstsein aus. Dieser Grad des Durchtränktseins vom Atem des Lebens vollendet eine so tiefe Ebene der Fleischwerdung, dass daraus die absolute Präsenz der Stille als dein körperliches Empfinden hervorgeht. Obwohl unbeschreiblich, erwacht jede Zelle zu dem vollen Bewusstsein, dass sie unwiderruflich unmittelbar mit dem Bewusstsein des Ganzen zusammenhängt.

Wir werden unsere Erforschung mit der cranialen Welle beginnen. Und bedenke, dass all das auch auf deine Klienten zutrifft.

Craniale Welle und schaulogisches Bewusstsein

Schaulogisches Bewusstsein ist das Tor in eine größere Tiefe des Bewusstseins und die Plattform für weitere Bewusstseinsentwicklung.[73] Im schaulogischen Bewusstsein arbeitest du nicht ausschließlich aus der Zentrale deines Verstandes oder innerhalb der anspruchsvollen, entkörperlichten, konzeptuellen Domäne des rationalen Bewusstseins. Das rationale Bewusstsein ist auf Kosten der körperlichen Bedürfnisse mit den Bedürfnissen des Egos und mit der Erfüllung der dringlichsten Anforderungen des modernen Lebens beschäftigt. Daher erzeugt rationales Bewusstsein die Spaltung zwischen Körper und Geist. Aber sobald du langsamer wirst und dein Bewusstsein tiefer in deinen Körper sinken lässt, betrittst du die Körperzeit.

Schaulogisches Bewusstsein ist aus seinem Schlummer erwacht und erlaubt der Intelligenz des Bodymind, sich wieder als ein Ganzes zu verbinden. Der Bodymind nimmt das rationale Bewusstsein in sich auf und erweitert es, wodurch es seine Egozentriertheit in ein globales, schaulogisches Bewusstsein transmutiert.

In der Schaulogik entdeckst du eine Tiefe – die zuvor dem rationalen Bewusstsein durch dessen vorrangige Beschäftigung mit äußerlichen Formen oder Erscheinungsformen verborgen war –, die die Verbindungen zwischen scheinbar getrennten Dingen und Ereignissen enthüllt. Das verlangt nach einer neuen Art von Interpretationen: Vorher, im Rationalen, war der Name das Ding, aber nun ist der Name nur eine leere Hülle und das Ding wird zu einem unbegreiflichen, lebendigen Mysterium. Dein Bewusstsein übernimmt eine globalere „Zeugen"-Perspektive: Du siehst die Verbundenheit zwischen polaren Gegensätzen, und du *fühlst*, dass sie harmonisch nebeneinander existieren können.

Obwohl der Hauch des Rationalen bleibt, ist das Schaulogische die Schwelle zwischen den personalen und transpersonalen Ebenen des menschlichen Bewusstseins. Das Gewahrsein ist von einer ausschließlichen Identifikation mit dem jeweiligen persönlichen „Ich" befreit – befreit von der Egozentrik. Es dehnt sich aus, heilt die Trennung von Geist und Körper und verbindet sich wieder mit einem uralten globalen Bodymind. Du wirst einer Intelligenz gewahr, die außerhalb deines Egos „denkt" und die wesenhaft Form in deinem Bewusstsein abbildet, die diese Verbindungen widerspiegelt.

Du entdeckst auch, dass deine Egozentriertheit eine unschuldige Fehlwahrnehmung ist, die als Ego-Schutzschild gegen seine Angst vor existenzieller Einsamkeit fungiert – von der Befürchtung, dass wir alle sterben werden und alleine sterben. Schaulogisches Bewusstsein dehnt dieses verdichtete, sich selbst einschließende Gefühl der Bedrohung in eine gesündere Perspektive von Alleinsein. Du verstehst, dass alle Organismen dieselbe Intelligenz besitzen; daher siehst du, dass die Fehleinschätzung des Egos ein Widerstand oder eine Kontraktion gegen das Einssein, die Essenz oder Ganzheit ist. Du beginnst, Mitgefühl für das Ego zu empfinden, weil du weißt, dass Angst eine natürliche Reaktion auf Ganzheit ist. Das Ego leistet Widerstand, weil der direkte Kontakt mit der Ganzheit es im Kern mit Chaos erfüllt; es verliert seine Orientierung und wird in seiner Identität verwirrt. Das bedeutet, das Ego muss die Kontrolle über das Leben aufgeben – sein meist gefürchtetes Schicksal.

In der Cranialen Welle navigieren also du und der Klient in einem Bewusstseinsbereich, der vom rationalen (biomechanisch cranial) bis zum schaulogischen (funktional cranial) reicht. Das wiederum kann vielleicht in die biodynamisch craniosacrale Arbeit führen, die in der Flüssigen Tide beginnt.

Was man in einer Sitzung mit der Cranialen Welle empfindet

Während einer Sitzung wirst du die Craniale Welle in unterschiedlichen Frequenzen zwischen sechs und vierzehn Mal in der Minute pulsieren spüren. Die Frequenz der Cranialen Welle variiert, weil sie sich jeweils selbst an den Gesundheitszustand der Klientin, an ihre Disposition und ihr Stressniveau anpasst; sie reagiert auch auf in der Umgebung wahrgenommene Veränderungen. Fühlt sich das Ego bedroht, leitet es eine Kampf- oder Fluchtreaktion ein, die eine Entladung des sympathischen Nervensystems und eine Flut hormoneller Reflexe hervorruft. Generell ist die Rate der Cranialen Welle schneller, wenn das sympathische Nervensystem dominiert, und langsamer während eines parasympathischen Zustands. So zeigt der craniale rhythmische Impuls, wie er auch genannt wird, eine schnellere Rate, wenn die Klientin mit dem normalen Trubel des Lebens beschäftigt ist. Während ihre Aufmerksamkeit in ihrem Geiste ist, arbeitet sie aus dem egozentrischen Status des rationalen Bewusstseins.

Ich glaube, dass die Craniale Welle eine Entwicklungsanpassung ist, entwickelt zum Schutz des empfindlichen und feinfühligen Feldes des Atems des Lebens, der sehr anfällig für den schleichenden Stress unseres schnelllebigen modernen Lebens ist. Meine Hypothese stützt sich auf klinische Untersuchungsergebnisse, in denen die Craniale Welle unter folgenden Bedingungen verschwindet: wenn ein Klient in tiefe Entspannung kommt; nach dem Ausgleich des autonomen Nervensystems; während eines Neutrals; nach biodynamischen Stillpunkten und wenn der Klient sich dem Tod nähert. (Außerdem weisen Natur- oder Nomadenvölker, die keine Belastung durch das moderne Leben haben, keine variable Craniale Welle auf; stattdessen fühlt der Practitioner in ihnen eine stabile, viel langsamere Flüssige Tide.[74])

Wenn lineare Kräfte der Schwerkraft die Craniale Welle destabilisieren, erzeugt sie eine Stressreaktion, die die flüssige Grundsubstanz in ein Gel verdickt, welches die Homöostase des Körpers überfordert. Stress ruft inerte Muster hervor, die nicht nur im Körper kommunizierte Interferenzmuster erzeugen, sondern sich auch als craniale membranöse Läsionsmuster manifestieren. In einer typischen Sitzung behandelst du diese Läsionen des membranösen Gewebes und beobachtest die Veränderungen in anderen Bereichen der Cranialen Welle, wie z.B. Faszien-Muskeln, knöcherne Suturen, Organ, die Muster der zerebrospinalen Flüssigkeit genauso wie im funktionalen Status der Grundsubstanz (flüssig oder gelartig).

Du kannst diese Bereiche der Cranialen Welle ganz leicht unterscheiden, da jede Schicht ihre eigene Dichte aufweist, ihre eigene besonders gefühlte Klangqualität und spezifische Reaktion auf die Craniale Welle. Das erzeugt eine zunehmend schwindelerregende Bandbreite an Kombinationsmöglichkeiten für jede Schicht und, wenn sich all diese Ebenen verbinden, kann die Information verwechselbar und widersprüchlich werden.

Im klassischen biomechanischen Ansatz etabliert der Practitioner das Neutral. Er testet die Bewegungmöglichkeiten oder wendet craniosacrale Techniken an, die die Läsionsmuster verstärken, die dann am Endpunkt oder an der Blockade gehalten werden, bis ein Stillpunkt eingeführt wird, der eine Lösung der lokalen inerten Bewegungsmuster erzwingt.[75]

Im funktionellen Ansatz verstärkst du weder die Läsion noch hältst du sie an der Blockade. Du spiegelst die Gewebebewegung des freien, möglichen Bewegungsumfangs, bis sie voll Lebenskraft frei fließt, das sogenannte dynamische Neutral. Dann treten im Membransystem die gemäß Dr. Sutherland sich automatisch verschiebenden Fulkren auf, die du als spontan sich bewegende Fulkren spürst, die sich an der Mittellinie orientieren, was die Membranen wieder ins Gleichgewicht bringt. Nachdem sich die Fulkren genügend wieder ausbalanciert haben, variieren die nachfolgenden funktionellen Veränderungen den Tonus der Bindegewebe, was wiederum die Membranform verändert – all das kann verstärkt werden durch die Bitte an den Klienten, seinen Atem zur Läsion zu lenken, und durch Warten auf den Selbstausgleich des autonomen Nervensystems.

Eine objektive Erfahrung der Cranialen Welle

Sowohl bei den biomechanischen wie bei den funktionellen Herangehensweisen richtet der Practitioner ihre oder seine Aufmerksamkeit auf die Craniale Welle. Man folgt der Spur durch viele Ebenen der Motilitäten, während man versucht, jedes Läsionsmuster, sobald es auftaucht, zu lösen, jeweils eine Läsion zu Zeit. Das ist ein verwirrender Vorschlag, wenn du bedenkst, dass du versuchst, der Reihe nach einige wenige Muster zu korrigieren, inmitten einer unendlichen Menge an Läsionen, die im ganzen Körper verteilt sind. Dadurch kann das zentrale Nervensystem aktiviert werden, wenn es auf die Flut der vielschichtigen Informationen reagiert.

Eine derart lineare Vorgehensweise ist ein verlorener Kampf, weil das moderne Leben das System ständig stresst und weitere Läsionsmuster hinzufügt. Auch ist niemand klug genug, die Komplexität des stressadaptiven Prozesses zu verstehen, zumal jeder neue Stressauslöser kohärent auf den ganzen Körper einwirkt – einschließlich jeder spezifischen craniosacralen Korrektur, die du vornimmst. Weil der ganze Körper sich an jede Veränderung anpassen muss, können deine angewandten craniosacralen Techniken sowohl stressreduzierend als auch stresssteigernd wirken.

So viel einströmende Information macht es schwierig, alle Bewegungsdetails in der Cranialen Welle zu beobachten oder sie mit Sicherheit zu unterscheiden. Es ist noch schwieriger, die flüssigen Bewegungen zu entschlüsseln oder die Durchtränkung durch die Potency wahrzunehmen. Schließlich können Interferenzmuster dich daran hindern, das An- und Abschwellen der Primären Respiration in der Cranialen Welle wahrzunehmen – du bist zu sehr auf lokale Probleme fokussiert und machst zu viel auf einmal, um sie zu spüren.

In der Cranialen Welle herrscht die Schwerkraft vor, so ist der Raum verdichtet, die Zeit vergeht schnell und Störaktivität intensiviert sich; daher kann es anstrengend sein, der Cranialen Welle zu folgen. Ich habe mich in der Tat abgekämpft gefühlt, nachdem ich so gearbeitet habe. Ein Grund für diese Müdigkeit ist, dass sich die biomechanische Bewegung, die angeblich im Sphenobasilargelenk geschieht, sich nicht als solche ausdrückt, wenn man dem craniosacralen System die Freiheit lässt. Diese erlaubten Bewegungen erscheinen entweder, weil wir eine intentionale Erwartung haben, die das System zwingt, in einer linearen Weise zu uns zu sprechen, oder das craniosacrale System des Klienten fühlt sich überwältigt und stellt dabei alle, auch die kleinsten kohärenten Bewegungen, ein. Die Erwartung dieser Bewegungen beantwortet das System derart, dass es dich zwingt, diese Bewegungen für authentisch zu halten. So wird konzeptuell ein Bewegungsmodell aufrechterhalten (das nicht existiert), was viel psychische Energie erfordert und daher das Arbeiten mit der Cranialen Welle so ermüdend macht.

Was denkst du, wie wir aussehen und uns frei bewegen würden, wenn die möglichen biomechanischen Bewegungen tatsächlich die grundsätzlichen Bewegungen unseres Körpers wären? Was ich sehe, gleicht einem maschinenähnlichen, von einem Erbauer festgelegten Humanoid, aber nicht der anmutigen menschlichen Silhouette, die wir kennen.

Wenn du jedoch die Bewegung lässt, *wie sie ist,* ohne dem craniosacralen System vorgefasste Vorstellungen von Bewegungsmodellen aufzuzwingen, wirst du entdecken, dass die Bewegungsmuster vollkommen anders sind als die erlaubten Bewegungen. Stattdessen wirst du weit dynamischere fraktale Muster spüren.[76] Aber diese lebendigen Bewegungen werden für dich so lange nicht wahrnehmbar sein, *bis* du aufhörst, deine Aufmerksamkeit efferent in die Klientin zu lenken und Bewegungsmodelle auf ihr System zu projizieren. Um das zu tun, verweile in deinem Herzen, sei still und wisse.

Wahrnehmungsverschiebungen zwischen der biomechanischen und der funktionellen Arbeit

Meist bist du im rationalen Bewusstsein vollgestopft mit Gedanken. Bist du mit biomechanischer Arbeit beschäftigt, schwanken deine Gefühle, der Grad des Einfühlungsvermögens und das Atemmuster gemeinsam mit der variablen Frequenz der Cranialen Welle. Aber wenn du zu einem funktionellen Ansatz übergehst, entspannt sich dein Geist und deine Wahrnehmung dehnt sich zu einem schaulogischen Bewusstsein aus. Du hast dann nicht nur einen ruhigeren, offeneren und natürlicheren Geist, du brauchst in der funktionellen Arbeit auch weniger Intervention. So ist es weniger Arbeit und daher weniger ermüdend.

Ein Stillpunkt tritt ein, wenn sich deine Wahrnehmung ausdehnt und du in das schaulogische Bewusstsein eintrittst. Mit anhaltender Übung des Nichteingreifens machst du vielleicht die Erfahrung eines Ganzkörper-Stillpunktes in deinem Klienten, aus dem die Primäre Respiration hervorgeht. Dann kannst du die Flüssige Tide betreten, den ersten biodynamischen Raum. Der Schlüssel bei der funktionellen Arbeit ist es, die Achtsamkeit auszudehnen, beschwingt zu werden und freifließend – mit anderen Worten, neutral. Auf diese Weise wird die Praxis der Cranialen Welle die Basis für die weitere Entwicklung der biodynamischen craniosacralen Fertigkeiten.

Deine Wahrnehmungsfähigkeiten in der Cranialen Welle entwickeln

Du wirst die Wahrnehmungsfähigkeiten der Cranialen Welle verfeinern müssen, um in der Biodynamik korrekt zu arbeiten, und es ist ein Fehler, die Praxis der Cranialen Welle für die klangvolleren Bereiche der Flüssigen Tide zu überspringen. Die Gesetze (Prinzipien) der Tonalität, die in der Cranialen Welle existieren, sind der Übungsplatz für die tonalen Ereignisse, die in allen tiefgehenderen Ebenen auftreten. Was du in der Cranialen Welle lernst, ist für eine kompetente, wirklichkeitsbasierte Praxis in den tieferen Enfoldments der biodynamischen craniosacralen Arbeit wesentlich. Die Grenzen, die du hier entwickelst, bereiten dich auf das Navigieren des grenzenlosen leeren Raumes vor.

In der Biodynamik, die in der Flüssigen Tide beginnt, ist es wichtig, dass du in der Lage bist zu erkennen (durch das Spüren der tonalen Qualität), ob dein Kontakt für das craniosacrale System akzeptabel ist oder nicht. Ohne Urteilsvermögen besteht die Gefahr, falsche iatrogene Fulkren zu setzen, die den innewohnenden Behandlungsplan stören. Glücklicherweise kannst du diese Grenzziehungsfähigkeit in der Cranialen Welle üben, mit einem geringen Risiko, den innewohnenden Behandlungsplan des Klienten zu beeinträchtigen, weil ihr oder sein Schutzradarschirm noch aktiv ist.

Wenn du dein Einfühlungsvermögen nicht verfeinerst, wird es schwierig, sicher in der Flüssigen Tide oder durch tiefere Ebenen zu navigieren. Ein Neutral passiert nicht zufällig. Es taucht auf, weil deine Schwingungsqualität mit dem craniosacralen System synchron ist. Dann werden sich die Gewebe in der Stille des Neutrals auf eine bestimmte Art freimachen und lokale inerte Muster werden sich lösen. Nachdem die Motilität im craniosacralen System wieder einsetzt, nimmst du ein ausgeglicheneres und synchroneres Muster der Cranialen Welle wahr. So ist bei der funktionellen Arbeitsweise die Intervention auf ein Minimum beschränkt, deine Wahrnehmung ist frei und mit der Zeit wirst du natürlicherweise mit der Flüssigen Tide in Kontakt kommen. Entsprechend ist deine Wahrnehmung in der Flüssigen Tide frei und du wartest, ohne Techniken anzuwenden, bis das flüssige Spannungsgleichgewicht sich zeigt.

Warum deine Intervention in der Cranialen Welle in der Flüssigen Tide aufhört

Wie ich vielfach erwähnt habe, wendest du in der Flüssigen Tide keine Techniken an. In der Tat sind Techniken, Intentionen, Einladungen oder Verstärkungen efferente Aktivitäten, die die Primäre Respiration, das empfindliche Lebensfeld, ungünstig beeinflussen. Das Anwenden von Techniken in der Primären Respiration überschreitet eine Grenze. Es ist, als ob man ein wildes Tier im Wald jagt: Je schneller du ihm nachläufst, desto schneller läuft es davon und desto mehr Vegetation macht es auf seinem Weg kaputt.

Falsche Fulkren

In dem Maße, wie ich mich selbst verlasse, in meinen Klienten und mit meiner Wahrnehmung in seine Primäre Respiration eindringe, erzeuge ich falsche Fulkren im System meines Klienten. Die Energie, die zur Lösung der falschen Fulkren gebraucht wird, wird der Potency der Primären Respiration entzogen und mein Klient landet möglicherweise abrupt wieder in der Cranialen Welle.[77] Autsch.

Diese vom Praktizierenden induzierten falschen Fulkren zweckentfremden die

Primäre Respiration, um iatrogenen Stress zu lösen, statt die Gesundheit zu unterstützen. Ein Klient, seiner Ressourcen beraubt und überwältigt, wird verschiedene Anzeichen aufweisen: Die Polarität seines Lebensstromes kann sich umdrehen;[78] es kann seine Lebensfreude dämpfen; seine Zündungszentren entladen; seine Abwehrkraft schwächen und seine Wahrnehmung verdunkeln, Shutdown oder Dissoziation erzeugen – das alles führt zu Behandlungsreaktionen.[79]

Wenn du wenig Erfahrung im Spüren der Schwingungsqualität von „Nein" in der Cranialen Welle hast oder wenn es dir entgeht, wenn die Craniale Welle schnell schwankt (auch das sagt dir „nein"), dann wirst du im subtileren, biodynamischen Bereich der Flüssigen Tide sogar noch eher übersehen, wenn der Klient unter Zwang steht. In deiner eigenen isolierten Konzeptwelt verloren, hältst du vielleicht laterale Fluktuation irrtümlich für sich automatisch verschiebende Fulkren. Oder du interpretierst vielleicht ein Shutdown irrtümlicherweise als einen Stillpunkt, wenn das System deines Klienten sich in Wirklichkeit als eine Form des Selbstschutzes ausgeschaltet hat.

Ich hoffe, dass klar ist, dass du dich hoffnungslos in den feinstofflicheren Ebenen der biodynamischen cranialen Arbeit verirren wirst, wenn du nicht mit den Begrenzungen der Cranialen Wellen übst. Sich an die tonalen Grenzen der Cranialen Welle zu halten, bedeutet, dass du sinnlich wahrnehmen kannst, wenn das craniosacrale System „ja" oder „nein" sagt und du diesen Hinweis beherzigst. Wenn du diese Schwingungsqualitäten nicht wahrnimmst, wird sich das System der Klientin selbst aus dem Müll herausziehen müssen, den du als falsche Fulkren hinterlässt. Wenn du die Tonalität der Cranialen Welle nicht wahrnimmst, praktizierst du in einer Leere und läufst Gefahr, in der Falle einer konzeptuellen, auf Phantasie aufgebauten Praxis gefangen zu sein, was dem Klienten nicht dient. Diese Fähigkeit der sinnlichen Wahrnehmung wird unter der Überschrift „Tonale Übereinstimmung in der Cranialen Welle" in Kapitel 10 ausführlich beschrieben.

Bewusstseinstiefe in der Cranialen Welle

Lasst uns über die Reichweite des Bewusstseins in der Cranialen Welle sprechen. Wie ich früher schon erwähnt habe, brauchst du eine tonale Beziehung zur Cranialen Welle, um ihre Tiefe voll und ganz zu erfahren. Die cranialen Wellenmuster drücken tonal den Zustand der Gewebe im Körper aus. Laut Abrams glauben indigene Kulturen, dass die Information der Vergangenheit in der Erde gespeichert ist. Daher enthalten die Muster der Cranialen Welle im Inneren des Körpers eine Aufzeichnung der Vergangenheit der Klientin; diese Geschichte ist in der persönlichen Akasha gespeichert, wie es in Indien genannt wird. [80] (Akasha ist eine verschlüsselte Aufzeichnung unserer vergangenen Erfahrungen, die in der unterbewussten Matrix des Bodymind eingeprägt ist. Die neue Wissenschaft hat entdeckt, dass diese Informationen tatsächlich in den Genen gespeichert sind – DNA sind die Blaupausen, die gelernte Erinnerungen von 3,5 Milliarden Jahren enthalten, die gespeicherten angesammelten Zellerfahrungen seit der Entstehungsgeschichte des Lebens auf unserem Planeten. Weiterführende Informationen über die Gene als Speicherplatz für unsere Erfahrungen sind bei Bruce Liptons *Intelligente Zellen* nachzulesen.[81]) Das Milne Institut lehrt Craniosacral-Practitioner, aus der Cranialen Welle die Lebensgeschichte des Klienten zu lesen.[82]

Taucht man ein in die Tiefen der Cranialen Welle, um eine tiefere bedeutungsschwangere Realität wahrzunehmen – Motilität wird zur Biografie – prägt ihre tiefere Geschichte die oberflächlichen Motilitäten und es wird eine visionäre Erfahrung. Da wir aber als westliche Practitioner geschult sind, dem rationalen Bewusstsein zu gehorchen, bedeutet ein Erschließen des schaulogischen Bewusstseins für uns eine ziemliche Herausforderung. Bleibst du in deiner Mittellinie geerdet, behältst du die innere Stabilität, die für die Erfahrung des schaulogischen Bewusstseins notwendig ist. Diese Stabilität ist der Anfang deines inneren Trainings, die unerschütterliche Präsenz aufrechtzuerhalten, die erforderlich sein wird, um in die tieferen Ebenen der biodynamischen cranialen Arbeit hinabzusteigen.

Vom rationalen zum schaulogischen Bewusstsein

Im rationalen Bewusstsein ist Realität (Wahrheit) objektiv oder wissenschaftlich und basiert auf Beobachtung von oberflächlichen Erscheinungen. Was man nicht sehen, messen, wiegen oder benennen kann, existiert nicht.[83] Im schaulogischen Bewusstsein existieren Wirklichkeit und Bedeutung weit unter der Oberfläche und widersetzen sich oft den Konventionen der Benennung. Wie auch immer, du musst immer noch die Aktivität im Inneren interpretieren, um irgendeine Form der Verifizierung und einen Vergleich mit Kollegen zu haben. Nimm zum Beispiel an, dass du in den Knochen-Membran-Schichten deines Klienten Chaos spürst, dennoch nimmst du auch Harmonie innerhalb ihrer Flüssigkeiten wahr und Stille dahinter – alles zur selben Zeit, im selben Raum. Rationales Bewusstsein würde dich glauben lassen, dass diese Art der Entdeckung unmöglich ist, aber diese widersprüchlichen Aktivitäten können im schaulogischen Bewusstsein bequem nebeneinander existieren – die von der Stille ausgehende Tonalität bringt Ordnung in die Flüssigkeiten, eine Ordnung, die unter dem in den Knochen- und Membranschichten vorgefundenen Chaos versteckt ist.

Deine Fähigkeiten zur vertikaler Erdung – oder Mittellinien-Gewahrsein – sind unerlässlich, um innerhalb des schaulogischen Bewusstseins präsent bleiben zu können, wenn der rationale Geist die Erfahrungen sofort anzweifeln und protestieren wird: „Wissenschaftlich betrachtet kann nur ein Ereignis einen einzigen Raum zu einem festgelegten Zeitpunkt besetzen; daher ist das nicht real."

Zweifel. Bezugnehmend auf Zweifel, ein existentielles Problem innerhalb des schaulogischen Bewusstseins, behauptet Hugh Milne, je schneller der Geist gegen eine Erfahrung protestiert, desto größer sei die Tiefe der Wahrheit innerhalb dieses Ereignisses.[84] Der rationale Verstand ist verwirrt, weil er ausschließlich mit der horizontalen Wahrnehmung beschäftigt ist, wo Wahrheit nur am Rande existiert oder nur an der Oberfläche als Erscheinungen und benannte Dinge. Um inmitten der Spannung der Gegensätze stabil zu bleiben, brauchst du eine vertikale Wahrnehmungsfähigkeit; beim Hinabsinken entlang deiner Mittellinie in die stillen Tiefen deines Körpers wandelst du rationales Denken in schaulogisches Bewusstsein um. Aber das setzt voraus, dass du dein Wahrnehmungszentrum von den Hauptquartieren des Verstandes verlagerst und in dein Herz sinken lässt. Die Herzwahrnehmung arbeitet gleichermaßen gut mit beiden, dem rationalen und dem schaulogischen Bewusstsein, weil sich dort die Horizontale und die Vertikale treffen. Es ist eine Zwei-in-einem-Form des sinnlichen Wahrnehmens: Du siehst, was sich an der Oberfläche zeigt, und spürst in die Tiefen zu der verborgenen dynamischen Spannung der Gegensätze.

Herzwahrnehmung bietet Stabilität angesichts der rationalen Strategien. Die Herzwahrnehmung überwindet die negativen Reaktionen des Egos auf die Phänomene, die im schaulogischen Bewusstsein gefunden wurden. In der Tiefe verankert, eingetaucht in Weite und Stille, kann das Herzfeld das Störfeld stabilisieren, das vom Ego projiziert wird. Wenn der Herzbereich stabil ist, kann sich das Ego sicher genug fühlen, um sich zu entspannen und diese verwirrende Erfahrung zu ertragen. Wie auch immer, ohne Herzwahrnehmung können die Zweifel und Proteste des Egos die eine oder andere der wesentlichen Reaktionsmöglichkeiten auslösen: Verdunkelung oder Angst.

Gemeinsame Sache mit dem Ego zu machen, indem die Möglichkeit von gleichzeitigen Wirklichkeiten geleugnet wird, trennt tiefere Verbindungen und führt zu Kontraktion, Anspannung oder Shutdown. Alternativ kannst du die Tiefe fürchten und die Präsenz verlassen, was zu Abspaltung führt. Es ist lebensnotwendig, dass du diese Mechanismen verstehst, denn wenn sie aktiviert werden, übertragen sie Stress direkt in die Grundsubstanz im Körper deines Klienten. Daher ist die größte Herausforderung, ja sogar essenzielle Option, präsent zu bleiben und ruhig innerhalb und zwischen der Spannung der Gegensätze zu sitzen, geborgen in der Erfahrung mit deinem Klienten. Wenn dein Bewusstsein in deiner Mittellinie zentriert und in die innere Stille eingetaucht ist, kannst du der Spannung der Gegensätze körperlich gegenwärtig sein, was dein Ego stabilisiert und beruhigt.

Bleibst du mit der Intensität der widersprüchlichen Ereignisse in der Cranialen Welle präsent, nimmst du schließlich eine langsamere, subtilere, harmonischere Flüssige Tide wahr. Bist du inmitten der Spannung der Gegensätze innerlich still, taucht ein natürlicher Stillpunkt auf. Dieser Stillpunkt beginnt lokal und breitet sich über den ganzen Körper der Klientin aus.

Entspannst du dich tief und lässt deine Aufmerksamkeit weich werden, wird es flüssiger und durchlässiger. Wenn du dein Herz sich ausdehnen lässt, so dass du mit der Primären Respiration in Resonanz gehen kannst, betrittst du das, was Wilber den psychischen Bereich des Bewusstseins nennt.[85] Hier bekommst du Zugang zu den feinstofflichen Schwingungsqualitäten der Flüssigen Tide, wo die Kohärenz zunimmt, Zeit langsamer wird und Raum sich ausdehnt.

6

Die Flüssige Tide und das Psychische Bewusstsein

In den folgenden Kapiteln 6 – 8 werden die klassischen biodynamischen Enfoldments der Tiden – Flüssige Tide, Lange Tide und Dynamische Stille –, wie sie Dr. Sutherland und seine Studenten ursprünglich entwickelt haben, beschrieben. All diese Osteopathen, die Begründer der biodynamischen Osteopathie waren, lehrten, dass du eine nichttuende biodynamische craniosacrale Sitzung – von den Tiden geleitet – dann gibst, *wenn* du im Neutral und mitten im *„sei still"* berührst.

Da die meisten Craniosacral-Practitioner funktionelle Arbeit anbieten, wird außerdem gezeigt, wie man den Übergang meistert, von der an der Cranialen Welle orientierten craniosacralen Praxis in die biodynamische.

Unsere Aufgabe ist nicht die Rückkehr zur Natur nach Art von Rousseau, sondern den natürlichen Menschen wieder zu finden.

C. G. Jung, *The Earth has a Soul: The Nature Writings of C. G. Jung*

Primäre Respiration: Das biodynamische Portal

Psychisches Bewusstsein ist die Domäne der Herzwahrnehmung. Schaulogisches Bewusstsein dehnt sich aus und entspannt sich in den Schoß der Seele, dich dabei in die Weisheit des Körpers eintauchend. In der gnostischen und keltischen Tradition ist es Sophia, „die Ursubstanz von Lebewesen, die große Wurzel der erschaffenen Welt in ihrer Ganzheit und Einheit."[86] Wenn dein Herz erwacht, heilt es deine Körper-Geist-Trennung. Du fühlst *Natura,* die alte Seelenweisheit, die der indische Poet Rabindranath Tagore wie folgt beschreibt:[87]

Derselbe Strom des Lebens, der Tag und Nacht
durch meine Adern fließt,
fließt durch die Welt und tanzt rhythmisch im Takt.
Es ist dasselbe Leben, das voll Freude
durch den Staub der Erde schreit
in unzähligen Grashalmen
und in stürmische Wogen von Blättern und Blumen ausbricht.
Es ist dasselbe Leben, das in der Wiege des Meeres
von Geburt und Tod geschaukelt wird,
in Ebbe und Flut.
Ich spüre, meine Glieder werden gerühmt durch die Berührung
mit dieser lebendigen Welt.
Und mein Stolz kommt aus dem ewigen Puls des Lebens,
der jetzt in meinem Blut tanzt.

Die Flüssige Tide der Primären Respiration ist das ursprüngliche Regulationssystem in allen lebendigen Organismen. Diese vitale Kraft reguliert die Zellkommunikation und die Zellwanderungen; sie organisiert das Selbst-Erkennungssystem der Immunabwehr, lenkt die Formwerdung des Körpers, erhält die körperliche Kohärenz und heilt. Der Atem des Lebens – wie er durch die Primäre Respiration zum Ausdruck kommt – stellt durch den direkten Kontakt mit der Grundsubstanz (Protoplasma) die Verbindung zwischen all den verschiedenen Systemen im Körper her. Lebenswichtige Informationen, empfangen durch die flüssige Grundsubstanz, werden direkt von der Primären Respiration – als Signale – der Zellmembran übermittelt. Klinisch spürst du diesen fraktalen Ausdruck des Atems des Lebens als ein extrem subtiles, feines, ganzkörperliches Atmen, das durch die protoplasmatischen Flüssigkeiten im Körper deines Klienten strömt.

Auf der anderen Seite ist in der Flüssigen Tide nicht alles nur rosig und glückselig. Ein Kollege von mir hebt hervor: „Wenn die Flüssige Tide in Erscheinung tritt, fühle ich mich im Vergleich sehr unbedeutend." Richtig, die Intensität des psychischen Bewusstseins ist einschüchternd: Du spürst Strudel und Ströme von vibrierenden Klängen, die von jeder Zelle ausgehen und durch deinen ganzen Körper jagen. Die Tonalität geht von den Meridianen im Körper deines Klienten aus, genauso wie von den funktionalen und psychischen Hauptzentren, die als Chakren bekannt sind. Tiefgreifende Begegnungen mit den Naturkräften sind normal – vielleicht erspürst du Pflanzen, Mineralien, Tiere oder Engelwesen und kommst möglicherweise in tiefe Zustände, in denen du frühere Leben wahrnehmen kannst.[88] (Vielleicht sind diese schamanischen Begegnungen und der Eindruck von früheren Leben begründet im Kontakt mit einer Intelligenz, die über 3,5 Milliarden Jahre überlebt hat. Einzeller verfügen über ein Bewusstsein und können entsprechend sinnlich wahrnehmen und auf Reize reagieren, sogar ohne Nervensystem.[89])

Die Kraft der Flüssigen Tide

> **Fallbeispiel:** Nachfolgend berichtet ein Physiotherapeut, der meine Methoden erlernt hatte, wie eine Patientin eine biodynamische Sitzung beschreibt. Diese besondere Patientin litt an den schweren Folgen eines Autounfalls und an chronischer Fibromyalgie.
>
> Zu Beginn sagte die Patientin, sie spürte die Wärme meiner Hände. Nach einer Weile floss Flüssigkeit von ihrem Nacken ab und sie musste sich räuspern. Kurz danach empfand sie Erleichterung von Enge, vom Druck und vom Schmerz in ihrem Kopf und Nacken und überall ein Gefühl von Heilung. Sie sagte, biodynamische Arbeit brachte sie in einen „jenseitigen Zustand", den sie der Meditation ähnlich glaubte, wo sie sich des Schmerzes nicht mehr bewusst war. Gemäß meiner fünfzehnjährigen Erfahrung mit craniosacraler Arbeit sollte es ein Jahr dauern, um bis zu diesem Grad wieder hergestellt zu sein, aber sie schaffte es in vier Monaten. Auf der Schmerzskala gibt sie nun eine Intensität von 2/10 an, zeitweise auftretend. Diese Dame geht jetzt viermal in der Woche schwimmen und gewichtheben, und sie kann wieder bis zu zwölf Stunden in der Woche arbeiten.
>
> KR, Physiotherapeut

Der oben angeführte Bericht macht die erhöhte Heilkraft der Flüssigen Tide im Vergleich zur Cranialen Welle deutlich, was sich sehr häufig zeigt. Es gibt noch andere Unterschiede zwischen den beiden: Zum Beispiel reagiert die Flüssige Tide auf Schwerkraft nicht so sensibel wie die Craniale Welle. Leichtigkeit und Schwere sind im Gleichgewicht; daher sind die Knochen- und Gewebeschichten, die ganz leicht in der Cranialen Welle erspürt werden können, hier nicht so differenzierbar. Die Gewebeschichten treten in den Hintergrund und verwandeln sich in eine übergangslose Gewebestruktur, die du als eine rhythmische und anmutige flüssige Matrix wahrnimmst. Obgleich sie dir in der Cranialen Welle ausgewichen ist , wirst du nun undeutlich eine subtile Potency in der Flüssigen Tide wahrnehmen, die das ist, was Dr. Sutherland eine „Flüssigkeit in der Flüssigkeit" nennt.[90] Du spürst klar ihre therapeutischen Fußabdrücke, da die Potency sich konzentriert und sich wie ein Fluss im See bewegt – der Fluid Drive. Potency fließt von Ort zu Ort im Fluid Body des Klienten, während der Fluid Drive ohne Anstrengung alle Gewebe durchströmt (Siehe fluider Körper in Anhang 2). Du kannst sogar klar die Details der Fließbewegung in der gegenwärtigen Bewegung spüren. (Erinnere dich, dass die Primäre Respiration, der Fluid Drive und die gegenwärtige Bewegung drei Aspekte einer Aktivität sind, bekannt als der innewohnende Behandlungsplan.)

Was du in einer Sitzung der Flüssigen Tide wahrnimmst

Mit der Flüssigen Tide Kontakt aufzunehmen, bedeutet, dass du in eine biodynamische Sitzung hineinkommst. Der Unterschied zwischen der Biodynamik und der biomechanischen oder funktionellen Arbeit liegt darin, dass du dich, anstatt ausschließlich mit der Cranialen Welle zu arbeiten, darüber hinausbewegst, um die Primäre Respiration im ganzen Körper wahrzunehmen, die sanft in einem Intervall von zwölf Sekunden je Richtung an- und abschwillt, mit eine gleichbleibenden Frequenz von zwei bis drei Zyklen pro Minute. (Obgleich manche biodynamischen Lehrer behaupten, dass die Frequenz der Flüssigen Tide variiert, ist sie relativ gleichmäßig zwischen zwei bis drei Zyklen pro Minute.) Trotz der Veränderungen des emotionalen Zustands deines Klienten und seines autonomen Nervensystems bleibt die Rate der Primären Respiration relativ konstant, solange er im Neutral bleibt.

Wenn das Ego des Klienten die Kontrolle über seinen Körper der Primären Respiration übergibt, versetzt die Durchtränkung mit der wohltuenden Potency seinen Geist in einen ruhigen meditativen Zustand. Mit genug Zeit geht dieses atmende Feld kohärent mit allen Körperzellen des Klienten in Schwingungsresonanz und vereint den Bodymind wieder. Das ist der Punkt, an dem du ein ganzkörperliches Atmen wahrnimmst.

Ein Neutral in der Flüssigen Tide

Die Entwicklung eines immer tiefer werdenden Neutrals wird nicht, wie in der Biomechanik, durch den Practitioner ausgelöst, sondern inhärent während der Flüssigen Tide aufgebaut. Anstatt wie bei der funktionellen Arbeit der cranialen Wellenbewegung in lokalen Geweben zu folgen, lauschst du den ganzkörperlichen

Bewegungen der Primären Respiration, die von der Mittellinie des Klienten her an- und abschwellen, was den freien Ausdruck von gesunder Bewegung erlaubt. Genau wie in der funktionellen Arbeit verstärkst oder bremst du nicht die Bewegung in der Flüssigen Tide; stattdessen lässt du deine Hände in Schwingungsresonanz sich exakt mitbewegen oder die gegenwärtige Bewegung spiegeln.

Ich wiederhole das, weil es sehr wichtig ist, das zu verstehen: Ich erzeuge ein Neutral in der Flüssigen Tide nicht durch Suggestion oder die Intention, sondern lasse es natürlich auftauchen, indem ich nicht im Wege bin. Sutherlands sich automatisch verschiebende Fulkren werden dann spontan fließen, weil die Potency ungehindert Kohärenz in die metabolischen Felder strömen lässt, so die Leichtigkeit darin erhöht, die den verdichteten inerten Raum ausdehnt und die Bewegung schweben lässt. Dann schweben die Fulkren frei auf den stillen Wassern inmitten dieser Zeit-Raum-Verschiebung. Die Primäre Respiration atmet in diesen Schwung hinein, und wie ein Segelboot, das seine Segel gemäß dem Wind neu ausrichtet, werden die Fulkren sich an der Mittellinie ausrichten und dabei inerte Bewegung in gesunde transmutieren.

Details zur Motilität der Flüssigkeiten

Aufgrund der Raum-Zeit-Verschiebung sind die Einzelheiten der Flüssigkeitsmotilität in der Flüssigen Tide klarer, verglichen mit den Einzelheiten der Gewebemotiltität in der Cranialen Welle. Die Flüssige Tide ist viermal langsamer als die Craniale Welle und ihre Amplitude erfasst den ganzen Körper des Klienten. Grundsätzlich dehnt sich die Motilität der Cranialen Welle der lokalen Gewebe in der Flüssigen Tide aus, um einheitliches ganzkörperliches Atmen mit einzubeziehen. Es ist kein Zufall, dass Dr. Sutherland sich auf diese unglaubliche Potency als „Flüssigkeit in den Flüssigkeiten" bezieht. Als eine Präsenz von außen kannst du nur vage die subtile Potency der Tide im Körper deines Klienten wahrnehmen – als subtile Andeutungen quer verlaufenden An- und Abschwellens, das von seiner Mittellinie ausstrahlt, um seinen gesamten flüssigen Körper zu durchdringen. Du kannst auch fühlen, wie die Potency wieder eine ausgeglichene longitudinale Fluktuation innerhalb ihrer Mittellinie einrichtet.[91]

Wirkungen der Flüssigen Tide auf dein Bewusstsein

Da deine Herzwahrnehmung im wogenden Feld der Primären Respiration gebadet wird, ist deine Aufmerksamkeit weniger zusammengezogen oder fixiert und daher entspannter, offener und passiver. Wenn dein Herz in dem ruhigeren Bereich der Flüssige Tide verweilt, verlangsamt sich dein Zeitgefühl und was sich in der Cranialen Welle wie Arbeit angefühlt hat, fühlt sich jetzt wie ein Spiel an. Das Warten in einer verkörperten fühlenden Zeugenpräsenz ist deine vorrangige Tätigkeit.

In der Flüssigen Tide wird die Mittellinie des Klienten immer weiter ausbalanciert durch eine Reihe von Neutralen im Spannungsgleichgewicht der Flüssigkeiten, die in einer bestimmten Abfolge dem innewohnenden Behandlungsplan folgen. Wenn sich die Mittellinie wieder ausgeglichen hat, erfüllt eine tiefe Stille den Raum, die dein Bewusstsein und das deines Klienten bis zum Horizont ausdehnt. In dieser Stille mag eine langsamere Frequenz der Primären Respiration auftauchen, beschrieben als eine liebende, strahlende Präsenz, die in einem Zyklus von einhundert Sekunden als Lange Tide atmet. Aber ich greife mir selbst voraus. Betrachten wir zunächst, welche Herausforderungen in der Flüssigen Tide auf uns warten.

Der Kontakt mit der Flüssigen Tide erweckt deine Intuition wieder. Daher entwickeln sich deine Reaktionen erfahrungsbasiert von Moment zu Moment. Wenn ein Ereignis auftaucht, reagierst du intuitiv durch Spiegelung dessen, was während der Sitzung in Erscheinung tritt. Das ist die praktische Anwendung von *Nichtwissen*. Dein Herz fühlt gesunde Bewegung und deine synchronisierten Hände spiegeln die Einzelheiten der Bewegung in der Flüssigkeit. Daher ist es für dich nicht notwendig, dich auf die konzeptuellen Bewegungsmuster zu konzentrieren oder Behandlungspläne zu entwerfen, die Läsionen in Ordnung bringen, Symptome beseitigen oder Krankheiten kurieren. Die Heilung wird von der Primären Respiration besorgt. In dieser Art offen zu bleiben, ist dennoch nicht so leicht, wie es klingt.

Größere Verletzlichkeit und das Aufgeben efferenter Aktivität

Auch wenn dein Geist ruhig ist, lässt sich dein geöffnetes Herz von der Reaktion deines Klienten berühren. Wie Schopenhauer prägnant formuliert: „Das Wohl und Weh eines anderen kommt direkt in meinem Herzen zum Liegen."[92] Es ist eine Herausforderung für dich, in diesem Herz-zu-Herz-Kontakt still zu sein und dein Verlangen zu überwinden, dieser intimen Erfahrung Widerstand entgegenzusetzen, und deine Gefühle nicht auszuleben. Du musst einfach sinnlich wahrnehmen, was ist, ohne den Wunsch nach irgendeiner Lösung. Auch wenn deine Wahrnehmungsfähigkeiten in der Flüssigen Tide ausgeglichener sind als in der Cranialen Welle, nimmt deine Sensitivität zu und flaut wieder ab mit dem sturmartigen Einfluss, der von deinem Klienten ausgeht. Richtiges Atmen wird dir helfen, dich zu erden, weil dein Atem sich feinsinnig entlang deiner Mittellinie auf und ab bewegt in tonaler Schwingungsresonanz mit dem auf- und absteigenden Strom der Primären Respiration entlang der Mittellinie deines Klienten. Der Wandel deiner Wahrnehmungsfähigkeiten wird jedoch deine Fähigkeit herausfordern, in deiner Mitte zu verweilen und geerdet zu bleiben.

Du wirst zufrieden entspannt in der Herzwahrnehmung bleiben, solange du efferente Aktivitäten unterlassen kannst. Vermeide Interpretation: Benenne die Läsionen oder das vorhandende Enfoldment nicht; zügle dein Verlangen, davon zu erzählen oder zum System deines Klienten zu sprechen; und etikettiere den Zustand deines Klienten nicht. Darüber hinaus solltest du aufhören, deine Hände in deinen Klienten hineinzuprojizieren – hör auf, im Körper deines Klienten nach einer anatomischen Einsicht zu stöbern, um seine Mittellinie zu finden, um Fulkren zu lokalisieren oder um zu verstehen, was vor sich geht. Stattdessen solltest du in deinem Herzen ruhen und einfach sein lassen, was gerade ist, während du deiner Aufmerksamkeit erlaubst, sich mit dem An- und Abschwellen der Primären Respiration auf natürliche Weise zu verschieben. Wenn du Efferenz loslässt, gewährst du dem innewohnenden Behandlungsplan die nötige Freiheit, sich zu verwirklichen.

Traumzeit für den Klienten und den Practitioner

Fallbeispiel: Eine erste Erfahrung von einem Neutral und der Primären Respiration eines Klienten, die mir einer meiner Practitioner berichtete:

Zu Beginn war die Sitzung auf mich ausgerichtet: auf meine Sorgen, Schwierigkeiten und die Nervosität angesichts dessen, was gleich passieren wird. Dann fing etwas an, sogar bevor du mich berührt hast, das sich fortsetzte, als du gearbeitet hast. In meinem Körper begannen Dinge zu fließen und zu wachsen und dann wurde alles wirklich riesengroß (macht große Armbewegungen). Ich fühlte so viele Dinge in meinem Körper sich bewegen und verschieben, dass ich nicht dranbleiben konnte. Dann wurde es wirklich still und ich denke, dass ich einschlief. Durch irgendetwas, irgendwen wurde ich aufgeweckt, jemand stellte mir eine große Frage, und ich weiß die Frage nicht mehr, aber ich weiß, dass ich ja sagte. Dann bewegte sich eine große atemähnliche Welle in mich hinein (die Geste der Hand zeigt eine Bewegung die Mittellinie gerade hinauf) und aus mir heraus, und alles in mir entspannte sich in diese atmende Stille. Ich fühle mich jetzt großartig und komplett aufgeladen. Ich kann es nicht erwarten, das noch einmal zu tun.

Es ist für dich (und deinen Klienten) in der Flüssigen Tide normal, in blitzartige schlafähnliche REM-Phasen einzutreten, in denen du träumen wirst und aus denen du plötzlich in eine tiefere Ebene der Wahrnehmung erwachst. Es ist fein, wenn deine Klientin einschläft – in diesem Zustand wird ihr Ego nicht länger Widerstand leisten, reagieren oder die Sitzung kontrollieren. Ich habe craniosacrale Kurse besucht, wo uns beigebracht wurde, den Klienten zu wecken, wenn er während einer Cranialen Welle einschläft. Aber davon solltest du in der Flüssigen Tide Abstand nehmen, denn du wirst erstaunt sein, zu entdecken, dass sich der Klient, sogar wenn er so tief einschläft, dass er laut schnarcht, nach dem Aufwachen klar an alle Details der Sitzung erinnern kann. Er war nicht per se eingeschlafen – sein Ego nahm sich eine Pause in einem Neutral. Also „vertraue der Tide", wie Dr. Sutherland es lehrte, und lass den Atem des Lebens die Heilung vollbringen.

Obgleich es für dich nicht notwendig ist, den innewohnenden Behandlungsplan aufmerksam zu beobachten (damit du dem Klienten berichten kannst, was passiert ist), ist es auch wichtig, dass du in die Flut all dessen vollständig eintauchst. Du wirst imstande sein, dich an die wichtigen Details nach der Sitzung zu erinnern, während du mit deinem Klienten sprichst.

Notwendige Fähigkeiten für die Navigation in der Flüssigen Tide

Psychisches Bewusstsein ruht auf den Fähigkeiten zur Erdung, die du im schaulogischen Zustand entwickelt hast, was dir erlaubt, gleichzeitig in gegensätzlichen Polaritäten zu verweilen. Aber da die verstärkte Intensität des Gefühlstonus eine tiefe innere Unruhe auslösen kann, musst du dich zentrieren. Warum? Weil in der Flüssigen Tide die Wirkung des psychischen (oder emotionalen) Körpers deines Klienten tief dein Herz berührt. Das Leiden deines Klienten zu erfahren bedeutet, von den intensiven Energien zweier Menschen – deinen und denen deines Klienten – berührt zu werden. Das erzeugt etwas, das vielleicht als innere Verwundung beschrieben werden könnte, und manifestiert sich als eine körperlich gefühlte Sinneswahrnehmung von durchdringender Zärtlichkeit in deinem Herzen. Eine Vielzahl von schmerzlichen Schwingungsqualitäten zeigt die Flüssige Tide, wie z.B. freudvolle Schmerzsensivität, bittere Süße, angenehmer Schmerz, friedvolles Chaos und so weiter.

Eine Aussage wie „es schmerzt so gut" beschreibt deine Verletzlichkeit, wenn du auf diese Weise dem Prozess deines Klienten ausgesetzt bist. Wenn du in tonaler Übereinstimmung mit der Biografie deines Klienten und seinem Leiden bist, spürst du nicht nur die Qualität seiner Verletzungen, sondern du gehst auch mit der vibrierenden Aufladung des Schocks in Resonanz, der in seinem Soma – den Geweben im Körper – gespeichert ist. Zu guter Letzt wirst du mit deinen eigenen ungelösten emotionalen Angelegenheiten rechnen müssen, die auch mit dem Prozess des Klienten in Resonanz gehen – und das werden sie sicherlich.

Geerdet, zentriert, präsent

Ist dein Körper gut verankert, wird er mit der Intensität der Tonalität fließend mitschwingen, die aus deinem Klienten auftaucht. Du bist wie ein Baum, der in der Erde fest verwurzelt ist, und dennoch beweglich genug, um frei mit dem stürmischen Wind zu schwingen. In dieser inneren Haltung „leidest du mit" deinem Klienten.

Inmitten der verstärkten tonalen Intensität präsent zu bleiben, erfordert Herzwahrnehmung, das Bewusstsein für die in der Stille geerdete Mittellinie und eine stabile fühlende Zeugenschaft, die zentriert ist. Erdung und Zentrierung stabilisieren dein Herzwahrnehmungsfeld, so dass es sich mit der Primären Respiration fließend abstimmen kann, wodurch du eine genaue tonale Übereinstimmung mit deinem Klienten aufrechterhältst. Ohne ein Zentrum wird das sich ergebende Unbehagen einer Sitzung deinen Kampf-oder Flucht-Mechanismus triggern, was dein Nervensystem übernehmen lässt, dein Herz als Wahrnehmungsorgan ausschaltet und dich von der Primären Respiration trennt. Wenn ich den Shutdown-Prozess detaillierter beschreibe, wirst du verstehen, warum das Zentrieren eine Menge Mut erfordert.

Der Mut des Herzens

In der Cranialen Welle bist du dir des Körpers deines Klienten bewusst, und da nichts zurückgelassen wird, wenn du von einer Ebene zur nächsten weitergehst, besteht diese Bewusstheit in der Flüssigen Tide weiter. Zusätzlich wird sich dein

Herz kohärent ausdehnen oder zusammenziehen, um sich an die ganzkörperliche Atmung in deinem Klienten anzupassen. Angesichts der Schwingungsintensität in der Flüssigen Tide wird sich dein Herz verletzlich fühlen; du wirst eine tiefere Ebene der Offenheit erfahren und, wenn deine Verteidigungsstrategien einmal gefallen sind, wird die Psyche deines Klienten leicht dein psychisches Zentrum berühren. Es braucht Mut, eine Funktion der Herzenswahrnehmung, diese tiefe Verbindung zu fühlen, ohne darauf zu reagieren.

Wenn die tonale Intensität zunimmt, können deine Verteidigungsmuster dadurch ausgelöst werden. Wenn du aus der Bahn geworfen wirst, unfähig, sofort wieder zu deinem Zentrum zurückzukehren, gerätst du möglicherweise in Panik, verlierst das Bewusstsein für deine Mittellinie und dein Selbstempfinden verschwindet vielleicht. Natürlich wird dein Ego diesen Schwall an Gefühlen als Bedrohung wahrnehmen und es wird den Kampf-oder-Flucht-Mechanismus auslösen. Wenn du die Erdung verlierst, machst du vielleicht unbewusst damit weiter, deinen Klienten zu „reparieren", indem du efferente Vorschläge oder Intentionen zum Einsatz bringst. Oder du greifst rigoros auf ihr Gewebe zu, was nicht nur die gegenwärtige Bewegung im Fluid Drive behindert, sondern auch falsche Fulkren erzeugt, die die Bewegung der Primären Respiration abwehren und den inhärenten Behandlungsprozess stören. Zuletzt könntest du ängstlich werden und den Kontakt schnell abbrechen. Wenn das so ist, empfindet deine Klientin vielleicht ein starkes Gefühl von Verlassenheit, welches sie traumatisieren kann. Das ist, nach Jung, eine Verlassenheit auf der archetypischen Ebene.[93]

Fallbeispiel: Während meines Unterrichts wurde ich einmal Zeuge eines solchen unglücklichen Ereignisses:

Ich bemerkte im Besonderen eine Studentin: Während sie mit ihrem Partner arbeitete, war ihre Körpersprache völlig falsch: Ihre Haltung war zusammengesackt, ihr Körper war träge, ihre Haut war blass, ihr Kopf hing herab und ihre Hände umklammerten teilnahmslos den Kopf ihres Partners. Nachdem die Sitzung vorbei war, kam der von ihr behandelte Student zu mir persönlich, in Tränen. Er sagte: „Ich habe mich noch nie in meinem Leben so alleine gefühlt. Meine Behandlerin war völlig ausgestiegen, was mich triggerte. Ich fühlte mich, als würde ich im Schrecken der Leere ertrinken, gefangen in einem leblosen ewigen Nichts – wo nichts ist."

So kann der Mangel an Präsenz seitens des Practitioners einen Klienten traumatisieren, der, wie in diesem Fall, bereits ein Verlassenheitsproblem hat. Im oben genannten Beispiel war sich die Behandlerin absolut nicht bewusst, dass ihr Klient abgeschaltet hatte. Mangelnde Präsenz ist auf dieser Ebene der Arbeit eine der größten Tücken. Die Begegnung in der Flüssigen Tide kann entweder überwältigend mit emotionalem Schock aufgeladen sein oder so glückselig, dass deine Verbindung zu deinem Klienten ganz leicht verloren geht. Es ist wichtig, dass du in Stille geerdet bleibst, in deiner Mittellinie, und dir deines Körpers gewahr bleibst – das ist das Zentrum, zu dem du durch Verweilen in deinem Herzen wiederholt und schnell zurückkehren kannst. Deine Herzpräsenz sollte mit der Aktivität im Körper deines Klienten und dem Klang ihres sich selbst organisierenden Lebensfeldes tonal übereinstimmen und sich fließend in präziser Resonanz dazu verändern. Auf gar keinen Fall darfst du deinen Klienten – oder dich selbst – verlassen. Die beste Möglichkeit, durch die Intensität der Flüssigen Tide zu steuern, ist die sinnliche Wahrnehmung der Tonusqualität in deinem Körper und deine Präsenz für deinen Klienten auf eine harmonisch an die Gefühle angepasste Weise. Wenn du zum Beispiel Zartheit spürst, wird deine Präsenz zart sein, während eine starke Begeisterung nach mehr dynamischer Präsenz ruft.

Die Primäre Respiration ist eine uralte Intelligenz und, wie ich gesagt habe, kann der direkte Kontakt mit ihr erschreckend sein. Aber dieses Phänomen besitzt eine tonale Qualität, die du in deinem Herzen empfindest, ohne zu reagieren oder dich zu bemühen, es zu verstehen. Stattdessen warte und nimm den Tonus *innerhalb deines Körperraumes* sinnlich wahr, aber reagiere nicht auf die schwindelerregende nichtlineare fraktale Bewegung. Indem du lernst, wie man innerhalb der Spannung der Gegensätze da ist – gleichzeitig aktiv und passiv zu sein – beginnst du eine bewusste Zusammenarbeit mit dem Atem des Lebens.

Dabei erhältst du Zugang zur entwicklungsbezogenen Blaupause deines Klienten, wenn du den Tonus *in deinem Körper* spüren kannst und mit ihm mitschwingst. Wie Dr. Jealous sagt, musst du in die Primäre Respiration hineinkommen. Du kannst nicht von außen darauf schauen und gleichzeitig mit ihr zusammenarbeiten. Ich würde noch hinzufügen, dass du die Primäre Respiration auch in dich hineinlassen und tonal in ihr untertauchen musst, um kohärent mit dem Prozess auf eine kooperative Weise zu resonieren.

Mit der Primären Respiration kooperieren

Zusammenarbeit geschieht, wenn du genau die inerten Muster deines Klienten spiegelst, während du dich mit efferenten Aktivitäten zurückhältst. Warte geduldig, bis sich das geometrische Muster und die Richtung der inerten Muster selbst offenbaren. Du wirst beobachten, dass sich die Flüssigkeiten in besondere Richtungen oder in Vektoren bewegen, die du genau spiegeln solltest, bis die inerten Muster zu gesunden Bewegungen werden, die mit dem Ganzen in Einklang sind. Wenn du es unterlässt, in den Prozess einzugreifen, wird sich deine Stille mit der Stille in deinem Klienten verbinden – das Fulkrum deines Klienten und dein Herzfulkrum werden sich wie zwei Magnete vereinen. Darauffolgend drückt sich eine Auftriebskraft (Lebendigkeit) in den Flüssigkeiten des Klienten als eine vereinte Tonalität aus; dieses flüssige Spannungsgleichgewicht ist eine Vertiefung eines Neutrals in der Flüssigen Tide.

Wenn sich ein Neutral vertieft, setzt und letztendlich den Grund erreicht, drückt es eine besondere Schwingungsqualität aus. Du spürst diese tonale Qualität in deinem Körperraum.

Diese Schwingungsqualität schwingt alchemistisch mit den inerten Kräften, um sie in gesunde Bewegung zu transmutieren. Sich mit dieser Schwingungsqualität zu synchronisieren, ist der Schlüssel der biodynamischen Praxis.

Während sich das Neutral durch eine Serie von Punkten flüssigen Spannungsgleichgewichts konsolidiert, richten sich inerte Fulkren wieder auf die Mittellinie aus. Sobald Inertia gelöst ist, führt das nach und nach wieder zu einer Balance der strukturellen Mittellinie, die sich dann wieder mit der primären elektromagnetischen Mittellinie synchronisieren kann.

Die Transmutation in der Flüssigen Tide sinnlich wahrnehmen

Ein inertes Fulkrum zieht die Mittellinie aus dem Zentrum; wenn es gelöst ist, kommt der verzerrte Teil der Mittellinie wieder ins Gleichgewicht. Nach einer genügenden Zahl gelöster Fulkren richten sich die Verzerrungen in der Mittellinie wieder aus, nach und nach kommt die Mittellinie wieder als Ganzheit ins Gleichgewicht. Diese Verschiebung in der Mittellinie von träger Bewegung zu gesunder lädt die Möglichkeit eines tieferen Enfoldments der Primären Respiration ein, hervorzukommen – das ist Transmutation.

Deine Wahrnehmung einer Transmutation während einer Sitzung wird niemals zweimal dieselbe sein, und weil es sich um einen multilinearen und fraktalen Prozess handelt, lässt sich Transmutation schwer in Worte fassen. Aber es gibt Ereignisse, die wiederholt auftauchen, an denen du die Flüssige Tide erkennen kannst. Zum Beispiel kannst du eine Zunahme tonaler Intensität in deinem Körper wahrnehmen, wenn die Primäre Respiration ihren Höhepunkt erreicht. Diese Intensität zeigt an, dass die Potency Leichtigkeit in den Fluid Body des Klienten atmet. Du magst fühlen, wie die Potency an der Peripherie in seinen Körper strahlt, wie ein Gefühl, dass sich der Raum innerhalb ausdehnt, während sich der Fluid Body als Ganzes ganzheitlich ausdehnt. Der Körper deines Klienten fühlt sich leichter an, weniger Gewicht – lebhafter –, weil die Leichtigkeit in die metabolischen Felder einströmt. Was sich wie verdichtete, träge Fulkren anfühlte, fühlt sich nun geräumig an. Das lokale träge Muster hört auf, sich zu bewegen, das Fulkrum entkoppelt sich von seinem fixierten Muster und wechselt zu einem ausbalancierteren Platz. An diesem Punkt der Sitzung werden sich spontan fließende Fulkren wie eine strömende, protoplasmatische Kraft anfühlen. Spürst du diesen Fluss, zeigt es, dass die festgehaltenen trägen Fulkren frei sind und die fließenden Bewegungsmuster, die durch sie organisiert wurden, sich nun als ein harmonischer, metabolischer Fluss ausdrücken. Erreicht dieser Fluss ein Gleichgewicht, gibt es Homöostase, und du spürst das Zurückkehren der idealen Gewebeform.

Bedenke, dass die Transmutation multilinear ist; daher wirst du während der Inspiration zusätzlich zur erhöhten tonalen Intensität auch andere Qualitäten im Körper des Klienten spüren, wie Wärme, Weichwerden, Ausdehnung oder Sprudeln. Während der Primären Expiration wirst du ein Nachlassen der tonalen Intensität in deinem Körper wahrnehmen, wenn die Formen und Klänge der Flüssigkeiten – aufgrund der zunehmenden Schwerkraft – übersetzt werden in Formveränderungen in der Membran, im Knochen, in Organen und Gewebeschichten des Klienten. Nach wenigen Minuten wirst du eine komplette Transmutation der trägen Bewegung feststellen. Die trägen Fulkren habe sich wieder auf die Mittellinie ausgerichtet, und die Bewegung des Fluid Body ist frei und spontan, was du als weiche, warme, anmutige übergangslose Bewegungseinheit wahrnimmst, die man nur als elegant beschreiben kann. Im Wesentlichen befreit sich das träge Muster selbst durch einen Prozess, der aus der Intelligenz der Kräfte hervorgeht, die im Körper des Klienten verborgen sind. Das führt uns also zu der Frage: Wie viel Intervention ist ganz genau für einen biodynamischen Practitioner angemessen?

Der Unterschied zwischen der biodynamischen Osteopathie und dem, was ich unterrichte

Hier trennt sich der Weg von der Praxis der biodynamischen Osteopathie, wie sie von Dr. Sutherlands Lehren abgeleitet worden ist. Ich habe bereits die Unterschiede zwischen der biodynamischen Osteopathie und meinem nichtmedizinischen Zugang kommentiert, aber ich möchte das noch weiter ausführen.

Dr. Jealous lehrt osteopathische Ärzte, die gegenwärtige Bewegung in tonaler Übereinstimmung genau zu verstärken, d.h. im Tempo der Bewegungen der Primären Respiration auf dem Höhepunkt der Inspiration.[94] Das ist ein Privileg des Arztes, welches ich respektiere, obgleich ich Zweifel hege, dass irgendeine efferente Aktivität in der Primären Respiration sicher angewandt werden kann, egal wie gut ausgebildet der Behandler ist. Daher schlage ich anstelle von Verstärkung einen nichtmedizinischen Zugang vor.

Du verweilst in deinem Sinusknoten, um dich mit den Fulkren deines Klienten in der gegenwärtigen Bewegung zu verbinden. Du entspannst in unerschütterlicher Präsenz in der Inspirationsphase, während die tonale Intensität zunimmt. Am Höhepunkt der Inspirationsphase fühlst du den Höhepunkt der tonalen Intensität, während deine Hände die Geometrie der gegenwärtigen Bewegung spiegeln, und die Inertia wird sich inhärent lösen und dabei den Atem des Lebens völlig frei lassen.

Was meine ich mit „deine Hände spiegeln die gegenwärtige Bewegung?" Lasst uns die Analogie zu einer Blütenknospe verwenden, wie sie die Blütenblätter entfaltet. Wie du dich erinnerst, sind träge Kräfte durch die Schwerkraft belastet, daher komprimieren sie die metabolischen Felder und machen sie gelartig, analog zu einer zermalmten Blütenknospe. Wenn ich einen neutralen, schwingungsresonanten Handkontakt anbiete – ein flüssiges Fulkrum der Stille – dann wird die Potency die Blütenblätter durchtränken und sie werden sich natürlich entfalten, sehr ähnlich wie die Sonnenstrahlen eine Blütenknospe ermutigen, sich zu öffnen. Meiner Erfahrung nach gleicht die Verstärkung eher einer neugierigen gewaltsamen Öffnung der Blütenblätter, was nicht zu meinem Gefühl, eher *„mit etwas zu sein"*, anstatt *„etwas zu tun"*, passt. Erinnere dich, wie Christian Morgenstern schrieb: „Nichts kann mir hinzugefügt, nichts kann mir genommen werden. Ich bin das „Ich bin". In mir hat das Leben den Sinn seines Lebens verwirklicht."[95]

Dr. Sutherland scheint mir beizustimmen: „Ich habe deine Aufmerksamkeit auf die Potency der Tide gelenkt. Sie hat mehr Intelligenz und Potency in sich als irgendeine blinde Kraft, die von außen sicher angewandt werden kann."[96] Er nannte diese Arbeitsebene „unheimlich", was für mich impliziert, dass sie jenseits des Rationalen liegt.[97] Daher trifft der Glaube, dass Dinge klar und logisch sein müssen, um wahr zu sein, nicht auf die Biodynamik zu. Was klar und logisch ist, enthält nur einen kleinen Tropfen Wahrheit; die größere Wahrheit mag eher eine schlammige Flut sein. Wenn ich mich daher bewusst der Flut anschließe, verlangt das von mir, „kniend zu denken" – ich vertraue bedingungslos und lebe im Nichtwissen, während ich Führung von einer höheren Intelligenz erhalte. Das darf nicht mit einer falschen Bescheidenheit verwechselt werden, die mein Ego verherrlicht, wenn ich behaupte, ich hätte keinen Anspruch auf Wissen; sondern vielmehr weiß ich gleichzeitig nichts und alles.

Noch einmal Dr. Sutherland: „Du brauchst nicht einmal das Bewegungsmuster im Sphenobasilargelenk zu testen. Die Tide wird es dir erzählen. Es ist unheimlich, und darum zögere ich, darüber zu sprechen. Allerdings geht 'Probieren über Studieren'."[98] Das „Probieren" ist in diesem Fall, die Erfahrung der innewohnenden Heilung zu machen.

Von der Flüssigen zur Langen Tide

Ein Neutral, das in der Flüssigen Tide auftaucht, macht Platz für eine Reihe von etwas, das sich wie Stillpunkte anfühlt; aber tatsächlich sind das Punkte flüssigen Spannungsgleichgewichts, die Teil des innewohnenden Behandlungsplans sind. In der Zwischenzeit vertieft sich das Neutral und die primäre strukturelle Mittellinie organisiert sich neu, balanciert sich wieder und wird nach und nach wieder hergestellt.

Das gilt weiter, bis in einem genügend großen Bereich der Mittellinie das Gleichgewicht wiederhergestellt ist. Dann wirst du spüren, wie das flüssige Spannungsgleichgewicht ganz still wird. Wenn die Stille von außen in den Raum kommt und der Fluid Body des Klienten beginnt, sich in einen weiten ehrfurchtgebietenden Dunst zu transmutieren – das ist dann der Stillpunkt der Flüssigen Tide, der Vorbote der Langen Tide. Innerhalb eines Spannungsgleichgewichts der Flüssigkeit wird sich Flüssigkeit in Potency umwandeln; dann wird eine verlängerte und tiefe Stille die Potency intensivieren, in Vorbereitung auf das Erscheinen der Langen Tide, welche auch von außen kommt. Die Entwicklung von Flüssiger Tide zu Langer Tide erfordert eine bedeutende Wahrnehmungsverschiebung: Deine Herzwahrnehmung wird sich auf natürliche Weise bis zum Horizont – das Bekannte – oder darüber hinaus ausdehnen, und deine aufgegebene persönliche Intelligenz wird zur instinktiven Weisheit, die das Fulkrum für den Atem des Lebens bilden wird.[99] Das ist Wilbers feinstoffliche Ebene.[100] Deine Aufgabe ist es, innerhalb des riesengroßen Ozeans der Potency, der Langen Tide, zu ruhen und damit fortzufahren, die Kontrolle über die Sitzung den inneren Kräften der Klientin zu überlassen. Du ruhst in dem, was gerade geschieht, genau wie du bist, und erwartest oder wünschst nicht, dass irgendetwas anders sein sollte, als es gerade ist.

Hinweis: Biodynamische craniosacrale Schriften legen vielleicht dar, dass du nur eine künstliche Verschiebung deines Wahrnehmungsfeldes bewerkstelligen und die Qualität deiner Hände verändern müsstest, um die Flüssige Tide, die Lange Tide oder die Dynamische Stille wahrzunehmen, – und plötzlich wirst du das ersehnte Enfoldment wahrnehmen. Aus meiner Erfahrung erscheinen diese Enfoldments nicht auf Kommando. Ich war niemals imstande, mein Wahrnehmungsfeld zu verschieben wie eine Gangschaltung, um dann die Lange Tide wahrzunehmen, wann immer ich es so wollte. Der Atem des Lebens hat das Steuer in der Hand. Immer wenn es mir erlaubt war, Zeuge dieser geheimnisvollen Arbeit zu werden, fühlte ich mich privilegiert.

7

Die Lange Tide und das feinstoffliche Bewusstsein

Du bist des Pilgers Pfad, des Blinden Auge,
des Toten Leben; meine Hoffnung ruht in Dir;
ziehst Du Dich zurück, tappe ich im Dunkeln, sterbe ich.
Enthülle deine Sonnenstrahlen, schließe Deine Schwingen, und bleibe.
Sieh, sieh, wie blind ich bin, wie tot und verloren;
o Du, der Du mein Licht bist, mein Leben, mein Weg.

FRANCIS QUARLES, „Warum verschattest du dein liebliches Gesicht?"

Das feinstoffliche Bewusstsein bezieht alles Vorhergehende mit ein – rationales, schaulogisches und psychisches Bewusstsein –, aber jetzt befreit das Fehlen von Schwere deine Herzwahrnehmung noch weiter, bis sie sich bis zum Horizont des Bekannten ausdehnt. Wenn deine Wahrnehmung aus ihrer Ego-Falle herausschwappt, bist du in eine ozeanische Sphärenmusik eingetaucht, auch bekannt als das Logos, die archetypischen, heiligen, geometrischen, fraktalen Klänge, die die formenden Elemente der physischen Schöpfung sind. Du fühlst überall ekstatische Klänge wie ein leuchtendes inneres Wort, das auf ewig das Lied des universellen Göttlichen Selbst singt, welches Jung das archetypische Selbst, Purusha oder Gott-Mensch nennt.[101] Du bist in direktem Kontakt mit einer unbegrenzten Vielfalt an euphorischen Klangausstrahlungen, die leuchtende und heilige geometrische Formen besitzen. Diese sind ursprünglich fraktale Manifestationsmuster, die zu den archetypischen formativen Blaupausen werden oder zu Schablonen, aus denen alle physischen Phänomene hervorgehen.[102] Wenn du diese Bewusstseinsebene erreichst, wirst du einer großen Bandbreite an Phänomenen begegnen, die sich mit jenen der vorigen Bereiche mischen – das ist sicherlich eine ganz neue Ebene, eine alle anderen völlig überstrahlende, wie Wilber sagt.[103]

Eines der eindrucksvollsten Merkmale der Langen Tide ist etwas, das ich als „spirituelle Berührung“ beschreibe. Deine individuellen Sinne werden autonom bleiben, und gleichzeitig werden sich alle deine Sinne vereinen und zu diesem einen Sinn zusammenfinden. Spirituelle Berührung ist ein ekstatischer, euphorischer Zustand: Du wirst farbenprächtige Leuchtkräfte „sehen“, während du beglückende Klänge „hörst“, beide gestalten sich in geometrische, archetypische, fraktale Gestalten, aus denen sich die physische Form manifestiert. Diese Art des direkten Kontaktes mit extrem feinstofflichen Strömungen und Erkenntnissen nennt man in Indien *shabda* und *nada*.[104] Du bist mit möglicherweise Ehrfurcht einflößender und überwältigender Ekstase vollgesogen und dein Bewusstsein ist zu einer Einheit geworden.[105]

Im feinstofflichen Bewusstsein ist es üblich, direkten Kontakt mit erhabenen Gottheiten zu haben, wie Christus, Buddha, Krishna, Allah, Prajnaparamita, Sophia, Guan Yin, Gott, die Präsenz, der universellen Herzausstrahlung, die Hierarchien und so weiter. Du bist mit Ehrfurcht erfüllt, besonders weil du dich in der Gottheit geborgen und von ihr gesehen fühlst. Gesehen werden und sich so tief berührt fühlen, treibt die spontane Demut und eine Sehnsucht nach der Vereinigung mit diesem glückseligen Sein an.

Es gibt keine einheitliche Erfahrung, die deinen Kontakt mit der Langen Tide bestätigt. Jede Begegnung ist in der tonalen Qualität auf das Feld zugeschnitten, welches durch die kohärente Verbindung zwischen dem Herzen deines Klienten, deinem Herzen und dem universellen Herzen erzeugt wird. Die Erfahrung unterscheidet sich von Person zu Person und von Begegnung zu Begegnung. Der Schlüssel dazu ist die Präsenz für die Tonusqualität, nicht einfach die Wahrnehmung dieses blendenden Phänomens, das zu einer Liebesfalle werden kann. Meiner Erfahrung nach „verliere“ ich typischerweise an diesem Punkt Studenten, die das Präsentsein über Bord werfen, um in der Multimedia-Darstellung der Langen Tide zu bleiben.

Die Lange Tide löst das Ego als Lebensmanager ab

Fallbeispiel: Einmal unterbrach ein deutscher Cranio-Lehrer meinen Unterricht. Er war besonders skeptisch bezüglich der Gültigkeit der Biodynamik.

„In diesem biodynamischen Zugang, über den du sprichst“, sagte er, „sehe ich keinen Unterschied zu dem, was ich bereits mache.“ Natürlich war er der

Erste, mit dem ich weiterarbeiten wollte. Nachdem er tatsächlich der Langen Tide begegnet war, sagte er: „Ich hatte keine Chance. Die Stille war so kraftvoll, dass ich mich hingeben musste, und es passierte zu schnell, um es zu stoppen. Aber als ich mich einmal fallengelassen hatte, wollte ich niemals wieder diesen friedlichen Bereich verlassen. Das ist ja ganz anders, als ich dachte."

Er konnte der überzeugenden Kraft des Atems des Lebens nicht widerstehen, so sehr genoss er trotz seiner Skepsis die liebevolle Präsenz der Langen Tide.

Das zeigt die Art und Weise, wie die Lange Tide liebevoll das stärkste Ego verdrängt. Nach einem direkten Kontakt mit der Langen Tide ist das Ego eingeschläfert; wenn es plötzlich und unerklärlicherweise aufwacht, ist das Ego auf dem Beifahrersitz und daneben auf dem Fahrersitz ist eine übermächtige, dennoch sanfte und liebevolle Präsenz. Anfangs kann dieser Kontrollverlust das Ego schockieren, aber nach entsprechender Gewöhnungszeit ist es eine große Erleichterung, die dauerhaft Gelassenheit bringt. Realisiert das Ego einmal, dass das die Präsenz ist, die das Leben immer schon gemanagt hat, kann es sich entspannen. Mama kann den Bus fahren und das Ego kann die Landschaft genießen.

Der universelle Puls, der dich niemals verlässt

Nichts kann die Kraft der Langen Tide schmälern, nicht nur, weil alles Potency ist, sondern auch, weil sie ein universeller Puls ist, der direkt aus der Dynamischen Stille, der Grundlage des Lebens, herausströmt. Ich habe ein Video, das diesen universellen Puls im Schleimpilz zeigt, eine der einfachsten irdischen Lebensformen. Der Schleimpilz hat nichts Strukturelles oder Organisches, er ist nur Protoplasma. Auf dem Video strömt das Protoplasma des Schleimpilzes unaufhörlich in einer konstanten Geschwindigkeit. Dieser Puls des Lebens bewegt sich in eine Richtung und dann in die entgegengesetzte, jede Phase fünfzig Sekunden.[106] Diese Frequenz, wie sie im Video gezeigt wird, setzt sich im Protoplasma fort, unverändert, sogar während der Schleimpilz verschiedenen Traumata ausgesetzt ist, wie Anästhetika, Frost, elektrischen Schocks, Operation, Anwendung von Narkotika, Stimulantien und Giften. Der Film zeigt, dass, egal welche inerten Kräfte in das Protoplasma des Schleimpilzes eingeführt werden, der Zyklus der Langen Tide intakt bleibt – sie ist transpersonal. Das bedeutet, dass die Strömungsfrequenz nicht von der persönlichen Disposition der Form abhängig ist, durch die sie pulsiert. Ob der Organismus gesund oder krank ist, dieser ständig präsente Puls geht niemals weg, solange er lebendig ist.

Natürliche Begegnungen mit der Langen Tide

Vielleicht hast du die Lange Tide als eine friedvolle, liebevolle Präsenz in einer heiligen Person wahrgenommen oder in jemandem, der die Schwelle des Todes überschreitet. (Dr. Jealous sagt: „Die Lange Tide kann in einem Klienten noch einige Zeit nach Eintreten des Todes gespürt werden."[107] Das habe ich auch von vielen anderen Practitionern aus meiner Mentorgruppe gehört, auch wenn ich diese Erfahrung nicht selbst gemacht habe.) Ich spüre die Lange Tide, wenn ich völlig entspannt bin oder tief in die Natur eingetaucht; ich fühle auch ihre liebevolle Präsenz während der Meditation, während Zündungen (Ignition – Momente, in denen ich in meinem Körper intensive Belebung empfinde) oder mitten in Prozessen spirituellen Erwachens.

Lange Tide ist unser natürliches Bewusstsein – der Grad, wie sehr uns der Kontakt mit der Langen Tide überwältigt, offenbart nur, wie weit wir uns von unserer wahren Natur entfernt haben.

Die moderne Kultur hat das feinstoffliche Bewusstsein dadurch ausgeschlossen, dass das Herz als Wahrnehmungsorgan abgelehnt und das Gehirn als das Höchste eingestuft wird. Zusätzlich zu unserer Kultivierung sind wir darin geschult, Logik, Wissenschaft und konzeptuelle medizinische Modelle zu verwenden, die Leben gänzlich zerstören und die multidimensionalen Aspekte unseres Herzbereichs zusammenbrechen lassen. Kein Wunder, dass wir uns so fremd und alleine fühlen.[108]

Glücklicherweise ist die Lange Tide nicht von unserer persönlichen, physischen, psychischen oder spirituellen Disposition abhängig; die Lange Tide verweilt bedingungslos in uns, wie es im Video gezeigt wurde. Dr. Jealous gibt ein Beispiel der bedingungslosen Qualität der Langen Tide, wenn er beschreibt, wie er die liebevolle Erscheinung der Langen Tide in verurteilten Mördern sah. Viele andere transpersonale Manifestationen tauchen in der Langen Tide auf, weil die Leichtigkeit in diesem Stadium vorherrschend ist; deine Klientin mag berichten, dass sie fühlt, als sei ihr Körper verschwunden, oder dass er sich ausgedehnt habe, sich in Licht verwandelt hat, wie aus Nebel gemacht sei oder dass er schwebe. Der Flüssigkeitskörper deines Klienten rückt in den Hintergrund und wird durch eine rätselhafte Sinneswahrnehmung ersetzt, dass sein Körper eine riesige, nichtlineare, multidimensionale, sich ständig verändernde dunstige Wesenheit geworden ist. Im „Potency-Körper" deines Klienten, wie er genannt wird, wirst du eine überwältigende Darstellung von erhabenen fraktalen Mustern wahrnehmen, die in beeindruckender Weise einem mit Licht und Luft verwobenen Nebel gleicht, wie er sich frei bewegt und wieder verbindet. Das ist in der Tat unbeschreiblich, deshalb wirst du selbst die sinnliche Erfahrung machen müssen.

Lange Tide im Vergleich zur Flüssigen Tide

In der Flüssigen Tide warst du Zeuge einer Abfolge von Punkten des Spannungsgleichgewichts in den Flüssigkeiten, die nach und nach das Neutral vertieften. Aber in der Langen Tide widersteht das Ego des Klienten nicht länger dem Atem des Lebens, so dass die Funktion des Neutrals erfüllt ist – der Klient ist im Neutral. Aufgrund der völligen Hingabe des Klienten wirst du daher zahllose, spontan fließende Fulkren wahrnehmen können, die Inertia wie ein unbeschreibliches, nichtlineares, vielschichtiges, multidimensionales fraktales Feld, was den gesamten Bodymind des Klienten durchtränkt und dabei alles vereint. Ich bin in dieser Phase regelmäßig von einem ehrfürchtigen Schauer ergriffen, weil diese Art von innewohnender Heilung über Glauben hinausgeht und so weit von meinem rationalen Verstehen entfernt ist, dass es sich jeglicher Beschreibung entzieht. Es ist offensichtlich, dass Heilung nichts mit mir zu tun hat, trotzdem bin ich für das Privileg dankbar, damit zu kooperieren.

Fallbeispiel: Die Heilkraft der Langen Tide

Eine Klientin war derart von Schwindel geplagt, dass sie bettlägrig war: Sie konnte sich nicht umherbewegen, ohne zu stürzen oder von Übelkeit überwältigt zu werden. Keine Behandlung, die sie sich angedeihen ließ – und es waren viele – machten irgendeinen Unterschied. Ich sah diese Frau einmal und hörte nie wieder von ihr. Nach einem Jahr rief sie wieder wegen eines Sitzungstermins an. Als ich sie nach ihrem Schwindel befragte, sagte sie: „Oh, das ging sofort nach der Sitzung bei Ihnen weg."

Aber die Lange Tide heilt nicht nur Symptome, sie stellt in dir auch die Perspektive Richtung Gesundheit wieder her. Du fokussierst nicht länger so intensiv auf die verdrehten Details deiner kranken Teile oder wie man sie wieder in Ordnung bringt, sondern siehst nach dem Kontakt mit der Langen Tide eher die dem Körper innewohnende Gesundheit und Ganzheit, und du lässt dich davon vorwärtsziehen. Diese Umkehr verleiht deinem Leben einen neuen Klang, durch den du immer tiefer zur Gesundheit geführt wirst, die schon in dir vorhanden ist.

Umkehrung deiner Wahrnehmung: Als ein Practitioner musst du dich in der Langen Tide mit einer größeren Wahrnehmungsveränderung auseinandersetzen, weil sich deine Wahrnehmung umkehrt. Wo du vorher im psychischen Bewusstsein Ereignisse als fühlender Zeuge wahrgenommen hast, fühlst du dich hier im feinstofflichen Bereich bezeugt – du bist der Wahrgenommene. Daher nimmt die ursprüngliche „Beobachter"-Haltung ab und wird durch das Gefühl ersetzt, gesehen zu werden und von einer Liebe ausstrahlenden Präsenz umgeben zu sein. Das innere Licht der Langen Tide zündet in dir ein neues Bewusstsein, wenn sich dein Herz mit dem universellen Herzen verbindet. Du bist bewusst, klar und fließend ohne Fixierung – deine Aufmerksamkeit schwebt frei im Raum, ich nenne es „positionslose Haltung". Ich bin überzeugt, Dr. Sutherland hat diese Zündung erlebt, und auch, wenn ich es nicht beweisen kann, glaube ich, es zwischen den Zeilen lesen zu können.

Übergang von der Traumzeit in das klarsichtige (luzide) Bewusstsein. Während die Lange Tide deine Aufmerksamkeit über den Horizont hinaus trägt, über das Bekannte hinaus, fällst du vielleicht in einen Traumzustand und wechselst zur anderen Seite. Du erwachst zu einem Bewusstsein, das so klar ist, dass du dir gleichzeitig deiner begrenzten Mittellinie und der unendlichen Peripherie bewusst bist (nimmst wahr, dass sie zusammenhängen). In deiner positionslosen inneren Haltung, wie ich es nenne, ist deine Aufmerksamkeit frei: Sie kann spontan in jede Richtung fließen, sofort jedem Bereich der Mittellinie innewohnen, sich global bis zum Horizont ausdehnen oder mit der gleichen Leichtigkeit ins unendlich Kleine sinken. Du kannst zwischen der Vergangenheit, der Gegenwart und der Zukunft wechseln – alles im Handumdrehen. So siehst du nun „innen", „außen" und „Zeit" als Vorstellungen und nicht als präzise Realitäten. Dein Gewahrsein ist instinktiv und verweilt ganz natürlich in bedingungsloser liebender Ausstrahlung.

Persönliche Gefühle transmutieren zu Tugenden. Nach ausreichendem Eintauchen in die Lange Tide wandeln sich deine persönlichen Emotionen in transpersonale Tugenden: Weisheit, Unschuld, Liebe, Mitgefühl, Schönheit, Friede, Freude, Ehrfurcht und so weiter. Ich habe bereits erwähnt, dass dein Einfühlungsvermögen transsensorisch wird – alle deine Sinne, obgleich autonom, werden zu einem Sinn. Das stattet dich mit geheimnisvollen, sensorischen Fähigkeiten aus, die über dein Verständnis hinausgehen und über die Sitzung hinaus bestehen bleiben.

Du bist bewusst mit allem in Kontakt (eine spirituelle Berührung), daher spürst und nimmst du dich als eine Intelligenz wahr, die weit über deine eigene Intelligenz hinausgeht; deine sensorische Fähigkeit ist nicht mehr limitiert durch deine persönliche Veranlagung. Wenn der Atem des Lebens strahlend durch deinen Bodymind scheint, werden alle Aspekte deines Selbst völlig transparent. Nun erleuchtet, beobachtest du klar deine dich am meisten lähmenden Unzulänglichkeiten, und wenn du weiter die Liebe in diese Unzulänglichkeiten fließen lässt, werden die damit verbundenen Lasten und die Schuld von dir genommen, bis du dich selbst bedingungslos lieben kannst.

Wenn der Atem des Lebens deine Beziehung zu dir selbst in dieser Art umwandelt, findest du echte Erholung. Du fühlst dich von einer liebenden strahlenden Präsenz gehalten, die das Leben alleine ohne deine Hilfe perfekt managt; du hörst auf, der Kontrolleur zu sein, und überlässt der Präsenz die Führung. Um so ekstatisch ein neues Bewusstsein auszuhalten, wirst du all die oben genannten Fähigkeiten benötigen – Herzwahrnehmung, Erdung und ein stabiles Zentrum im Sinusknoten des Herzens – genauso wie die Transmutation deiner persönlichen Intelligenz in ein instinktives Wissen, das ganz im Vertrauen ist.

Der Moment der Entscheidung: Trennung oder Ganzheit. An diesem Punkt hat dein Ego, als das Empfinden von einem getrennten Selbst, die Wahlmöglichkeit: Ganzheit oder Trennung. Während du dich an eine universelle Präsenz gewöhnst, die dich mit bedingungsloser Liebe anschaut, reift das Vertrauen, das du in der Intelligenz der Cranialen Welle gefunden hast und welches sich in der Flüssigen Tide zum Vertrauen in die Weisheit deines Body-Felt-Sense entwickelt hat, in ein vorbehaltloses Vertrauen in universelle Weisheit.

Du beobachtest eine schrittweise Transmutation des Egos: zuerst durch das Aufgeben jedweden Bedürfnisses, die Beziehungen der Dinge zu kennen, und dadurch, dass du stattdessen die Dinge so annimmst, wie sie sind. Zweitens gibt das Ego seine ausschließliche Abhängigkeit von persönlichem Wissen und Lernen auf und wählt stattdessen, sich zu öffnen, still zu sein und zu lauschen. Drittens änderst du deine Prioritäten und statt durch die Quantität des Wissens lässt du dich durch das Wertschätzen der Qualität führen, durch deinen Sinn für Tonalität. Zuletzt lässt du dein Ego *als Kontrolleur und erster Beobachter* in den Hintergrund treten, während dein Gewahrsein positionslos wird und nicht länger an einer Idee festhält, einem Zustand, einer Technik, einem Konzept oder Ding. Deine befreite Aufmerksamkeit strömt fließend und spontan mit dem universellen Atmen des Atems des Lebens. Somit hast du dich hingegeben und bist nun körperlich empfänglich für alles, was immer auch in diesem grenzenlosen ozeanischen Lebensfeld auftaucht.

Persönliche Intelligenz wird zur Moral. Zur rechten Zeit wird deine persönliche Intelligenz zu Gewissen oder Moral, und du kommst in die Tiefe des Atems des Lebens, verbindest dich mit ihm und wirst gänzlich davon aufgenommen. Auf dieser Ebene der Herzwahrnehmung strahlen Dinge und Ereignisse einen leuchtenden fühlbaren Ton aus, der eine Wertigkeit beinhaltet. So ersetzt moralische Logik die formale Logik. Moralische Logik bezieht qualitative Unterscheidungen ein – im Gegensatz zu einer Wahrnehmung, die rein deskriptiv, quantitativ und normalerweise kritisch ist.

Als ein vereinfachtes Beispiel nimm den Grundsatz der formalen Logik: Das Ganze ist größer als seine Einzelteile. Das ist in Bezug auf Quantität eine wahre Aussage, aber nicht bezogen auf die Qualität. Sicher, der menschliche Körper ist quantitativ größer als z.B. das Herz. Aber mit moralischer Logik ziehst du auch den Wert eines Teiles in Betracht: Das Entfernen des Herzens beendet das Leben der betreffenden Person. Daher sind auf der Ebene der moralischen Logik beide richtig, der Grundsatz und seine Umkehrung: Der Teil ist größer als das Ganze, und das Ganze ist größer als sein Einzelteil.

Moralische Logik kommt auch in deiner sozialen Sichtweise zur Anwendung als die klare Wahrnehmung, dass andere im selben Meer des Selbst eingetaucht sind wie du. Somit wird offensichtlich, dass die Idee, dass wir von uns oder von irgendjemand anderem getrennt sind, eine unsinnige Fehleinschätzung ist. Diese Einsicht wiederum entfacht größeres Mitgefühl für dich und für andere. Schließlich stammen wir alle aus derselben Quelle, angefangen sind wir als einzelne Zelle. Obgleich jeder von uns durch und durch individuell und völlig getrennt ist, entspricht es dennoch der Wahrheit, dass wir im Wesentlichen alle eins sind. Im Herzen zu verweilen und in der Langen Tide zu ruhen enthüllt das unverkennbar als eine Tatsache.

Die Herausforderungen der Langen Tide

In der Langen Tide spürt dein weit geöffnetes Herz eine überwältigend liebevolle, leuchtende Präsenz, die einen universellen Atem ausstrahlt. Dies ist ein gleichmäßiges Atmen – ein Zyklus von einer Minute und vierzig Sekunden, jeweils fünfzig Sekunden Inspiration und fünfzig Sekunden Exspiration. Im Behandlungsraum spürst du die Lange Tide aus einer tiefen, ausgedehnten Stille hervorgehen, die von außen kommend den Raum mit einer erleuchteten Präsenz füllt, die sich wie die ultimative Liebe anfühlt. In dieser tiefen Ebene der Primären Respiration aufgenommen zu werden und zuzulassen, dass die bedingungslose Liebe deinen ganzen Bodymind vollständig durchtränkt, ohne zu reagieren, stellt eine ziemliche Herausforderung dar. Erstens ist es schwierig, weil sich deine Herzwahrnehmung bis an den Rand des Horizonts des Bekannten ausdehnen muss – oder darüber hinaus; und zweitens, weil die kraftvolle Durchtränkung so liebevoll ist, dass sie dein Ego zu tiefer Hingabe bewegt, während die Lange Tide alles übernimmt. Zu guter Letzt ist es schwierig für uns, so viel Liebe ohne Bedingung anzunehmen.

Practitionerfähigkeiten in der Langen Tide

Als Practitioner verweilst du während der Langen Tide in deinem Sinusknoten in innerer Stille. Das wird ganz natürlich durch wiederholten Kontakt mit dieser liebevollen Präsenz geschehen. Sie durchtränkt die vollständige Stille, die für dich notwendig ist, um dich dort völlig hinein zu entspannen. Diese Vereinigung ist durch Entrainment (Schwingungskopplung) ermöglicht (ein rhythmischer Einklang mit den fundamentalen Impulsen des Lebens) – deine Abhängigkeit von der Führung durch deine Gedanken und deine persönlichen Gefühle und Wünsche schwindet, während du zunehmend Richtungsweisung von einer universellen Quelle annimmst, die direkt vom Leben ausgeht.

Und diese Vereinigung ist so vollständig, dass sogar deine Atmung mit der Langen Tide synchron geht. Aber das bedeutet nicht, dass du fünfzig Sekunden einatmest und fünfzig Sekunden ausatmest, sondern eher, dass dein Atmen mit den Auslenkungen der Langen Tide in harmonischer Übereinstimmung ist. Deine Gesamtatmung wandelt sich in einen extrem kraftvollen, doch zugleich subtilen *Prana*-Atem, in dem sich deine Lungen nur minimal bewegen. Dein Verstand befürchtet, dass du nicht genug Sauerstoff bekommst und Schaden nimmst, trotzdem fühlst du dich belebt. Vielleicht baut dein Vertrauen in den Atem des Lebens auf dieser widersprüchlichen Tatsache auf.

Und wenn du weiterhin der Gelassenheit des Atems des Lebens erlaubst, dich auf diese Art zu durchtränken, wird eine Leuchtkraft in dich eintreten, die dich durch und durch mit innerem Licht erfüllt. Das zündet eine kohärente Beziehung zur Langen Tide, in der du dich durch ihre Präsenz so gehalten fühlst, dass du dich sicher genug fühlst, um deinem Ego den Kontrollverlust zu erlauben und dem Atem des Lebens das Steuerrad deines Lebens zu überlassen. Tatsächlich spürst du „nicht ich, sondern du", und du weißt, der Atem des Lebens verlässt dich niemals, so dass du dein Leben damit synchronisierst und dir immer in seiner Präsenz bewusst bleibst.

Eine Sitzung in der Langen Tide

Während der Langen Tide bist du in luzider Klarheit und in tonalem Einklang mit den dunstartigen Kräften der Potency in deinem Klienten. Du kannst nicht anders, als es zuzulassen, dass diese überwältigenden, strömenden Tonalitäten sich mit deinem Bewusstsein vereinen, und es bis zum Horizont und zurückzu„atmen", und ebenso auch deine Hände bewegen. Die dunstartigen Bewegungen, die du in deinem Klienten spürst, obgleich unbeschreiblich, senden eine holographische Blaupause der ursprünglichen Form ihres oder seines Bodyminds aus. Diese Vorlage beinhaltet das, was Dr. Jealous die „ursprüngliche Bewegung der Gesundheit" nennt. Die Blaupause erscheint unzweifelhaft als eine wunderbare Wiederherstellung von Balance, Gesundheit und Ganzheit in deinem Klienten. Du nimmst sowohl in dir als auch im Klienten wahr, wie die gesamte Bodymind-Seele deines Klienten die Potency der Tide absorbiert, während sie durch jede Struktur strömt, als flächiger zarter Atem, alles regenerierend, was sie liebkost. Du fühlst einen kraftvollen Ozean, der einen Sog erzeugt, in dem jede Menge inerter Muster des Klienten liebevoll, und ohne die Kohärenz der Langen Tide zu mindern, wieder synchronisiert werden. Du hast das Gefühl, als wäre der Atem des Lebens von dieser enormen Potency-Durchtränkung völlig unberührt, ungeachtet der schier unfassbaren Tiefe seiner Transmutation. Es gibt keinen Weg, das zu verstehen – es ist einfach so.

In der Langen Tide wird die Zeit sogar noch langsamer als in der Flüssigen Tide, so belebt dich nun neu, was sich in der Cranialen Welle wie Arbeit anfühlte und in der Flüssigen Tide zum Spiel wurde. Eines der Kennzeichen der Langen Tide ist, dass du durch und durch belebt daraus hervorgehst, überhaupt nicht müde. Vielleicht liegt der Grund darin, dass die in deinem Klienten stattfindenden Transmutationsprozesse sich auch auf dich auswirken und dass die Heilresultate nichts mit der Anwendung deiner Fertigkeiten als Practitioner zu tun haben.

Fallbeispiel: Eine Klientin beschreibt ihre Erfahrung in einer Sitzung mit der Langen Tide so:

Als mein Körper in eine sich mehr und mehr vertiefende Stille sinkt, berühre ich den Boden dieses Ozeans der Stille und spüre, dass eine noch tiefere Stille aus weiter Ferne in den Raum kommt. Ich bin erfüllt von einem Gefühl der Sicherheit, Offenheit und Aufnahmebereitschaft. Ich driftete in einen schwebenden Zustand, wo Stille alles durchdrang – alle meine Gedanken, mein Atem, meine Sorgen – alle Aktivitäten stoppten für eine scheinbar lange Zeit. Dann füllt aus dieser Stille eine gewaltige Präsenz den Raum und schwebt über mir. Ich spüre einen liebevollen Blick auf mich gerichtet; ich habe mich noch nie zuvor so intensiv gesehen gefühlt oder jemals so geliebt. Dann liebkosen mich leuchtende zarte Nebelschleier, während sie liebevoll Licht in meinen Körper strömen lassen. Mein Körper beginnt zu schweben und dehnt sich sehr, sehr langsam aus, um zu einem weiten Raum zu werden; es scheint, als ob mein Körper in dem feinen, dunstigen Licht der Präsenz verschwindet – und dann dehne ich mich als dieses Licht in den Kosmos aus. Und gleichzeitig spüre ich diesen Dunst – meinen Körper – Bewegung und Wirbel überall rundherum. In dem lichterfüllten, kosmischen Raum, der mein Körper ist, sehe ich zwei leuchtende Pyramiden, die zwei glückselige Klänge aussenden. Eine Pyramide sinkt von oberhalb meines Kopfes ab und die andere steigt von unterhalb meines Beckens hinauf. Über meinem Herzen überlagern sie sich und wachsen zusammen, um einen dreidimensionalen sechszackigen Stern zu bilden. Im Zentrum meines Herzens, dort, wo sich die beiden Pyramiden überlagert haben, gibt es ein Hexagramm, von dem aus Millionen von winzigen Lichtpunkten explodieren und durch meinen kosmischen Körper strahlen. Wie Glühwürmchen im Sommer beginnen die winzigen Lichtpunkte durch meinen gesamten Körper zu schwirren. Jedes von diesen Millionen Funken öffnet einen winzigen Raum, der in mir etwas Verdichtetes befreit. Ich fühle mich ekstatisch und in einer unbeschreiblichen Weise befreit.

> Die ganze Zeit schüttet diese liebevolle Präsenz – als flüssiges Licht – Glanz über meinen ganzen Körper. Es fließt wie warmer Honig. Ich kann das wirklich nicht beschreiben – ich fühlte mich total gesehen, umarmt und von dieser liebevollen Präsenz gehalten. Ich bekam genau, was ich brauchte, ohne darum zu bitten. Obwohl diese Sitzung tiefgehend war, war ich verwundert, wie normal ich mich nachher fühlte. Einfach ich. Außer, dass ich jetzt ohne irgendeinen Zweifel weiß, dass ich geliebt werde – und dass ich mich selbst liebe – gerade so, wie ich bin. Die Wochen verstrichen und ich bemerkte feine Veränderungen auf verschiedenen Ebenen. Ich bemerkte eine neue Aufrichtung in meiner Haltung; eine innere Unversehrtheit in mir; und diese kleinen nervenden Charaktermängel, die mich gequält hatten oder mein Leben bestimmten, verschwanden in den Hintergrund. Ich habe mich mit einer Behandlung dauerhaft zum Besseren verändert.

Es ist wesentlich, mit deinem Klienten präsent zu bleiben, während er Zugang zu diesem Bewusstsein findet. Gemeinsam geht ihr weit über einen horizontalen Intellekt hinaus, der auf persönliche Anliegen fokussiert ist, und tretet in die universelle Intelligenz des Atems des Lebens ein – eine vertikale Intelligenz. Deine Aufgabe ist es, mit deinem Klienten unerschütterlich präsent zu bleiben, während er die Strahlung, den Atem, die Wärme und heitere Gelassenheit seines erwachten Herzens erlebt.

Wenn, durch Gnade, das Atmen der Primären Respiration in der Langen Tide zum Stillstand kommt und Stille aus der Unendlichkeit hervorströmt, ist dieser Stillpunkt Dynamische Stille. Er ist frei von jeglichen Phänomenen und du betrittst Wilbers kausale Sphäre.[109] Ansonsten wirst du fühlen, wie die Lange Tide sich lichtet und aus deinem Bewusstsein schwindet, und das wird einer sehr gleichmäßigen, übergangslosen Flüssigen Tide Platz machen, die das Ende der Sitzung kennzeichnet.

8
Dynamische Stille und kausales Bewusstsein

Still sitzen, nichts tun. Der Frühling kommt,
und das Gras wächst von allein.

Zenrin Kushu

Kausales Bewusstsein ist Stille und nur das. In absoluter Leichtigkeit dehnt sich deine Herzwahrnehmung unendlich weit aus und verschmilzt mit der Stille. Das Gefühl des feinstofflichen Bewusstseins „Nicht ich, sondern du" wird durch „Ich Bin" ersetzt – ein ursprüngliches Bewusstsein. Bonder charakterisiert diese reine Stille als ein „nichtgetrenntes verkörpertes gefühltes Zeugen-Bewusstsein".[110] Die leuchtenden und heiligen geometrischen Formen und Schwingungsqualitäten, die verzückten Klänge, das ekstatische einheitliche Empfinden und die Gottheiten, die du vielleicht in der Langen Tide erlebt hast, sie alle machen Platz für die Abwesenheit jeglicher Phänomene. Da gibt es nur unendliche Stille, Ruhe und Leere – eine strahlende Dunkelheit, die gewahr ist. Der Kontrast kann sehr schockierend sein, was erklärt, warum Dynamische Stille verschiedentlich auch der Abgrund, die Leere, die Schwelle, die Gestaltlosigkeit, das Unerschaffene, das Ungeborene, das Tao, das Absolute oder das Ewige genannt wird.

Die leuchtenden Klänge, die du in der Langen Tide als Ehrfurcht einflößende archetypische Ausstrahlungen erblickst, die die physische Form steuern und erschaffen, werden nun von einer anderen Perspektive – von der anderen Seite – gesehen, als ein geheimnisvolles Drama, dass sich an der Peripherie der Dynamischen Stille abspielt. Du kannst sehen, wie jede Form eine Ausstrahlung aus der Stille ist und zur Stille zurückkehrt. Du kannst wahrnehmen, dass Leben das Wechselspiel zwischen Leere und Form ist. Ursprüngliche Form ist ein Ausdruck, der als Liebe aus der Dynamischen Stille hervorgeht.

Selbstwahrnehmung löst sich in Dynamischer Stille auf

In der Dynamischen Stille gibt es keine Zyklen der Primären Respiration. Deine Wahrnehmung ist frei schwebend in grenzenloser Stille und nichts existiert in deinem Bewusstsein. Oft weißt du nicht, dass du in Dynamische Stille eingetaucht warst, bis du es nachher merkst, weil sich das Gefühl für Zeit, Raum, Körper oder Selbst auflöst. Wenn das Selbst-Gewahrsein zurückkehrt, bist du beim Blick auf die Uhr erstaunt, dass dreißig Minuten vergangen sind. Zeit existiert nicht mehr und wird zum grenzenlosen Raum.

Diese unerschütterliche Dynamische Stille *ist* dein Gewahrsein – Sehen durch deine Augen, Fühlen mit deinen Händen und Bewegen in deinem Körper. Du befindest dich innerhalb spontaner Transmutation, wo Heilung geschieht. Du nimmst nicht an dieser Heilung teil; die Fähigkeiten sind still und deine Selbstwahrnehmung ist herabgesetzt. Und obgleich du dich in direktem Kontakt mit Heilung weißt, bist du auch, paradoxerweise, in einem Zustand göttlicher Ahnungslosigkeit.[111]

Es gibt keine wahrnehmbaren Wellen oder Zyklen in der Dynamischen Stille. Primäre Respiration steht still, hinterlässt nur Stille, die alles durchflutet, von der unendlichen Peripherie hin zum Zentrum und vom Zentrum zur Unendlichkeit. Stille taucht von jenseits des Horizonts auf und durchtränkt das Herz von allem. Zuerst berührt, dann vereinigt sich dein Gewahrsein mit dieser Kraft und verschmilzt darin, löst sich schließlich auf und wird eins mit der Dynamischen Stille.

Stille kommt nicht durch Unterdrückung oder Kontrolle, sondern ist vielmehr ein natürlicher müheloser Zustand perfekter Ruhe, begleitet von völliger Entspannung des Körpers. Durch Verweilen in dieser Haltung wird dein gesamtes Sein wie eine ruhige Wasseroberfläche, die wie ein perfekter Spiegel die gerade im Klienten vorhandene Harmonie oder Disharmonie reflektieren kann. Und diese stillen Wasser sind tief: Die Stille im Inneren wächst, erhöht sich ständig durch regelmäßige Wellen, die eine nach der anderen durch dein Sein rollen. Am Anfang sind es Momente, dann Minuten, dann Viertelstunden, in denen die vollkommene Stille andauert. Mit der Zeit wird Stille ein wesentliches immer präsentes Element, das weiter besteht, ganz gleich, ob du aktiv oder entspannt bist. Wenn diese „Zone der Stille", einmal etabliert ist, ist sie eine Ressource, aus der man sowohl für Erholung als auch für Aktivität schöpfen kann. Stille ist das Zeichen für den wirklichen Kontakt mit der spirituellen Welt, ein direkter körperlicher Kontakt, der das Einströmen der Kräfte erzeugt, die dir helfen.[112]

Weder du noch dein Klient üben noch Kontrolle aus, nicht einmal über das eigene Atmen. So bemerkenswert das auch klingt, du machst die Erfahrung, dass der Atem der Göttlichen Respiration wirklich und existentiell für dich atmet. Mit jedem Atemzug durchflutet eine tiefere Stille und Gelassenheit dein Sein. In der tiefsten Stille hören deine Fähigkeiten auf – Intelligenz, Vorstellungskraft, Gedächtnis und Wille – und die Welt wird als ein rhythmischer Tanz des Atems des Lebens wahrgenommen, aufrechterhalten von den vier ursprünglichen Elementen.

Diese ursprünglichen Elemente gehen aus der Dynamischen Stille hervor, und du spürst, dass jedes Element – Erde, Wasser, Luft und Feuer – eine Beschaffenheit hat, die auch mit einer spezifischen Schwingungsqualität getränkt ist. Die Tonalität von Erde vermittelt zum Beispiel ein Gefühl von Stabilität und die Qualität von Wasser das Gefühl von Beweglichkeit. Luft ist Ausdehnung und Feuer Antrieb. Alle vier Elementqualitäten sind getragen vom Äther, dem vollkommenen Element. Wie das Nordlicht tauchen diese elementaren Instinkte auf, gleich einem gewaltigen Regenbogen in Schichten von farbigen Klangwellen, die über den Rand der Unendlichkeit hinauslaufen – wenn sie von den äußeren Rändern der Dynamischen Stille aufsteigen und absinken, finden sie als Lange Tide ihren Ausdruck. Diese vielfarbigen Leuchtkräfte entspringen in der Langen Tide als der Logos – die archetypischen, heiligen, geometrischen, fraktalen Schwingungsqualitäten, die die Gestaltungselemente der physischen Schöpfung sind –, und sie weichen dann zurück und entschwinden in die Dynamische Stille.

In der Stille bist du Zeuge der Göttlichen Schöpferkraft, die Leben formt.

Aus der Dynamischen Stille erfahren wir die Welt als eine leuchtende Erscheinung in Stille. Genauer gesagt, ist das Universum eine selbstleuchtende Leere, die die Manifestation gestaltet. Almaas sagt: „Es ist, als ob die leere Weiträumigkeit, die einfach totale Abwesenheit ist, sich selbst durch ihre eigene Selbststrahlung in die Formen der Welt differenziert. Die glühende Strahlkraft ist nicht nur an der Oberfläche, sondern durchflutet die weiträumige Leere. Das Strahlen ist Gewahrsein, wird aber auch als reine Präsenz gefühlt."[113]

Dynamische Stille ist dein Wahrnehmungszentrum

Wenn du in der Dynamischen Stille verweilst, endet der Selbstbezug. Du bist absorbiert von unerschütterlicher Ruhe, Stille oder der vollen Leere, die wissend ist. Es gibt kein Selbst, keinen anderen, einfach nur Stille, die Grundlage des Lebens. Mit deinem neuen Wahrnehmungszentrum, Stille, bewegst du dich nicht länger auf deine Erfahrungen zu oder von ihnen weg. Das ist das Ergebnis unerschütterlicher Präsenz, in der die Stille den ganzen Weg bis zu deinem Kern durchdrungen hat, und sie geht aus dir hervor. Das heißt nicht, dass dein Wahrnehmungsfeld unbeweglich ist. Aber weil dein Zentrum Stille ist, kann deine Wahrnehmung in Abstimmung mit den Begleitumständen kommen und gehen; daher bist du absolut frei, dich zu bewegen.

Wie ich schon sagte, gibt es hier keine Erfahrung, nur den direkten Kontakt mit einer bewussten unendlichen strahlenden Dunkelheit, die sich der Beschreibung entzieht. Ich kann nur darauf hinweisen, indem ich sage, dass es so ist, als hätte sich dein Bewusstsein in einen unendlichen schwarzen Raum des Nichts ausgedehnt, in dem du kein Gefühl für eine Position hast. Aber du kannst auch nicht sagen, dass du im *Nichts* bist, denn dieser Raum ist sowohl die Abwesenheit aller Dinge als auch *alles*. Hier bist du nicht länger der Zeuge, eher bist du das, was bezeugt, wie Hameed Almaas beschreibt:[114]

> „Wenn wir in der undurchschaubaren Dunkelheit des Absoluten verweilen, entfernen wir uns von der Welt der Manifestation, als ob wir rückwärts gingen. Die Seele fühlt: „Ich nehme die Welt wahr und weiß, ich bin nicht von ihr, nicht Teil von ihr und nicht in ihr. Im Reflektieren finde ich mich selbst nicht, weder als Person noch als Selbst. Es scheint, ich bin eine Art Leere, die kein besonderes Gefühl hat, nicht einmal vom Selbst. Es gibt eine Bewusstheit für Phänomene, aber ich bin nicht Teil dessen, was ich wahrnehme, und ich bin nichts Bestimmtes. Ich bin reines Subjekt, das kein Objekt ist. Ich bin die Quelle der Bewusstheit. Ich bin nicht das Bezeugende, aber ich mache Bezeugen möglich." Da ist alles, das ist Wahrnehmung von allem, aber kein Selbst, keine Person und kein Bezug darauf. Der Geist kann sich Existenz nicht ohne Bezug zum Zentrum vorstellen. Hier gibt es keinen Bezugsrahmen. Es gibt Leichtigkeit, Offenheit, Ausdehnung und Freude."

Am Anfang hast du nur undeutlich eine Bewusstheit in der Dynamischen Stille, und du kommst mit den geheimnisvollen flüchtigen Kräften, die von hier ausströmen, in direkten Kontakt. Manche sind zart und erhaben; andere sind dicht, schnell und kraftvoll oder fühlen sich vielleicht göttlich an. Allerdings hast du oft keinen Zugang zu irgendeinem Wissen, dein Gewahrsein *ist* unerschütterliche Stille, während deine Klientin mit dem Göttlichen kommuniziert. Schließlich gewöhnst du dich an Stille, bis du es gar nicht mehr merkst – du *bist* die Stille. Wenn du diesen Raum betrittst, musst du willens sein, die Stille auszuhalten und für lange Zeitspannen von allem entleert zu werden.

Du wirst zu ursprünglicher, unerschütterlicher Stille, im Raum schwebend, und in dieser inneren Haltung wartest du, solange es nötig ist.

Manchmal wird vielleicht ein undifferenzierter Atem des Lebens wie ein Dieb in der Nacht von jenseits der Unendlichkeit auftauchen, oder vielleicht wird die Lange Tide oder die Flüssige Tide wieder erscheinen. Als mein Klient aus diesem Kontakt mit der Dynamischen Stille erwachte, fühlte er sich völlig ganz und berichtete:

> „Die Atmosphäre im Raum beruhigte sich plötzlich und fühlte sich spürbar unheimlich an, still und lautlos. Alle diese störenden Aktivitäten und Geräusche verstummten und dann war eine plötzliche, innere Stille da, so als ob ein schalldichtes Tor zu einem lauten Raum geschlossen wurde. Ich konnte den Lärm noch hören, aber die irritierenden Aspekte waren in völlige Stille weggesaugt. Es fühlte sich an, als ob ich in ein anderes Element wie tiefes Wasser gefallen wäre – nur war das Wasser dichte Stille – und obwohl es physisch schwer war zu atmen, wusste ich, dass das Atmen nicht notwendig war. Ich spürte eine Präsenz, sie war nicht sichtbar, aber ich konnte fühlen, wie ihre Weite von jenseits der Unendlichkeit eindrang. Und diese Stille verstand mich zutiefst, als ob es jeden Bereich in jeder Zelle innig umarmte. Und ich konnte spüren, dass es wusste, was genau jede Zelle zur völligen Entspannung brauchte. Irgendwie blieb ich vollkommen still – ich wagte nicht, mich zu bewegen, zu denken, zu fragen, nicht einmal zu atmen – mein Atmen war beinahe nicht wahrzunehmen und so zart, dass es schien, als würde es aufhören, während die Stille unermesslichen Frieden in mich atmete. Mein Körper verschwand und wurde grenzenlos, leer, schwarzer Raum, und das ist alles, woran ich mich

erinnere, obwohl du sagtest, dass fünfunddreißig Minuten vergangen wären, fühlte es sich an wie ein Moment. Ich hatte währenddessen keine Bewusstheit für irgendetwas, und dann kam ich plötzlich zurück, mein Körper tauchte wieder auf und alles schien normal und einfach auf die merkwürdigste Weise.

Beim Nachdenken darüber erkannte ich, dass die lähmenden Auswirkungen meiner tiefsten innersten Schmerzen von mir abgehoben waren, und ich kann sie nun wie aus der Distanz beobachten. Wo der Schmerz vorher nicht mehr zu ertragen war, kann ich mich nun tief hinein entspannen, obgleich der Schmerz nicht weniger intensiv ist. Ich bin mit einem Frieden, einer Liebe, Mitgefühl, Vergebung, und einer Freiheit im Innen und im Außen in Kontakt gekommen, die mein Verständnis übersteigen. Ich weiß, ich bin o.k., genauso wie ich bin, und ich bin bedingungslos geliebt. Seit dieser Sitzung fühle ich, dass Stille ständig im Hintergrund ist – der Geist (Spirit) der Welt ist in mich eingedrungen und wurde zu meinem Geist – wir sind ein und derselbe Geist und jetzt weiß ich das. Ironischerweise weiß ich auch, dass die Stille niemals irgendwohin gegangen ist – ich war weg – und nun wird sie mich nie mehr verlassen."

Das beschreibt, wie es sich nach dem Kontakt mit der Dynamischen Stille anfühlen kann, obgleich Beschreibungen von Person zu Person verschieden sein werden. Kausales Bewusstsein ist nichts, was Worte vermitteln könnten. Und wenn du dich fragst, ob es dir passiert ist, ist es das nicht, weil auch eine kurze Begegnung hier unverkennbar ist.

Der Kontakt mit der Dynamischen Stille erzeugt eine tiefe Ehrfurcht vor dem Leben, die dich nie wieder verlassen wird, auch wenn er nur einmal geschieht. Aber das Mysterium geht noch weiter, wie wir sehen werden.

9

Reiner Atem des Lebens und das nichtduale Bewusstsein

Diese gesegneten Gedankenströme handeln moralisch perfekt, das heißt, dass sogar ihre kleinsten Bewegungen und Absichten für zahllose Wesen sorgen, sie führen und spirituell erhöhen.

Prajnaparamita Sutra

Wenn in Dynamischer Stille die Primäre Respiration zum Stillstand kommt, ist alles still, Leere herrscht vor und nichts ist manifest. Dann dehnt sich dein Herz plötzlich durch die Dynamische Stille aus und du berührst direkt eine außergewöhnliche zarte Präsenz, die von jenseits der Unendlichkeit hervorkommt. Wie eine galaktische Wolke durch den endlosen Himmel zieht, schwebt diese Präsenz sehr langsam herein, beinahe schmerzhaft, scheinbar eine Ewigkeit brauchend, um dein Sein ganz und gar zu durchdringen. Dieser Aspekt des Atems des Lebens ist so verfeinert, dass er nicht beschrieben werden kann, weil es da nichts gibt, anhand dessen du es näher bestimmen könntest (obgleich es sich in deinem Körper paradoxerweise unglaublich dicht wie Lava oder strahlendes Quecksilber anfühlt). Es hat keine gleichbleibende, zählbare Frequenz – du spürst Raten, aber die Bewegungen sind nicht lokalisierbar, nichtlinear, multidimensional, polyrhythmisch, polymorph und existieren auf allen Ebenen und Tiefen sowie jenseits von Raum und Zeit.

Du wirst fühlen, dass du in direktem körperlichen Kontakt mit dem Geheimnis von Leben und Tod bist (wie zwei Seiten einer Medaille). Du spürst ein sanftes, schwebendes „Etwas", das nicht irgendetwas ist – nicht einmal Potency. Darüber hinaus wirst du empfinden, dass jedes Molekül im Körper deines Klienten – und in deinem eigenen Körper – liebevoll umarmt ist, als ob die vollkommene Ganzheit der Unendlichkeit euch beide durchtränkt hat.

Diese heilende Präsenz steigt sowohl aus den tiefsten Tiefen der Materie – den Molekülen deiner Zellen – auf als auch von jenseits der Unendlichkeit. Es ist, als ob sich das Allergrößte mit dem Allerkleinsten vereint hat. Du fühlst dich mit allem völlig im Einklang ohne Prozess oder Abfolge, und das weißt du, weil es offensichtlich ist. Die flüchtige Präsenz des reinen Atems des Lebens verströmt eine Liebe, die obwohl so fein, erhabene Ganzheit in jedes Molekül jeder Zelle flüstert und sie zu Bewusstsein erweckt. Ganzheit und Liebe durchströmen sehr langsam alle Dimensionen des Bodymind-Seele-Geist in alle seine kostbaren Teile hinein. Das ist Liebe, die um ihrer selbst willen zurückkommt – die Mutter, die ihre Kinder nach Hause zurückruft, um Trennung für immer zu beenden. Alles ist erneuert. Du bist unwiderruflich eins geworden mit deiner Quelle.

Sogar dein eigenes Bewusstsein wird irgendwie unbedeutend. Du nimmst Realität wahr, als wäre sie außerhalb von dir, und du bist dir bewusst, dass du ein unbegreifliches Mysterium jenseits von Erfahrung oder Wahrnehmung bist – das höchste Subjekt, das kein Objekt der Wahrnehmung sein kann und daher unbekannt und unbegreifbar ist. In diesem Göttlichen Nichtwissen, wie Almaas darlegt, „ist das Absolute sich seiner selbst nicht gewahr, aber Gewahrsein von allem anderen setzt sich von dort aus fort, während Bewusstsein dadurch gekennzeichnet ist, das es sich seiner selbst bewusst ist."[115]

Der Reine Atem des Lebens durchdringt die tiefsten Tiefen der Moleküle und geht andererseits auch aus ihnen hervor, wobei er innigste Liebe in alle Moleküle verströmt. Das meint der Begründer der Osteopathie Dr. Andrew Taylor Still mit Bewässerung der „ausgetrockneten Felder" der Gewebe auf einer höheren Kohärenzebene, dein ganzes Sein mit einbezogen. Nach meinem persönlichen Empfinden verfügt der unbelastete Atem des Lebens über die Wiederauferstehungskräfte, der durch die bloße Darbietung völliger Synchronie und einer übergangslosen, unbestimmten Kohärenz todbringende Inertia in Leben zurückverwandelt.[116] Das ist die totale Vereinigung von Leere und Leuchtkraft, die wieder zur erneuerten Form wird. Anders ausgedrückt ist es die Leere, die als unbefleckte Leuchtkraft tanzt. Das ist Leben, welches sich der genauen Bedürfnisse jedes Moleküls in jeder lebenden Zelle völlig bewusst ist und diese Bedürfnisse auf einem unvorstellbar hohen Niveau erfüllt.

Der undifferenzierte Atem des Lebens ist der vollkommene Ausdruck von Kohärenz, in der deine bewusste Realisierung der Ganzheit voll fruchtet – körperlich, physisch und spirituell. Jeder einzelne Teil von dir ist mit jedem anderen sorgfältig abgestimmt und mit dem Ganzen im Ganzen – im Kleinsten wie im Größten – ad infinitum. Das sind die Wiederauferstehungskräfte, die uns angeboren sind und von denen wir uns so entfremdet haben. Hier charakterisiert der anonyme Schreiber der *„Meditations on the Tarot“*, einem meiner ewigen Lieblingsbücher, die Wiederauferstehungskräfte sehr anschaulich:[117]

> „Der wiederauferstandene Körper wird absolut beweglich sein und für jede Aktion das passende „Organ“ schaffen. Einmal wird es strahlendes Licht sein … ein anderes Mal wird es ein Strom von Wärme sein oder ein Atem von belebender Frische oder eine leuchtende menschliche Form oder eine leibhaftige menschliche Gestalt. Für die Auferstehung wird ein magischer Wille sein, zusammenziehend und ausdehnend. Sein wird es … die Synthese von Leben und Tod, z.B. die Fähigkeit, hier unten als lebendige Person zu handeln und gleichzeitig die Freiheit von irdischen Fesseln zu genießen wie ein Verstorbener.“

Aus der Sicht der christlichen esoterischen Perspektive bezieht sich Wiederauferstehung auf ein Ereignis, das Christus nach der Kreuzigung erfuhr. Es heißt, dass Christus in seinem auferstandenen Körper ins Leben zurückkam und vierzig Tage lang seine höchsten esoterischen Lehren unterrichtete – dann an Himmelfahrt erhob sich Christus in seinem auferstandenen Körper zum Himmel. In Colmar, Frankreich, sah ich Matthias Grünewalds Isenheimer Altar, der kunstvoll Christus in seinem auferstandenen Körper porträtiert, ebenso wie eine erschreckende Darstellung von ihm als Gekreuzigtem; es war eine heftige Erfahrung.[118] Maria, die Muttergottes, ging bei ihrem Tod einen Schritt weiter als Christus. An Himmelfahrt stieg sie mit ihrem auferstandenen physischen Körper in den Himmel auf, und der große Dichter Rainer Maria Rilke berichtet über dieses Ereignis in einem besonders schönen Gedicht „Das Marien-Leben“.[119] Der folgende von Romano Guardini geschriebene Ausschnitt erforscht die Qualität der Auferstehung:[120]

> „Auferstehung zeigt an, dass die spirituelle Seele getreu ihrer Natur wieder zur Seele des Körpers wird … sie ist völlig losgelöst und ermächtigt, den Körper zu beseelen … (als) vergeistigte Körperlichkeit … Schritt für Schritt überwindet er (der Körper) Inertia, Gewicht, Zwang, Sprachlosigkeit und gewinnt Leichtigkeit, Raum, Höhe, Freiheit; sein Handlungsspielraum erweitert sich und die Handlungen selbst gewinnen an Bedeutung. Sowohl die Kraft zum Handeln als auch die Reichweite der Handlungen sind größer … weil der menschliche Körper nicht eine fertige, abgeschlossene Form ist; er ist immer im Prozess des Werdens.“

Grenzen

Eine der rätselhaftesten Eigenschaften des Atems des Lebens ist das Fehlen von Grenzen, die ich für die Erforschung der verschiedenen Enfoldments, von der craniosacralen Welle bis zur Langen Tide vorausgesetzt habe. Grenzen scheinen nicht länger auf dieselbe Art zu gelten, besonders nach direktem Kontakt und unwiderruflicher Wiedervereinigung mit der grenzenlosen Dynamischen Stille. Ich sage nicht, dass Grenzen irrelevant sind, aber ich muss betonen, dass der undifferenzierte Atem des Lebens die Regeln diktiert, die vielleicht nicht so sind, wie angenommen, selbst wenn sie auf deiner früheren Erfahrung basieren.

Es kann zum Beispiel sein, dass ein Klient vielleicht in Cranialer Welle große körperliche Bewegungen ausführt, die schützende neurologische Reflexmuster ohne therapeutische Wirkung sind, sofern du sie nicht geschickt zu einem Neutral hinführen kannst. (Siehe Unwinding, im Anhang 2). In einem Neutral kann die inerte Bewegung von der Primären Respiration beeinflusst werden, die diese Bewegungen wieder zur Mittellinie ausrichtet. Die Bewegungen werden nach und nach langsamer und werden ruhig, um zu synchronisierten Mikrobewegungen zu werden. Vielleicht lösen sich diese Mikro-Motilitäten in der Stille auf. Ganz selten lassen sich große physische Bewegungen in der Langen Tide oder Dynamischen Stille beobachten, so dass ich daraus gefolgert habe, dass diese entweder ein Zeichen efferenter Aktivität des Praktizierenden oder ein Widerstand des Klienten gegen das Einströmen der Potency sind. Aber das ist während der Durchtränkung mit dem reinen Atem des Lebens. Hier ist alles möglich.

Nachdem der Klient den anhaltenden Kontakt mit Dynamischer Stille genossen hat, während der Durchtränkung mit dem undifferenzierten Atem des Lebens, habe ich schon beides gesehen, feine und große, körperliche Bewegungen, die zuerst vielleicht verdächtig erscheinen, aber mit einem großen Unterschied: Die Bewegungen der Klienten wiederholen sich nicht und werden nicht zu einem unkontrollierten Umsichschlagen. Die Bewegungen sind eher ehrfurchtgebietend, langsam und genau, als ob die Bewegung in tonaler Übereinstimmung mit einem spezifischen Fulkrum der Mittellinie ist. Ich denke, dass wir da die direkte Infusion des Atems des Lebens beobachten, wie er seine unglaubliche Leuchtkraft auf allen Ebenen gleichzeitig in den Klienten ergießt, durch sämtliche embryologischen Segmente bis hinein in die Moleküle, einschließlich der Ebene des Gewebes Chorda Dorsalis einbezieht.

Betrachte es so: Um ein Getränk aus einem Trinkbrunnen zu bekommen, muss ich genaue körperliche Anpassungen vornehmen, so dass mein Mund in der richtigen Position ist, um das Wasser zu empfangen. Ich beuge meine Taille, drehe mich ein wenig, bewege meine Hüften gerade so, neige meinen Kopf und wende ihn, spitze meine Lippen und, schwupps, kann ich ungehindert aus dem Brunnen trinken. Das fühlt sich ähnlich an wie die körperlichen Bewegungen des Klienten während einer Durchtränkung mit dem Reinen Atem des Lebens, – es ist, als ob spezifische Fulkren genau in Übereinstimmung kommen, um ungehindert von dieser bemerkenswerten Kraft zu trinken.

Der Sinusknoten und der Atem des Lebens

Ich habe das Gefühl, dass die Durchtränkung vom Reinen Atem des Lebens zusammenhängt mit der Mittellinie der Mittellinien, dem Sinusknoten. Beides fühlt sich so ähnlich an: Der Reine Atem des Lebens ist überall, immer präsent, wie die gefühlte Sinneswahrnehmung (Felt Sense), wenn man völlig im Sinusknoten zuhause ist. Daher habe ich intuitiv erahnt, dass der Sinusknoten mein Körperbereich für den Reinen Atem des Lebens ist. Ich erkenne, dass das, was „in" meinem Herzen ist und was „daraus" hervorströmt, ein und dasselbe ist – das hängt zusammen. Ich beschreibe eine direkte Erfahrung nur unbeholfen: Es ist, als ob du zum reinen Subjekt geworden bist – [Ich] bin –, in dem du mit der Quelle der Gewahrseins verbunden bist; daher bist du nicht mehr länger Zeuge, aber du machst Bezeugen möglich. Du kannst alles wahrnehmen, aber du bist nicht mehr das Selbst oder die Person, die das Wahrnehmen ausführt. Ursprüngliche Wahrnehmung taucht durch dich und als du auf.

Nun verstehst du den Zweck, den es hat, im Sinusknoten zu ruhen, im Leuchten deines Herzens *als* unerschütterliche Stille. Es wird dir während der Begegnung mit dem Reinen Atem des Lebens klar, dass sie dasselbe sind – um sich nie wieder zu trennen. Wenn das Begrenzte und das Grenzenlose eins werden, nennt es Wilber das nichtduale Bewusstsein.[121] Es kann nicht viel darüber gesagt werden, außer dass man körperlich erkennt, dass sowohl die unendliche grenzenlose Stille als auch die endliche begrenzte Form ein Kontinuum aus derselben Quelle sind. Form taucht aus der Stille auf und Stille wird zu Form. Du erkennst – und das im wahrsten Sinne des Wortes –, dass sich das ganze Universum in deinem begrenzten Herzen manifestiert, so ist der unendliche Kosmos „da draußen" dein Herz „hier drinnen" und umgekehrt.

Verändert dieses Bewusstsein deine Art zu behandeln? Wohl nicht. Sei du selbst, genauso wie du bist, und Ganzheit geschieht. Viele graduierte craniosacrale Praktizierende aus meinen Mentor-Kursen haben Zugang zu diesem nichtdualen Weltenraum (worldspace). Im Kapitel 1 habe ich erwähnt, dass der tibetische Buddhismus eine Methode hat, das Leiden anderer zu absorbieren, *tonglen* genannt.[122] Grob vereinfacht dargestellt atmest du das Leiden eines anderen in das Zentrum deines Herzens ein und beim Ausatmen ist es erneuert. Das ist dem christlichen Lamm Gottes ähnlich, das die Sünden der Welt auf sich nimmt aus reiner Unschuld und Liebe. Diese Praktiken weisen auf die Auferstehungskräfte, die wir innewohnend besitzen müssen, welche auf der ganzen Welt beschrieben werden und sich über viele verschiedene Religionen erstrecken.[123]

Fallbeispiel: Hier beschreibt eine Klientin ihren Kontakt mit dem undifferenzierten Atem des Lebens:

Ich erinnere mich ungenau, am Beginn eine besondere Wirkung der Sitzung bemerkt zu haben: eine Wahrnehmung des am tiefsten realisierten Subjekts als das eigentliche Subjekt des Körpers. Der Körper war vollständig bewohnt von dem, was man das absolute Subjekt nennen könnte.

Eine völlige Innerlichkeit durchdringt den physischen Körper oder vielleicht ersetzt es ihn in der Erfahrung. Während dieser Sitzung ging ich in einen Zustand ohne Selbstbewusstsein und habe auch keine Erinnerung daran. Gegen Ende der Sitzung erlebte ich eine sehr subtile Art des Aufwachens und hatte den Eindruck, dass „ich" Christus war und dem Grab entstieg. Das Empfinden war, ich habe meinen (Gott-)Vater besucht und bin zurückgekommen und ich ziehe eine Art himmlischer Präsenz hinter mir her. Es gibt absolut kein Bild des Körpers, überhaupt keinen Sinneseindruck von einem Körper, nur ein sehr feines und sanftes und absolut offenes Bewusstsein, verletzlich im Sinne von sensitiv, aber nicht im Sinne von leicht verletzbar. Es gibt einen Ortssinn, dass diesem Ort (meinem Körper) die körperlosen tatsächlichen Wolken himmlischer Präsenz oder die Gegenwart des (Gott-) Vaters anhängen. Aber das alles ist so feinsinnig, dass man es kaum sagen kann, die tatsächliche Erfahrung ist nicht so verdichtet, wie die Worte es erscheinen lassen. Es war nicht die Vorstellung von (Gott-)Vater, nur seine Präsenz; nicht das Bild von Christus, sondern das Erkennen, dass dies das auferstandene Bewusstsein ist – Bewusstsein auserlesenster Güte. Das völlige Fehlen des Körperbildes in dieser Erfahrung ist eigenartig, da es eine

> deutliche Wahrnehmung gab, ein persönliches Bewusstsein zu sein (im Gegensatz, sagen wir mal, zum grenzenlosen Bewusstsein) mit einem Gefühl eines Imperativs, weiter in die Welt zu gehen. Ich würde erwarten, dass diese Person/diese Zartheit unsichtbar ist, ein bisschen im Sinne der Engel im Film „Der Himmel über Berlin". Ich frage mich, was wohl die Apostel sahen.

Andere Klienten haben das als einen Kontakt mit sich selbst, bevor sie Mensch wurden, beschrieben, als Sein mit dem (Gott-)Vater, oder sie nahmen sich selbst als Christus wahr. Sicher sind alle diese Worte nicht geeignet, die Erfahrung genau zu bestimmen, aber es sind Wege, das Unbeschreibliche zu beschreiben.

Bedingungsloses Vertrauen in den Atem des Lebens

Im nichtdualen Weltenraum ist Liebe die erste Ausdrucksform, die aus der Stille kommt. Hast du kausales Bewusstsein entwickelt und betrittst dann die Nichtdualität, wird offensichtlich, dass jede manifestierte Form eine strahlende Ausdrucksform aus der Stille ist, und diese Ausdrucksform fühlt sich wie Liebe an. Daher ist aus der Disposition des weiträumigen ursprünglichen Bewusstseins mein eigener Body-mind-Seele-Geist auf der kausalen Ebene (dem Bereich der Dynamischen Stille) nicht mehr und nicht weniger wichtig als jede andere Ausdrucksform, die sich zeigt. Ich erkenne, dass mein Gefühl eines speziellen getrennten Selbst, mit einer Art individueller Existenz, eine relative Wirklichkeit ist. Aus der Perspektive der Dynamischen Stille ist mein Getrenntsein als speziell und einzigartig berechtigt, weil es keinen anderen chrakteristischen Ausdruck von „ich" gibt, aber letzten Endes bin ich eine Ausdrucksform der Dynamischen Stille. Alle Ausdrucksformen sind sowohl individuell als auch eins. In Stille sind wir immer und ewig eins – ungeboren, ohne Namen, ohne Form, nicht erschaffen und ohne Grenze, Gedanken und Gefühl. Daher ist alles einzigartig und speziell und gleichzeitig überhaupt nicht besonders.

Alles ist eine Ausdrucksform der Stille, und da ich dieses ursprüngliche Bewusstsein bin, kann ich in mir alle Ausdrucksformen frei erlauben, sei es Glück, Schönheit, Wahrheit, Hass, Schmerz, Leid, Wut, Terror, Gutes oder Böses. Ich kann alles in das Zentrum meines Herzens hinein erlauben.

Da ich das so viele Male auf anderen cranialen Ebenen erfahren habe, vertraue ich bedingungslos, dass der Transmutationsprozess spontan geschehen wird. Wenn es auf dieser nichtdualen Stufe kein getrenntes Selbst gibt, das an der negativen Wirkung des Leidens auf „mich" festhält, wenn es das Zentrum meines Herzens erreicht, dann kann ich sowohl für die Transmutation präsent als auch ein Teil der Transmutation sein. Ich bin wie eine Rohrblattflöte, auf der der Atem des Lebens leicht und frei die Musik der Schöpfung spielt. Hier *ist* meine körperliche Präsenz Tonglen und sogar, ohne dass ich mir ihrer guten Wirkung bewusst bin, strahlt sie die Ganzheit des Lebens aus, ähnlich der Sonne, die Licht in das Universum ausstrahlt. So kommt es, dass in dieser Art des Ein- und Ausatmens das Leben immer neu gemacht wird. Dein Körper ist ein lebendiges *Tonglen* ohne Ende.

Sei still und wisse Ich bin

In nur einhundert Jahren hat sich Dr. Sutherlands craniosacrale Arbeit exponentiell entwickelt. Sie begann als Konzept eines linearen, rationalen, medizinischen, funktionell-strukturellen Zugangs zur Symptomlinderung und nun erscheint sie als ein nichtlinearer, sinnlicher, körperlich wahrgenommener, transrationaler und transpersonaler Zugang zur Gesundheit und der Entwicklung von Bewusstsein.

Während der letzten sieben Jahre und nachdem Dr. Sutherland nach Pacific Grove, Californien, übergesiedelt war, wurde er sich der transrationalen Möglichkeiten der craniosacralen Arbeit immer stärker bewusst, dennoch gelang es ihm nicht, es vor seinem Tod gänzlich zu artikulieren. Er begann die craniosacrale Arbeit mit der Symptomlinderung über eine geschickte Anwendung von äußeren Techniken nach innen gerichtet, aber der Atem des Lebens selbst führte Dr. Sutherland zum Heilen von innen nach außen, indem er der Intelligenz der Tide folgte.

10

Tonale Übereinstimmung

Im folgenden Kapitel über die tonale Übereinstimmung habe ich Übungen zusammengetragen, die du direkt auf deine Sitzung anwenden kannst. Das Tor zu allen Ebenen der Tiefe ist die Fähigkeit, dein Herz als Wahrnehmungsorgan zu öffnen, welches das Zentrum der Stille in deinem Körper ist, das dich in direkten Kontakt mit den tonalen Ausdrucksformen des Atems des Lebens bringt. Ich beschreibe die Vorgehensweise, beginnend mit der Cranialen Welle, aber erinnere dich daran, dass du letztendlich deinen eigenen Weg finden musst, direkt vom Atem des Lebens geführt, obwohl all diese Praktiken hilfreich sein werden, mit deinem Klienten und der Primären Respiration in tonale Übereinstimmung zu kommen.

Tonale Übereinstimmung in der Cranialen Welle

In der Cranialen Welle nimmst du die Bewegungen der Knochen, Membranen und Gewebe wahr. Das Spannungsgleichgewicht der Membranen stellt ein Neutral dar. Im Folgenden stelle ich eine tägliche Übung vor, die dir bei der Synchronisation mit der Stille hilft, ohne die du hoffnunglos ohne Kontakt zur biodynamischen Wirklichkeit bleiben wirst.

Eine wichtige tägliche Übung

Diese tägliche Meditationsübung ist gekürzt aus meinem *Arbeitsbuch für Biodynamisch Praktizierende (e-book: Stillness practices German)* übernommen und hilft, die Fähigkeit zu entwickeln, in der Stille zu verweilen. Das Herz ist genau die Kreuzung, an der sich das Benannte und das Namenlose treffen, daher erfahren wir sowohl die grenzenlosen als auch die begrenzten Teile unseres Hierseins. Das ist der Schauplatz des nichtgetrennten, verkörperten fühlenden Zeugenbewusstseins oder des so genannten nichtdualen Bewusstseins.

ÜBUNG: Um zu lernen, im Herzen zu ruhen, probiere diese Übung: Sitze bequem (aufrecht, aber entspannt), schließe deine Augen und atme langsam und tief mit deinem ganzen Körper – als ob es deine Lungen wären. Nachdem du dich an das Ganzkörper-Atmen gewöhnt hast, lenke deine Bewusstheit auf deinen Unterbauch. Ruhe hier für eine Weile, bis du deinen Bauch entspannt und weich werden spürst. Wenn du Hilfe brauchst, um deinen Bauch weicher werden zu lassen, versuche dein Bewusstsein zu entspannen und bemerke, dass dein Bauch bereits mit weicher, strahlender Stille gefüllt ist; atme in diese Stille. Wenn du dich entspannst, wird der Raum der Stille in deinem Bauch auf natürliche Weise weich werden und sich von einem zentralen Punkt her ausdehnen – erlaube ihm, in alle Richtungen zu strahlen.

Hast du immer noch Schwierigkeiten, diese Entspannung zu erreichen, beginne, dein Bewusstsein in deinem Bauch in alle Richtungen zu atmen: Atme mit deinem ganzen Körper, aber lass auch deinen Bauch sich ausdehnen, von oben nach unten, von vorne nach hinten, von links nach rechts und von innen nach außen. So füllst du mit jedem Atemzug nach und nach alle Bereiche mit deinem Bewusstsein, einen nach dem anderen, während die weiträumige, angenehme Stille wächst.

Sobald du einen weichen, warmen, strahlenden „Honigbauch" erlebst, lasse deine Aufmerksamkeit vom Bauch hinauf bis hinter die Augen steigen. Entspanne deine efferente, nach außen gerichtete Aufmerksamkeit und lass dein Bewusstsein sich zum dritten Ventrikel zurückziehen und hier ruhen.

Lass deinen Fokus weich werden: Erlaube der Laserstrahl-Qualität deiner Aufmerksamkeit, diffus zu werden, und nimm sinnlich die Stille wahr, die schon hier ist. Entspanne dich, sauge die Stille auf und lasse sie deinen Körper durchtränken.

Gib das Kontrollbedürfnis deines Bewusstseins auf – lass es gehen – und erlaube der Stille, ganz natürlich vom Kopf her auszustrahlen und sich so weit zur Peripherie hin auszudehnen, wie du dich damit wohlfühlst. Nimm dir ein paar Minuten, um dich an dieses ausgedehnte Wahrnehmungsfeld zu gewöhnen. Wenn deine Gedanken dann gefühlt zur Ruhe kommen, lass dein ausgedehntes Wahrnehmungsfeld vom Kopf hinunter zu deinem Herzfeld sinken. Spüre die Stille in deinem Herzen und genieße sie für eine Weile.

Wenn du dann bereit bist – dein Herz füllt sich weiterhin mit Stille –, lass deine Wahrnehmung ganz natürlich bis an die Peripherie bis zum Horizont (oder darüber hinaus) strahlen, wie es angenehm ist. Dein Bewusstsein kehrt vielleicht ganz natürlich wieder zum Zentrum zurück, und du wirst dir bewusst, dass deine Mittellinie das Zentrum einer unendlichen Peripherie ist – eine positionslose Haltung.

Nachdem du dich an dieses Gefühl der Positionslosigkeit gewöhnt hast, was sich wie freier Fall im Raum anfühlen kann, sinke die Mittellinie hinunter bis in deinen Bauch, dann lasse dich hier nieder und ruhe in der Ursprungsstille.

Hier in deiner Ursprungsstille lasse alle Kontrolle los und entlasse den Kontrolleur. Sobald du dich hier vollständig eingerichtet hast, wird die ursprüngliche Stille vielleicht spontan in Erscheinung treten; du wirst es spüren, als ob ein Stab aus Stille in deiner Wirbelsäule aufsteigt. Lass sie entlang der Mittellinie aufsteigen und alles auf ihrem Weg durchdringen. Lass die Ursprungsstille in dein Herz hinein und es erfüllen; wenn die Ursprungsstille weiter zunimmt, erlaube ihr, deinen Kopf zu erreichen und diesen Raum mit ihrer Essenz zu erfüllen. Alle deine Fähigkeiten stellen möglicherweise nun ihre Aktivitäten ein und du fühlst dich ganz ursprünglich still; du wirst dir vielleicht bewusst, wie du von der Stille durchtränkt wirst; du spürst sie sanft in deine Lungen strömen, deine Wirbelsäule hinauf und durch deinen ganzen Körper. Gib mit jedem Atemzug dein Kontrollbedürfnis an diese Stille ab. Lass deine Vorstellung von einem getrennten, kontrollierenden Selbst los, entspanne dich in die Stille und lasse alle Strategien und Geschichten deines Denkens so sein, wie sie sind.

Wenn deine Hingabe an die Stille vollkommen ist, sinke und entspanne dich in dein Steißbein und raste hier; vielleicht beginnst du hinabzusinken und hast das Gefühl, als ob sich der Boden auflöst – lass es zu. Du wirst sehr schnell hinabsinken, dich fühlend, als ob dich eine starke Gravitationskraft wie ein Traktorstrahl hinunterzieht – es mag für dich schwer sein, dich weiterhin da hinein zu entspannen. Viele verschiedene Strategien oder Geschichten werden in deinem Bewusstsein auftauchen, um dich zu überzeugen, dass

das dein Ende ist, und aufgrund deiner jeweiligen Konditionierung wirst du vielleicht Angst empfinden. Erlaube diesen Geschichten aufzutauchen, anerkenne sie und akzeptiere das Fazit. Wenn deine Geschichte zum Beispiel ist „Du wirst sterben, wenn du dies noch weiter geschehen lässt", dann akzeptiere es und bleibe der Stille hingegeben. Schau, ob du jeder Geschichte erlauben kannst, herbeizuschweben, und so, wie du ein Holzscheit ins Feuer legst, gib diese Geschichte in die unendliche Stille. Wenn du weiter dem Pfad der Selbstbefragung folgen möchtest, stelle die Frage: „Was bin ich?"
Beantworte diese Frage weder mit einem Gedanken noch mit einem Gefühl. Sitze ruhig mit dieser Frage, ohne sie zu beantworten, und verweile in Stille. Brauchst du eine Antwort auf deine Fragen, dann ist es: „Ich weiß es nicht."

Lerne, dich mit dem Nichtwissen der Antworten wohlzufühlen, und lasse dich frei fallen in diese Unsicherheit, um zu sehen, ob du wirklich dem Nichtwissen vertrauen kannst.

Verweile im Herzen des Herzens, im Sinusknoten. Bleibe so lange bei dieser Meditationsübung, bis du fühlst, dass es zu Ende ist.

Vorbereitung für eine Sitzung

ÜBUNG: Ganzkörper-Atmen von der Rückseite deines Herzens. Das dreidimensionale Atmen, welches ich oben beschrieben habe, hilft dir, in deinem Körper präsent zu bleiben.[124] Es ist eine gute Übung, immer auf diese Weise zu atmen, aber besonders während einer Sitzung. Entspanne deine Aufmerksamkeit nach hinten in das ruhige Zentrum deines Kopfes, lockere deinen Zugriff auf deine Aufmerksamkeit und lasse dein Bewusstsein sanft vom Kopf in dein Herz absinken. Währenddessen stelle dir beim Einatmen ein Blasloch in deinem Sinusknoten vor, welches deinen ganzen Körper mit Atem erfüllt. Auf diese Weise kannst du von der Rückseite deines Herzens aus mit deinem ganzen Körper atmen. Es fühlt sich an, als ob dein ganzer Körper ein großes Lungenpaar sei.

ÜBUNG: Waschungen der Mittellinie. Diese Waschungen werden dir auch helfen, in der Stille geerdet zu sein. Du machst das im Raum am Beginn der Sitzung, während deine Klientin auf der Liege liegt, und regelmäßig während der Sitzung, wenn notwendig, um sich wieder zu zentrieren.
Richte deine Aufmerksamkeit nach innen und zwischen die Augenbrauen zum dritten Auge. Durchspüle das Innere jeder Region, die ich beschreibe, mit deiner Aufmerksamkeit, als ob du in einer Waschstraße bist – du spülst Präsenz in deine Mittellinie.

Beginne bei der Hypophyse, wasche entlang bis zur Lamina terminalis und dann überziehe die Commissura anterior, die Fornix und den Corpus callosum, am Ende sprühe nach hinten zur Epiphyse. Dann wasche auf die gleiche Weise auch die Membranen. Beginne zum Beispiel damit, das Licht deines Bewusstseins in den anterioren Duragürtel bei der Christa galli und dann in den kleinen Flügel des Sphenoids bis zur Lamina terminalis zu gießen. Fahre fort, das Tentorium zu durchdringen vom Processus clinoideus des Keilbeins über das Felsenbein des Temporale bis hin zu Sutherlands Fulkrum. Wasche die Falx und schließlich entlang der spinalen Dura nach unten.

Als Nächstes erleuchte alle Strukturen des Gehirns, besonders die Ventrikel, die die cerebrospinale Flüssigkeit enthalten. Wasche den ganzen Kopf von vorne bis hinten und weiter durch die Kernverbindung bis hinunter zum Kreuzbein. Lass deine Aufmerksamkeit weiter bis zum Erdmittelpunkt absinken – deinem Urgrund.

Entspanne hier ein wenig und genieße einfach, mit dem Zentrum der Erde verbunden zu sein. Nun bringe deine Aufmerksamkeit wieder hinauf zum dritten Auge und erlaube deinem Kopf, sich mit sanfter Stille zu füllen. Erlaube deinen Geweben im Kopf, die Stille zu absorbieren. Dann lass die Stille noch einmal durch deine Kehle in dein Herz hinuntersinken. Während sich dein Herz mit Stille füllt, sollest du auch erlauben, dass der Raum in deinem Rumpf sich füllt. Lass Stille von hier ausstrahlen und zuerst die Arme, dann die Beine und die Kehle füllen, um dann bis zu den Sinnestoren im Kopf zu gelangen: Augen, Ohren, Nase und Mund. Erlaube der Stille, auszustrahlen und durch deine Sinnestore auszuströmen, um das Feld rund um deinen Körper zu erfüllen und zu durchtränken.

Der Körper und das ihn umgebende Feld sind nun von deinem Gewahrsein als Stille durchtränkt.

In einer Geste erlaube deinem Bewusstsein, von deinem Herzen durch dein Becken bis hinunter in die Erde zu strahlen, während du deinem Kopf erlaubst, Stille in den Kosmos auszusenden. Währenddessen strahlt die Stille im Herzen in alle Richtungen bis in die Unendlichkeit. Mach so lange weiter, bis du – innen und außen – ein umfassendes sinnlich wahrnehmendes Feld der Stille erhältst, mit dem Herzen als dein Wahrnehmungszentrum (im Gegensatz zu deinem Kopf). Verweile hier für die Dauer der Sitzung.

Aus der Stille deines fühlenden, perzeptuellen Herzraumes, nimmst du den Akt der Kontaktaufnahme mit deinem Klienten wahr. Du tust das entweder von innen heraus (mit geschlossenen Augen) oder sanft mit einem nichtinvasiven Blick – richte deine Wahrnehmung nicht direkt efferent in den Körper oder das Feld deines Klienten. Bemerke, welcher Bereich des Körpers des Klienten intuitiv deine Aufmerksamkeit auf sich zieht – das wird die Körperstelle sein, an der du die Sitzung beginnen solltest.

Sich dem Klienten nähern, um in tonaler Übereinstimmung zu berühren

Du hast intuitiv die Körperstelle deines Klienten wahrgenommen, an der du die Sitzung beginnen solltest. Erhalte dein Neutral aufrecht und nähere dich deinem Klienten so, dass der Zustand seines Systems unverändert bleibt. Deshalb berührst du seinen Körper in Übereinstimmung mit dem, was bereits da ist.

Die Idee ist, keine deiner eigenen Kräuselwellen dem schon unruhigen Gewässer hinzuzufügen, welches das sich selbst organisierende Feld deines Klienten darstellt.

Wenn du deinen Klienten berührst, lass deine Hände so leicht sein, dass du keinen Druck auf das Gewebe ausübst; auch in dieser Haltung wirst du in tiefem Kontakt sein, als ob du tausend Hände hättest. Lass deine Hände entspannt und ganz weich werden – sie werden sich feinsinnig selbst regulieren, um mit dem Gewebe deines

Klienten in Resonanz zu gehen, indem sie passiv von den Bewegungen seines Körpers mitgenommen werden.

Einstimmung (entrainment) der Hände

Wenn du den Druck deiner Hand geringer und den Kontakt weicher gemacht hast, folgt eine Mikro-Feinabstimmung der Balance zwischen Schwere und Leichtigkeit in deinen Händen, um mit dem Tonus der Gewebe deines Klienten übereinzustimmen. Das wird erreicht, indem du mit Ganzkörperatmung von der Rückseite deines Herzens her atmest, so dass Prana natürlich deine Hände durchtränken kann. Sende Prana nicht efferent zu deinen Händen oder in deinen Klienten.

Die dir und deinem Klienten innewohnende Weisheit wird für tonale Übereinstimmung sorgen.

Mache weiter ohne Erwartung – lasse dein Ganzkörper-Atmen von deinem Herzen kommen –, bis du spürst, wie sich die Gewebe deines Klienten in deine Hände heben und lebhaft schweben. Es fühlt sich an, als ob deine Hände und das Gewebe deines Klienten zwei Magnete seien, die sich verbunden haben. Nun sind deine Hände mit dem lebendigen Gewebe deines Klienten verschmolzen und im Grunde genommen werden sie die genauen Motilitäten spiegeln, die in seinen Geweben auftauchen. Das ist die Einstimmung (entrainment) der Hände.

Bewege deine Hände nicht selbst und denk dir keine möglichen Bewegungsmuster aus oder spüre irgendwelchen Motilitäten nach. Bleib einfach sitzen und warte: Irgendwann wird sich die Bewegungsgeometrie von selbst enthüllen – du kannst die fraktale Bewegung nicht erfassen, daher musst du sie Moment für Moment zu dir kommen lassen.

Du solltest mit einem offenen und empfangsbereiten Bewusstsein in der Stille deines Herzens schweben, während du in einer entspannten Haltung des Nichtwissens verweilst und deinen eingestimmten Händen erlaubst, die lebhaften Gewebebewegungen deines Klienten zu spiegeln.[125] Nach einer Weile wirst du spüren, wie das Gewebe deines Klienten alle inerten (sich wiederholenden) Muster auflöst, was den Beginn des Klienten-Neutrals anzeigt.

Die Einstimmung deines Herzraumes

Um die Einstimmung deiner Hände zu verfeinern, brauchst du vielleicht eine Einstimmung deines Herzraumes. Lass weiter deine Vorstellungen von möglichen cranialen Bewegungsmustern beiseite und nimm die Bewegung wahr, die da ist. Lass die Bewegung zu dir kommen; geh nicht im Körper deines Klienten auf die Suche nach irgendetwas. Dann lass dein Herz sich auf natürliche Weise ausdehnen, bis du spürst, dass die sich bereits frei bewegenden, beschwingten Gewebe sich nun in multidimensionalen, holographischen Bewegungen ausdrücken. In dieser detaillierten Tiefe der Cranialen Welle wirst du viele winzig kleine, unbeschreibliche Mikro-Motilitäten wahrnehmen. Diese fraktalen Bewegungen in Kombination mit der Auftriebskraft der Gewebe nenne ich „in tonaler Übereinstimmung sein". Deine Hände und dein Herz sind in der Cranialen Welle in Einklang mit der Intelligenz des Systems deines Klienten. Ich schlage vor, dass das ein Neutral ist.

Wenn du die fraktale Bewegung nicht wahrnimmst – als multidimensionale, holographische, vielschichtige, nichtlineare, mikroskopische Motilitäten – dann stimme deinen Herz-Wahrnehmungsraum sanft darauf ein, bis du es spürst. Die Einstimmung ist vergleichbar mit dem Scharfstellen einer Kameralinse auf ein Objekt, aber in diesem Fall stimmst du dein Herzfeld auf die elektromagnetischen Signale ein, die von deinem Klienten ausgehen. Du wirst damit spielen müssen, um es zu erreichen.

Deine Herzwahrnehmung ist wie eine Blume, die ein großes Spektrum an Blütenblättern besitzt. Jedes Blütenblatt kann spontan mitschwingen und sich so entfalten und schließen, dass es in tonaler Resonanz bleibt mit einem jeweiligen Signal, das aus der Intelligenz im Körper deines Klienten hervorgeht.

Deine Herzwahrnehmung kann die grenzenlosen Motilitäten in den Schichten deines Klienten fortwährend bemerken – Bindegewebe, Knochen, Membranen und Flüssigkeiten – durch Entrainment. Das ist eine gefühlte tonale Unterhaltung zwischen deinem Herzfeld und dem lebendigen Begegnungsprozess, den ein Gehirn nicht erfassen kann.

Gegenwärtige Bewegung: Spüren der Bewegung, so wie sie ist

Wenn dein Herz und deine Hände in tonaler Übereinstimmung die gegenwärtige Bewegung wahrnehmen, kannst du deinem Gehirn Selbstbefragungen gestatten, auf Grundlage dessen, was in deinem Herzwahrnehmungsfeld erscheint, aber gehe nicht in deinem Klienten auf die Suche nach Antworten.

Wie ist diese Bewegung aufgebaut? Wo scheint die Bewegung hilfreich für die Wiederherstellung einer gesunden Gestalt des sich ausdrückenden Musters zu sein?

Diese Bewegung zeigt eine Geometrie – eine Gestalt – die ein Bewegungsmuster enthüllt, das versucht, sich selbst auszudrücken; es weist direkt auf den innewohnenden Behandlungsplan hin. In der Cranialen Welle ist diese Bewegung nicht komplexer, als sie ist. Stelle dir diese Geometrie nicht vor oder begründe sie nicht auf deinem gedachten Wissen über mögliche Knochen- oder Membranmotilität. Es ist wichtig, das Vorhandene von einem Platz des Nichtwissens aus wahrzunehmen.

Noch wichtiger ist es, die Notwendigkeit hinter dir zu lassen, dass du irgendwelche Antworten auf die oben gestellten Fragen brauchst. Die Fragen sind Teil eines Einstimmungsprozesses und benötigen keine Antworten.

Das Fulkrum: Erspüren der Stille in der Bewegung

Das Fulkrum ist ein Gleichgewichtspunkt – ein Ort der Stille innerhalb der Gewebebewegung, um den sich dessen geometrisches Motiltitätsmuster ereignet. Das spürst du, sobald du dein Bewusstsein mit deinem Herzfulkrum, dem Sinusknoten, verbindest. Diese Verbindung ist der Schlüssel zur mühelosen Präsenz – von hier aus warte, bezeuge und empfange, während deine Hände die gegenwärtige Bewegung spiegeln.

Das Fulkrum, das die Bewegung in deinem Klienten organisiert, wird zu dir kommen, du brauchst ihm nicht nachzugehen. Vereinfacht ausgedrückt: Verbinde dich mit deinem Fulkrum im Sinusknoten und du bist natürlicherweise mit dem Fulkrum deines Klienten verbunden, welches das vorhandene geometrische Muster zentriert.

Wenn du die geometrischen Muster auf der Höhe des Inspirationszyklus begleitest – das Ende der Flexion – und du die Richtung der Bewegung wahrnimmst, brauchst du das nur zu spiegeln und die Inertia wird sich auflösen. Pass auf, wenn du beginnst, subtil die Bewegung zu führen oder sie zurückzuhalten; schau, ob du eher *damit sein* kannst, als etwas *damit zu tun*.

Deine craniosacralen Techniken als tonale Zeichen

Anmerkung: Ich unterrichte nicht die Anwendung von Absichten – nicht einmal in der Cranialen Welle – ich stelle jedoch fest, dass viele Craniosacral-Practitioner von einem stark biomechanischen Hintergrund kommen, so wie ich auch, und solche Studenten wissen es zu schätzen, etwas über den Übergang vom Anwenden biomechanischer direkter und indirekter Techniken zur Anwendung funktioneller Methoden zu lernen. Dieser Abschnitt entspricht diesem Bedürfnis.

Intention wird nur in der Cranialen Welle auf die möglichen Bewegungen angewandt und ist ganz klar als eine vorübergehende Lernübung, bis du mit der tonalen Sprache der Intelligenz deines Klienten vertraut bist.

Wenn du einmal tonal sinnlich wahrnehmen kannst, was dir die Intelligenz mitteilt, dann höre bitte damit auf, etwas zu beabsichtigen, aus den deutlich gemachten Gründen. Intention ist ein subtiles Justieren deines Kontaktes, der den genauen Ausdruck der bereits fortschreitenden Geometrie unterstützt und erleichtert. Du beabsichtigst nur, *wenn* die Motilitäten, die du in der Cranialen Welle spürst, den möglichen Bewegungen ähnlich sind: Flexion, Extension, Torsion, Seitbeugung, vertikaler und lateraler Strain, Lateroflexion und Kompression. Mit anderen Worten wendest du Intention *nur* an, wenn du lineare mögliche Bewegungen spürst. Aber es ist genauso gut möglich, dass die Bewegungen, die du spürst, fraktale Muster aufweisen – *folge hier keiner Absicht.*[126] Wende keine Absichten auf gegenwärtige Bewegungen an, die sich auf irgendwelche möglichen und unmöglichen fraktalen Bewegungsmuster beziehen. Diese fraktalen Bewegungen sind nicht in Büchern zu finden, weil es nicht möglich ist, sie zu beschreiben.

Praktisch gesagt, aufgrund deiner Vorbereitung mit den Waschungen, der Herangehensweise, der Einstimmung der Hände und des Herzens wirst du vielleicht keine möglichen Bewegungen spüren – bitte suche nicht danach. Wenn du mögliche Bewegungen spürst, dann arbeitest du vielleicht folgendermaßen damit. Zuerst spüre die Form und die Richtung der möglichen Bewegung, während du dein Bewusstsein in deinem Sinusknoten hältst. Entscheidest du dich, eine Intention zu nutzen, erinnere dich, dass es eine submolekulare Feineinstellung der Funktion deines craniosacralen Kontaktes ist. Jede craniosacrale Technik hat einen Zweck oder eine Funktion, und wenn du in tonaler Übereinstimmung mit dem System bist, wirst du intuitiv zu einem genauen Kontakt hingezogen. Der Grund dafür ist der Versuch der inerten Geometrie, sich selbst auszudrücken und zur gesunden Bewegung zurückzukehren, was dich treibt, ein Fulkrum der Stille anzubieten, das weiter den Ausdruck hin zu gesunder Bewegung unterstützt.

Die Intelligenz im Klientensystem ruft nach einem Fulkrum, das der Gestalt, der Form oder dem Muster hilft, sich selbst auszudrücken. Wenn die von der Intelligenz des Klienten gesprochene Tonalität und dein Kontakt gut zusammenpassen, braucht es nichts weiter, um die Inertia aufzulösen. Wenn du in tonaler Übereinstimmung bist, wird die Motilität die Funktionsweise deiner Technik genau ausdrücken, direkt nach Kontaktaufnahme.

Bist du ein Anfänger, wirst du erkennen müssen, ob dein Kontakt in tonaler Übereinstimmung ist. Du kannst also lernen, die Reaktion des Systems auf deine beabsichtigten Techniken wahrzunehmen. Hast du Erfahrung und kannst bereits den Klang der Cranialen Welle erspüren und feststellen, ob deine Aktionen akzeptabel sind oder nicht, dann überspringe den nächsten Abschnitt und fahre fort mit Neutral – aber sei ehrlich mit dir selbst, täusche nichts vor, weil die Katze später sowieso aus dem Sack gelassen wird, und du wirst in tieferen Enfoldments verloren sein. Wie kürzlich ein Student gestand: Ohne Praxis in der Cranialen Welle sind deiner Wahrnehmung die eleganten im Neutral mit transparentem Auge zugänglichen Perspektiven verschlossen und werden bedeutungslos.

Die tonale Reaktion deines Klienten auf deine Berührung

Bitte beachte: Bevor du eine Technik intendierst, musst du die Qualität des Klanges der Cranialen Welle spüren, um zu sehen, ob dein Kontakt für deinen Klienten akzeptabel ist. Wenn es so ist (siehe „Ja" weiter unten), dann behalte die Absicht der Funtkionsweise der Technik bei, während du in jedem Moment eingestimmt bleibst auf die Qualität deines Felt Sense, was dir die Schwingungsqualität der Cranialen Welle enthüllt. Durch die Qualität des Klanges kannst du erkennen, ob deine Berührung für das System deines Klienten akzeptabel ist.

Dies ist das Trainingsfeld, wo du lernen kannst, dich genau auf den Klang der Cranialen Welle einzustimmen. Jegliche Anpassung deiner Hände (Leichtigkeit oder Schwere) oder des Herzens (dein Wahrnehmungsfeld einstimmend) und der Grad efferenter Aktivität, die du anwendest, werden alle von deinem körperlich gefühlten Sinneseindruck geleitet. Im Wesentlichen regulierst du in Richtung „ja", das wird dich schließlich zum Nichttun führen.

Ja: Es ist das eindeutigste „Ja", das du empfangen kannst, wenn die Stelle, die du berührst, bereits im Moment des Kontaktes Aspekte der funktionalen Bewegung der Technik ausdrückt. Die funktionale Bewegung der Technik ist spontan und erscheint, sobald der Kontakt gemacht ist, ohne dass du eine Absicht hast oder irgendetwas tust. Als Beispiel: Wenn deine Technik die Dekompression des Sphenoids ist, dann wird das Sphenoid im Moment des Kontaktes bereits im Prozess der

Dekompression sein. Es ist, als ob der Zug bereits im Fahren ist, und weil du damit synchronisiert bist, kannst du aufspringen, um mitzufahren.

Die nächste Ebene von „ja" ist, wenn sich der Kontakt wie „ja" *anfühlt*. Du spürst, dass der Klang der Cranialen Welle offener, weicher, entspannter, wärmer und ausgedehnter ist und die Bewegung darin ohne Anstrengung fließt. Dieser Felt Sense der Akzeptanz gibt dir das tonale Signal, dass du mit diesem Kontakt weitermachen könntest; wenn es mögliche Bewegungen sind, die du spürst, dann kannst du sanft Dekompression beabsichtigen durch Visualisierung des Abhebens des Sphenoids vom Sphenobasilargelenk.

Nein: Wenn du bei einem Kontakt eine schnelle laterale Fluktuation spürst, die sich chaotisch, irritiert und hart anfühlt, könnte es entweder heißen: „Nimm ein bisschen Abstand und mach langsamer" oder es könnte einfach heißen: „Nein".

Es gibt viele Gründe für dieses Ereignis: Deine Berührung ist zu stark; du übst zu großen Druck aus; du warst ein wenig zu hastig mit dem Ausmaß efferenter Aktivität, die du während des Intendierens angewandt hast. Auf jeden Fall fühlt sich dein Klient überfallen und dieser Schock hat ihn entweder in einen emotional verletzten Raum gebracht oder eine Stressreaktion getriggert. Wenn du den Grad der efferenten Aktivität zurücknimmst, wird es auch die Intensität deiner Intention abschwächen und das Gefühl deines Klienten, überfallen zu werden, wird nachlassen. Mach das und beobachte, ob sich der Tonus der Cranialen Welle in ein „Ja" entspannt.

Um die Intensität deiner Absicht zurückzuziehen – bis hin zur Absichtslosigkeit –, bringe dein Bewusstsein zurück in das Neutral deines Herzens und ruhe hier für einen Moment aus. Sitze ruhig, mache nichts, und sei präsent. Vielleicht regulierst du auch tonal die Dynamik von Leichtigkeit und Schwere in deinen Händen: Atme mit deinem ganzen Körper von der Rückseite deines Herzens aus, während Prana das Leichtigkeit-Schwere-Gleichgewicht anpasst – lass das spontan geschehen, keine geplante Manipulation durch Atmen von Prana in deine Hände oder aus deinen Händen oder in deinen Klienten.

Bleibe ruhig und still, während du mit deinem ganzen Körper atmest, und erhalte einen unerschütterlichen Felt Sense aufrecht, für die Veränderung in der Schwingungsqualität der Cranialen Welle. Ist der Klang von Leichtigkeit und Schwere mit der Bewegung synchronisiert, spürst du vielleicht „ja". Wenn nicht, musst du die Einstimmung deiner Hände (entrainment) durch Anpassung deines Herzraumes verstärken, entweder durch Zusammenrollen der Blütenblätter deines Herzens, um den Herzraum zu verkleinern, oder durch Entrollen, um den Raum zu vergrößern

– du wirst damit experimentieren müssen, um es zu verstehen. Denk daran, der korrekte Wahrnehmungsraum in deinem Herzen bringt eine Sinneswahrnehmung von holographischen Mikromotilitäten, während eine tonal übereinstimmende Berührung sich offen anfühlt, weiträumig und lebhaft.

Ein ausdrücklicheres „Nein" kann sofort geschehen, wenn du deinen Klienten berührst oder während du eine Technik beabsichtigst. Hier spürst du, wie die Bewegung der Cranialen Welle einrastet – plötzlich stoppt und stillsteht. Du bist nicht in einem Stillpunkt; das ist ein Shutdown. Dein Klient ist in einer Erstarrungsreaktion und das heißt für deine Technik ein definitives „Nein".[127] Das trifft besonders zu, wenn es keine dynamische Qualität mit der Stille gibt. Ein Stillpunkt ist dynamisch – du nimmst Leben in der großen Leere wahr –, aber Shutdown fühlt sich tot und leer an. Deine Efferenz hat destruktive Interferenzmuster erzeugt, die jede craniosacrale Bewegung gestoppt haben.[128]

Wenn ein Shutdown geschieht, gerate nicht in Panik und nimm deine Hände nicht sofort weg.

Spürst du „nein", zeigt es an, dass du nicht mit deinem Klienten in tonaler Übereinstimmung bist, und du hast deine Mittellinien-Erdung verloren. Also erde dich zunächst und zentriere dich wieder. Wende die zuvor erläuterten Waschungen der Mittellinie an, um eine klarere gefühlte Sinneswahrnehmung von dir und von den Bedürfnissen deines Klienten zu gewinnen. Entspanne dich und nimm dann sachte deine efferente Aktivität zurück, indem du deine Aufmerksamkeit in dein Herz zurückziehst (vielleicht sogar hinter dein Herz). Stimme deine Blütenblätter des Herzens und die Leichtigkeit-Schwere-Dynamik deiner Hände ab, wie schon beschrieben, aber gehe noch nicht aus dem Kontakt. Wurdest du gebeten, den Kontakt zu verändern oder den Kontakt in einer anderen Art zu optimieren?

Das ist eine der besten Gelegenheiten des erfahrungsbasierten Selbsttrainings. Es ist kein Futter für deinen inneren Kritiker, so dass dich das Über-Ich wegen deiner Fehler fertig machen kann. Wir sind schließlich Übende bis zu unserem letzten Atemzug.

Wenn du lernen kannst, wie du dich nach einem Shutdown oder einem „Nein" mit dem Klang der Cranialen Welle wieder synchronisierst, bis es zu einem „Ja" wird, dann bist du auf dem richtigen Weg, deine Sensitivität und die kunstfertigen Möglichkeiten zu entwickeln, das tonale Geleit der Intelligenz der Cranialen Welle wahrzunehmen und zu beantworten.

Die Fertigkeiten, die du im Bereich der Cranialen Welle entwickelst – sogar während eines Abschaltens – werden dir die Fähigkeit vermitteln, mit dem Klang der Primären Respiration in der Flüssigen Tide zu kooperieren, und mit dem Tonus der Potency in der Langen Tide. Wenn sich der efferente Strom deiner Wahrnehmung nach der Waschung deiner Mittellinie ins Neutral entspannt und du erfolgreich deine Herz-Hand-Dynamik anpasst, so dass du ein „Ja" spürst, dann fahre weiter unten fort. Wenn das „Nein" bestehen bleibt, gehe direkt zum Abschnitt über das Lösen des Handkontaktes weiter unten und mache von dort weiter.

Was soll's: Die dritte Möglichkeit, „was soll's", zeigt sich, wenn du wahrnimmst, dass es keine Veränderung in der Motilität im Gewebe der Klientin gibt, nachdem du sie berührst. Das kann bedeuten, „warte", also bleibe ein paar Minuten geduldig sitzen und schaue, ob sich die Reaktion auf natürliche Weise verändert. Wenn du nach einer Weile des Wartens immer noch spürst, dass es keine Kopplung mit deiner Berührung gibt (das meint, wenn sich dein Kontakt anfühlt, als ob er noch nicht einmal zustande gekommen wäre), und es gibt keine Veränderung in der Qualität oder Motilität im Gewebe der Klientin, dann ist die Antwort offiziell: „Was soll's". Gehe auch dann direkt zum Abschnitt über das Lösen des Handkontaktes weiter unten. Dann mach deine Waschungen und nimm einen anderen Kontakt wahr, auf den das System deines Klienten vielleicht besser anspricht.

An diesem Punkt kehren wir nun zurück, wo wir mit „ja" aufgehört haben. Ob du nun mit dem Ja weitermachst oder nicht, hängt von der Art der Verbindung deines Klienten mit deinem Kontakt ab. Wirst du dahin geleitet – und du würdest das auch gerne so tun – lass dich von allen Schichten (Gewebe, Knochen, Suturen, Membranen und Flüssigkeiten) anheuern, während du von der Intelligenz des Systems deines Klienten geführt wirst. Spiegle die genaue Geometrie, die in jeder Schicht ausgedrückt wird, eine nach der anderen, wenn sie auftaucht. Versuche nicht vorauszudenken, wie die Form oder Geometrie dieser Bewegung sein sollte, und denke nicht, dass die Abfolge durch die Schichten in einer bestimmten Reihenfolge geschehen muss. Jede Schicht hat eine besondere, sinnlich wahrnehmbare tonale Qualität und es ist eine gute Idee, mit jeder einzelnen vertraut zu werden, weil der Klang die instinktive Sprache ist, die leise von der Weisheit des Körpers des Klienten direkt zu deinem Herzen gesprochen wird. Fühle den Klang in deinem Körperraum und lass dich davon führen.

Warten um des Wartens willen: Das Neutral

Das Neutral taucht aus einer herausragenden Intelligenz innerhalb des Klientensystems auf – es ist ihr Raum maximaler Offenheit für Gesundheit. Wenn ein Neutral das erste Mal erscheint, als Spannungsgleichgewicht der Membranen, warte und mache gar nichts; wenn die Gewebe beschwingt zu schweben anfangen, warte weiter und beobachte, was passiert.

Antizipiere keinerlei Reaktion, weil die Möglichkeiten grenzenlos sind. Noch einmal: Das Warten im Nichtwissen ist hier wesentlich. Vielleicht wirst du Zeuge, wie sich der Klang der Cranialen Welle auflöst, wenn sie von Asynchronie zur Synchronie übergeht. Das bezieht das Spannungsgleichgewicht der Membranen mit ein, die Auftriebskraft bekommen, was vielleicht zu einem Stillpunkt führt, der genau genommen eine Vertiefung des Neutrals und eine ausgeglichene Wechselbeziehung zwischen Potency, Geweben und Flüssigkeiten ist. Wenn die Craniale Welle nach dem Stillpunkt weitergeht, setze die Kontaktlösung fort, wie weiter unten beschrieben, und beginne einen anderen Kontakt.

Wenn du in die Flüssige Tide kommst, liegt das daran, dass das Spannungsgleichgewicht der Membranen Auftrieb bekommen hat und ein tieferes, kohärenteres Neutral aufgetaucht ist. In diesem Neutral sind die Gewebe zu Flüssigkeiten gewandelt und die Fulkren, die mit Potency durchtränkt wurden, fließen spontan zur Mittellinie. Wenn nach einer Weile Stille in einem Teil des Körpers beginnt und sich im restlichen Körper ausbreitet und die Primäre Respiration als ganzkörperliche Atmung – zwei- bis dreimal Zyklen pro Minute – wahrgenommen wird, dann bist du in der Flüssigen Tide. Ist das der Fall, mache mit Schaubild über die Flüssige Tide weiter.

In tonaler Übereinstimmung aus dem Kontakt mit dem Klienten gehen

Nimm die tonale Qualität deines Körperraums wahr und lass dich weiter von diesem Klang führen. Löse deinen Kontakt auf eine Weise, die kohärent resoniert mit dem Klang deines Body Felt Sense, so dass es deinen Klienten nicht stört und auch dem in deinem Körper gefühlten Klang nicht entgegensteht. Mit anderen Worten: Während du mit deiner Wahrnehmung im Neutral deines Herzens bleibst, passt du die Weise, wie du physisch deine Hände löst, an den klanglichen Sinneseindruck in deinem Körper an. Der Klang diktiert dir den Rückzugsvorgang (wie schnell, in welche Richtung, seine Qualität, usw.), so dass es sich harmonisch anfühlt.

Bemerke, wie es sich in deinem Körperraum anfühlt. Dein Körper ist der Lehrer, der dich mittels der Sprache der Tonalität zu der passenden Hand-Herz-Dynamik des nächsten Kontakts führt.

Deinen Klienten in tonaler Übereinstimmung berühren

Wenn du in tonaler Übereinstimmung bist und wenn du die Tonalität, in der du warst, nicht abgeschüttelt hast (was viele Practitioner tun, um ihr Feld von der „negativen" Energie der Klienten zu reinigen), dann bist du genau da, wo dich die Intelligenz im System deines Klienten haben will, und da gibt es nichts zu verändern. Wenn die Struktur, die du kontaktierst, Lösung ausdrückt, und die tonale Qualität ihrer Bewegung von Asynchronie zu Synchronie transmutiert, brauchst du nur deinen Kontaktpunkt zu ändern; verändere keine tonalen Dynamiken (Hand, Herz, usw.)

Wenn der nächste Kontakt in deinem Gewahrsein auftaucht, wechsle sanft und anmutig dorthin, während du in Resonanz mit der Tonalität bleibst, die du in deinem Körper wahrnimmst. Obwohl du die Dynamik der Herangehensweise und des Kontaktes berücksichtigst, füge dem Feld deines Klienten keine eigenen kleinen Wellen hinzu, da bereits alle Faktoren passen. Wenn dem nicht so ist, mache nur minimalste Anpassungen im Leichtigkeit-Schwere-Gleichgewicht der Hände und im Wahrnehmungsraum deines Herzens, um die volle tonale Übereinstimmung wieder zu erreichen.

Bist du in dieser Weise eingebunden und in tonaler Übereinstimmung, dann ist die Sitzung nahtlos und ganzheitlich. Die verschiedenen Techniken sind wie genaue Schritte eines zusammenhängenden Tanzes, durch den sich spezifische Teile des Klientensystems wieder dem Ganzen anschließen. Du arbeitest nicht länger mit einer Auswahl verschiedener Techniken; die Sitzung ist eine Einheit. Das ist eine Sitzung in der Cranialen Welle, die in tonaler Übereinstimmung ist.

Erinnere dich bitte, dass es nur so lange passt, Intentionen anzuwenden, wie du in der Übergangsphase von Intervention zum Nichttun bist. Während der Lernstufen entwickelst du erfahrungsbasiert die Fertigkeiten, die Qualität des Klanges wahrzunehmen, so dass du mit den Dynamiken der Cranialen Welle in tonaler Übereinstimmung bleiben kannst. Sobald du dich sicher fühlst mit deiner Fähigkeit, dich vom Felt Sense tonal führen zu lassen, höre mit Intentionen in der Cranialen Welle auf und überlasse der Intelligenz die ganze Arbeit.

Die tonale Qualität wird dir sagen, was zu tun ist und was nicht, und wenn du lernst auf dieser Stufe zuzuhören, bist du auf deinem Vorbereitungsweg für die tieferen Ebenen der Zusammenarbeit, die notwendig sind, um in tonaler Übereinstimmung mit der Flüssigen Tide der Primären Respiration zu bleiben.

Wenn du dich daran gewöhnt hast, ohne den Gebrauch efferenter Methoden kontinuierlich mit der Cranialen Welle in tonaler Bindung zu sein, dann wirst du natürlicherweise in die Flüssige Tide übergehen. Was fördert diesen Übergang?

Warte im Neutral des Klienten, das du als Auftriebskraft im Gewebe wahrnimmst, bis Stille in dem Teil auftaucht, und sich dann in einen ganzkörperlichen Stillpunkt ausbreitet. Aus dem Inneren der Stille taucht die gesunde Bewegung der Primären Respiration auf als eine Motilität mit zwei bis drei Zyklen pro Minute, in der du wahrnimmst, dass der ganze Körper atmet. Du spürst transversale Bewegungen im ganzen Körper, und wenn du die Knochen spürst, fühlst du darin ein Atmen als intraossäre Bewegung.

Die Motilität der Flüssigen Tide ist nahtlos und du kannst nur vage zwischen den Gewebeschichten unterscheiden, die in der Cranialen Welle so wunderschön in Erscheinung treten. Deine klare Wahrnehmung der Schädelknochen und der dazugehörigen Schichten gerät praktisch in den Hintergrund und wird durch die Sinneswahrnehmung einer flüssigen ganzkörperlichen Atmung ersetzt.

Das Ego des Klienten hat an dieser Stelle die Kontrolle über seinen Körper an die Primäre Respiration abgegeben und lässt den innewohnenden Behandlungsplan ohne Widerstand weiterarbeiten. Der Klient hat die Fehlwahrnehmung seines Egos transmutiert, dass sein Körper getrennt sei. Mit Transmutieren meine ich, dass der Klient über seine Identifikation mit seinem physischen Körper hinausgegangen und in den psychischen Bereich des Bewusstseins eingetreten ist – das erste biodynamische Enfoldment.

Tonale Übereinstimmung in der Flüssigen Tide

Richte deine Aufmerksamkeit auf die Primäre Respiration, wie sie durch den flüssigen Körper deines Klienten atmet. Das Spannungsgleichgewicht der Flüssigkeiten ist neutral; die Motilität der Cranialen Welle in den lokalen Geweben zieht sich in den Hintergrund zurück, und du spürst nun eine ganzkörperliche flüssige Atembewegung.

Deine tägliche Übung, die Vorbereitung am Beginn jeder Sitzung und die Vorgehensweise für das In-Kontakt-Gehen mit deinem Klienten sind in der Flüssigen Tide gleich wie in der Cranialen Welle.

Einstimmung (entrainment) der Hände

Obwohl das Entrainment der Hände in der Flüssigen Tide ähnlich ist wie in der Cranialen Welle, sind auf dieser Stufe deine Hände mit genügend Prana gefüllt, um flüssig und durchlässig genug zu werden für die genaue Reflektion der verschiedenen fraktalen flüssigen Motilitäten der gegenwärtigen Bewegung in der flüssigen Antriebskraft. Außerdem müssen deine Hände die transversalen Bewegungsumfänge der Primären Respiration im ganzen Körper erlauben, ohne zu komprimieren, im Weg zu stehen oder den Verlauf zu leiten.

Einstimmung deines Herzraumes

Noch einmal: Das ist derselbe Prozess wie in der Cranialen Welle mit einer zusätzlichen Komponente: Wenn du mit deinem Herzen fühlst, musst du es sich intuitiv so ausdehnen lassen, dass es den Körper deines Klienten und sein sich selbst organisierendes Lebensfeld mit einbeziehen kann. Das gibt der Primären Respiration genug Raum, ihre Tidenbewegung frei auszudrücken – deine Wahrnehmung „erstickt" das atmende, wirkende Feld, welches sich über den Körper deines Klienten hinaus ausweitet.

Die gegenwärtige Bewegung: Wahrnehmung der Bewegung, wie sie ist

Die flüssige Geometrie der gegenwärtigen Bewegung (motion present) ist in der Flüssigen Tide viel leichter wahrzunehmen, weil die flüssige Motilität viermal langsamer atmet als in der Cranialen Welle und sich die Amplitude der Primären Respiration im ganzen Körper ausdehnt. Du spürst Inspiration als ein ganzheitliches Anschwellen die Mittellinie hinauf, begleitet von einem Ausstrahlen der Potency in die Peripherie als transversale Bewegungen im ganzen Körper. Du nimmst leichter den empfindlichen Atem der Primären Respiration als dieses transversale Bewegungsfeld wahr. Dein Bewusstsein ist sowohl global als auch lokal, das heißt, du spürst beides zur gleichen Zeit, die Primäre Respiration im ganzen Körper und die lokale gegenwärtige Bewegung innerhalb der flüssigen Antriebskraft. Aber dein Hauptaugenmerk liegt auf der Primären Respiration.

Das Fulkrum: Die Stille in der Bewegung wahrnehmen

Auch hier ist deine Herangehensweise die gleiche, wie bei der Cranialen Welle. Noch einmal: Es ist leichter, Stille in der Flüssigen Tide zu spüren, weil das Fulkrum in den Flüssigkeiten zugänglicher ist – der Wahrnehmungsraum ist gewachsen, die Rolle der Zeit verringert. Verweile in deinem Sinusknoten und du wirst dich mit dem Fulkrum deines Klienten verbinden – deine Aufmerksamkeit wird inhärent zur gegenwärtigen Bewegung in dem sich wandelnden Fluid Drive gezogen. Gehe nicht aus dir heraus und in den Klienten hinein, um Fulkren zu suchen. Wenn du das machst, wirst du tatsächlich Fulkren finden, aber sie werden deine Eigenkreation sein, das, was Dr. Jealous als „falsche Fulkren" bezeichnet.

Aufgrund seiner Transparenz wird dir das Feld der Primären Respiration genau widerspiegeln, wonach du suchst, und auf deinen Input genau antworten. Also sei vorsichtig, nicht in efferente Aktivitäten zu rutschen oder in die Erwartung möglicher Bewegungen. Lass das alles los und fühle die Tide.

Deine Berührung als tonale Erfahrung

Wende keine Techniken, Intentionen, Suggestionen, Konversationsfertigkeiten oder Verstärkungen an. Warte mit Präsenz, Geduld und verweile in deinem Sinusknoten. Reagiere nicht auf irgendwelche Ereignisse mit dem Versuch, etwas in Ordnung zu bringen, auch wenn starke Effekte bei deinem Klienten dein psychisches Leben berühren oder deine eigenen Themen triggern. Ruhe im Neutral, warte im Nichtwissen; und „vertraue der Tide", während deine Hände die genaue Geometrie spiegeln, die sich selbst im Fluid Drive als gegenwärtige Bewegung ausdrückt. Währenddessen halte einen Großteil deiner Aufmerksamkeit auf die aufwallenden Sensationen gerichtet, die die Mittellinie hinaufkommen, und die transversale Bewegung der Primären Respiration und komprimiere oder behindere diese ganzkörperlichen Bewegungen nicht.

Denke daran, dass die Primäre Respiration Platz und die Freiheit der Ausdehnung und des Rückzugs braucht, daher mache deinen Kontakt nicht eng und wickel deine Wahrnehmung nicht um diese kostbare atmende Intelligenz.

Intentionen, die du in der Cranialen Welle vorübergehend zur Unterstützung deines Übergangs von Intervention zum Nichttun gebraucht hast, werden nun in tonale Kontakte transmutiert, die keine efferente Aktivität benötigen. Deine Kontakte sind mit tonaler Präsenz durchtränkt. Es sind Fulkren, die als Tore der Stille mit dem neutralen Klang der Potency, die bereits Kohärenz in die inerten Fulkren in der Geometrie einflößt, in Resonanz sind. Und diese kohärente Potency ist schon alchemistisch so gestaltet, dass sie auf die genaue Auflösung der inerten Bewegung abgestimmt ist. Hier ist es deine Aufgabe, zu warten, während sich immer weiter vertiefende Neutrale als aufeinanderfolgende Zustände von Spannungsgleichgewicht in den Flüssigkeiten manifestieren und während spontan fließende Fulkren sich räumlich wieder an der Mittellinie orientieren, was nach und nach zur Wiederherstellung der Mittellinie des Klienten führt.

Der innewohnende Behandlungsplan ist die genaue Geometrie, die in der gegenwärtigen Bewegung innerhalb des Fluid Drives ausgedrückt wird; sie verlagert sich folgerichtig von Ort zu Ort, wie es die gesunde Bewegung der Primären Respiration vorgibt. Daher folgst du nicht ausschließlich inerten Mustern im Fluid Drive, denn der größte Teil deiner Aufmerksamkeit schließt auch die Bewegung der Primären Respiration mit ein.

Anmerkung: Wenn ein genügend großer Anteil der Mittellinie wieder ins Gleichgewicht gefunden hat, taucht vielleicht ein tieferes Neutral im Fluid Body auf. Taucht die Stille von außen her auf, wirst du fühlen, wie sie den im Spannungsgleichgewicht bereiten Fluid Body in Potency transmutiert. Während die Stille sich vertieft, wirst du eine enorme Intensivierung der Leichtigkeit wahrnehmen, die den Raum im Körper des Klienten weit ausdehnt, bis alle Bewegung aufhört. Gleichzeitig kommt von außen eine außerordentlich tiefe Stille herein, ein Vorspiel zur Langen Tide.

Was machst du daher in der Flüssigen Tide? Lass deine Herzwahrnehmung frei und ohne Anhaftung bleiben und durch die Primäre Respiration bewegt werden. Wenn die Primäre Respiration den Fluid Body durchtränkt und Potency konzentriert, werden sich die Flüssigkeiten im Körper des Klienten von Ort zu Ort als die fließende Bewegung des Fluid Drives bewegen. Deine Aufmerksamkeit wird intuitiv von dem Fluid Drive angezogen und geführt, während er sich an verschiedenen Stellen im Körper deines Klienten durch bestimmte Fulkren bewegt, wobei deine Hände die genaue Geometrie spiegeln, die in der gegenwärtigen Bewegung ausgedrückt wird. Innerhalb des Fluid Drives wird sich dein Handkontakt dynamisch an den Klang des Neutrals anpassen, das verschiedene Bereiche von Inertia in der gegenwärtigen Bewegung löst.

Erlaube deinem Bewusstsein, sich auf jegliche Weise und an jegliche Stelle im Körper deines Klienten zu bewegen, wie es von der Potency im Fluid Drive angewiesen wird. Dein offenes Bewusstsein und deine eingestimmten Hände werden kohärent mit der Primären Respiration in dynamischer tonaler Präsenz mitschwingen, was die kohärenten Kräfte der Potency unterstützt, wenn sie verschiedene Bereiche von Inertia in der lokalen gegenwärtigen Bewegung auflöst.

Die Kraft der Kohärenz ist am Höhepunkt der Inspirationsphase der Primären Respiration (die transversale Bewegung) am stärksten. Du wirst das in deinem Körperraum als eine verstärkte tonale Intensität wahrnehmen, wenn die Primäre Respiration aus der Mittellinie des Klienten tonal ausstrahlt und den gesamten Bodymind des Klienten bis in die Peripherie mit der Strahlung durchdringt.

Du nimmst vielleicht die Mittellinie deines Klienten wahr, aber du suchst nicht danach, wenn sie nicht offensichtlich ist. Erlaube dem, was ist, zu erscheinen oder auch nicht. Du synchronisiert stimmig deine Herzwahrnehmung mit dem Klang, indem du im Neutral ruhst.

Du bleibst unerschütterlich präsent und verweilst in deinem Sinusknoten, der von Natur aus mit dem Fulkrum in deinem Klienten verbunden ist. Dein Bewusstsein wird sich dynamisch mit der Schwingung der Inspiration verändern, wenn deine Hände die Form und Richtung der gegenwärtigen Bewegung spiegeln – dann geschieht Lösung.

Nach einigen Zyklen integrativer Bewegung spürst du vielleicht nahtlose Bewegung, und danach taucht in deinem Bewusstsein vielleicht der nächste Bereich inerter Bewegung auf – die Potency wird sich durch den Fluid Drive automatisch zum nächsten inerten Gebiet bewegen. Du kannst sehr gut wahrnehmen, welche Richtung die Potency einschlägt und worauf sie als Nächstes gerichtet ist, durch die Wahrnehmung der Geometrie am Höhepunkt der Inspiration. Am Höhepunkt der transversalen Bewegung fühlst du die neutrale Tonalität in deinem Body Felt Sense ansteigen; wenn die inerte Bewegung gelöst ist, klingt die Intensität ab. Dann wird die Potency automatisch zu einem anderen Fulkrum im Körper deines Klienten wandern, was du möglicherweise als erhöhte tonale Intensität wahrnimmst. Wenn du im Sinusknoten verweilst, ermöglicht dir das, dich sowohl mit dem sich wandelnden Fluid Drive zu verbinden als auch mit dem nächsten Fulkrum, das eine Durchtränkung mit Potency benötigt. Das Ruhen im Sinusknoten beschert dir die Fähigkeit, auf dem Inspirationshöhepunkt bei der genauen Wahrnehmung der Tonalität zu bleiben und dein Bewusstsein zusammen mit deinen Händen dynamisch zu einem neuen Bereich zu verschieben, wenn sich der Fluid Drive verlagert.

Die Fähigkeit, stimmig mit dem Tonus in Einklang zu sein, ist der Schlüssel zum Mysterium der biodynamischen craniosacralen Arbeit. Das bedeutet nicht, dass du irgendetwas erfahren wirst, sondern dass du die Gelegenheit hast, dich der Intelligenz hinzugeben und von der Gnade des Atems des Lebens geführt zu werden. Es ist ein Privileg, mit dieser Ehrfurcht gebietenden Kraft zusammenarbeiten zu dürfen.

Noch einmal, wenn du nur dem Flüssigkeitsantrieb folgst, ohne Bewusstsein für die Primäre Respiration, folgst du nicht der Potency des Atems des Lebens, sondern lediglich den sich wandelnden Mustern der Inertia. Wenn im Fluid Drive Potency von Ort zu Ort wandert und sich lokalen Bereichen zuwendet, ist sie auf die Lösung spezifischer Muster inerter Bewegung ausgerichtet. Aber erinnere dich, dass die Tide global ist, eine Flüssigkeit innerhalb einer Flüssigkeit, die sich von der Mittellinie her ausdrückt und ihr fraktales Feld durch den Bodymind strahlt, überall zur gleichen Zeit. Sie atmet durch deinen Bodymind als eine einzige Einheit, als ob es keine Hindernisse gäbe – und für die Primäre Respiration gibt es auch keine Hindernisse. Diese Unterscheidung ist wichtig, weil du die Primäre Respiration, den Fluid Drive und die gegenwärtige Bewegung in deinem Bewusstsein halten musst, alle zur selben Zeit.

Anmerkung: Verstärkung (Augmentation) ist eine nützliche medizinische Fertigkeit, wenn du Arzt bist. Demzufolge entscheidest du dich vielleicht, die gegenwärtige Bewegung subtil zu verstärken. Verstärkung ist der molekularen Intention der craniosacralen Techniken, wie du sie in der Cranialen Welle praktizierst, sehr ähnlich, außer dass du in der Flüssigen Tide genau in der Bewegungsrichtung verstärkst, die sich als gegenwärtige Bewegung am Höhepunkt der Inspiration ausdrückt – sowohl in tonaler Übereinstimmung mit der Richtung des Flüssigkeistantriebs als auch mit der Geschwindigkeit der Primären Respiration. Für weitere Informationen über Verstärkung in der Flüssigen Tide höre dir bitte die CDs von Dr. Jealous an. Ich unterrichte die Verstärkung nicht, weil diese Praxis nicht zu meiner biodynamischen Ausbildung und meiner Loyalität zum Atem des Lebens passt.

Die tonale Reaktion deines Klienten auf deine Berührung

Ja: Die offensichtlichste Indikation von „ja" ist ein sofortiges Weichwerden, Ausdehnen und Nachgeben der Flüssigkeiten deines Klienten genau im Moment deines Kontaktes. Du nimmst eindeutig wahr, dass die inerten Muster der flüssigen Bewegung weicher geworden sind und einem ungehinderten Strömen Platz machen können, das mit der Primären Respiration synchron ist, sehr ähnlich dem Seegras, das frei auf die Gezeitenströmungen im Ozean reagiert. Das bringt schließlich die Mittellinie ins Gleichgewicht, und wenn das erfolgt ist, beginnst du vielleicht eine aufsteigende und absteigende Strömung in der Mittellinie wahrzunehmen.

Obwohl sich dieses ungehinderte fraktale Bewegungsmuster jeglicher Beschreibung entzieht, wirst du während der Inspiration ein mulitdimensionales transversales Weiten des Körpers wahrnehmen, begleitet von einer longitudinalen Fluktuation, die vom Steißbein aufsteigt, das Rückenmark hinauf in die Ventrikel bis zur Lamina terminalis – Hypophyse, während alles im Fluid Body in müheloser Synchronie fließt. Dann wirst du im Moment zwischen Inspiration und Exspiration fühlen, wie sich die Potency kohärent als multidimensionales Lemniskatenmuster ausdehnt und entlang der anterioren Kommissur zum Corpus callosum und zur Epiphyse aufsteigt, worauf das zentrale Nervensystem die Ventrikel erhellt (Klienten werden berichten, sie sehen inneres Licht).

Während der Exspiration orientiert sich die Potency an der Epiphyse und die Polaritäten drehen sich um und wechseln die Richtungen, und die Strömung steigt entlang der Mittellinie zum Sinusknoten hinab – vom Herzen zu der Cisterna chyle (Lendenzisterne), zum Nabel und zum Steißbein. Du wirst die Gelegenheit haben, die Lemniskate zwischen der Hypophyse und Epiphyse zu beobachten, einer Achse, an der sich die Potency während der Inspiration in Richtung Hypophyse – Lamina terminalis orientiert und während der Exspiration Richtung Epiphyse. Das ist die tonale Qualität eines ungehinderten Ausdrucks der Primären Respiration in der Flüssigen Tide. Erst wenn es ein Gleichgewicht und einen freien Ausdruck entlang beider Mittellinien gibt – der flüssigen und der Darmmittellinie –, vereinen sich die beiden Strömungen wahrnehmbar zu einem. Die aufsteigenden (Inspiration) und absteigenden (Exspiration) Strömungen der Primären Respiration beschwören die Präsenz des Atems des Lebens herauf, der nun mit der Heilung des Klienten beginnen kann. Das ist meiner Meinung nach die Aufgabe der Langen Tide: Sie ist eine Präsenz von außen, die ein universelles und systemweites (und unvermindertes) Atmen der Flüssigkeit in der Flüssigkeit, die Tide, ausdrückt. Wenn die Flüssige Tide nun aufhört zu pulsieren, kann das zu einer Stille führen, die vom Horizont (außen) her auftaucht und aus der du eine universelle Präsenz wahrnimmst, die in einem Fünfzig-Sekunden-Anschwellen/Fünfzig-Sekunden-Abschwellen als Lange Tide atmet.

Nein: Wenn du den Klang in der Flüssigen Tide nicht wahrnehmen kannst, erzeugst du vielleicht in deinem Klienten Reaktionen auf die Behandlung. Genau wie in der

Cranialen Welle wird dir die Intelligenz durch die sofortige Präsenz der schnellen lateralen Fluktuation in den Flüssigkeiten „nein" sagen, wenn du irgendwelche efferenten Kräfte anwendest, die für das kostbare empfindliche Feld der primären Respiration unakzeptabel sind. (Das ist nicht die Lemniskate, die oben beschriebenen dreidimensionalen fraktalen Bewegungen.)

Wenn du bei deiner efferenten Aktivität bleibst, wenn du also die Führung des „Nein" nicht beachtest, dann wird die Primäre Respiration verschwinden und die Craniale Welle wird zurückkehren. Wenn du mit deiner efferenten Aktivität dann noch fortfährst, verursachst du vielleicht deinem Klienten Erfahrungen mit ernsteren Konsequenzen wie ein Shutdown oder Dissoziieren. Wenn deine Efferenz eine Umkehrung der Polaritäten der Lebensströme bewirkt, wird sie die longitudinale Fluktuation der Strömungen unterbrechen, was den Fluid Body deines Klienten chaotisch zerlegen kann. Diese Umkehrung der Polarität kann auch die Potency in ihren Zündungszentren schwächen. Alle diese Szenarien erzeugen nicht nur Behandlungsreaktionen auf die Behandlung, sondern mindern auch die kohärenten Kapazitäten der Potency deines Klienten im ganzen Körper, schwächen das Immunsystem und führen zu Verlust der Wahrnehmungsintegrität. Solche Reaktionen werden die Bewusstseinsentwicklung deines Klienten behindern.

Differenzierung: Wenn die Mittellinie deines Klienten nicht genügend ins Gleichgewicht kommt, wird sie weder einen Kanal einrichten, der offen genug ist, den ungehinderten Ausdruck der Primären Respiration zu erlauben, noch wird sie als Fulkrum für die Lange Tide zur Verfügung stehen. Warte darauf, dass der Bodymind deines Klienten sich tief entspannt, empfänglicher und offener wird, und darauf, dass das Ego der Bewegung der Primären Respiration weniger Widerstand entgegensetzt. Lass das Neutral zur Ruhe kommen und an Tiefe gewinnen. Das gibt der Potency Zeit, sich selbst in der immer tiefer werdenden Stille zu organisieren, damit ihre kohärenten Kräfte Schwungkraft gewinnen, um in den inerten Bereichen, die nicht so zugänglich oder offen für Veränderung sind, anzuschwellen, sie zu lösen und zu befreien. Es kann auch die ganze Sitzung an einem einzigen Berührungspunkt brauchen, damit das geschieht, daher sei geduldig.

Wenn sich das Neutral nicht vertiefen kann, vom Spannungsgleichgewicht der Flüssigkeiten in das Spannungsgleichgewicht der Potency, liegt das vielleicht daran, dass es dem Klienten an Vitalität mangelt – vielleicht weil er chronisch krank ist oder legale oder illegale Drogen nimmt, ernsthaft traumatisiert oder in einem Zustand der Dissoziation ist. Du musst unterscheiden, ob ein CV4- oder ein EV4-Kontakt notwendig ist, um ein Fulkrum für ein tieferes Neutral bereitzustellen, das die

Mittellinie wieder ins Gleichgewicht bringen kann, damit die Primäre Respiration die Inertia genügend durchtränken kann. Das ist der Punkt, wo die Erfahrung mit der Cranialen Welle ins Spiel kommt – zu wissen, ob der CV4 oder EV4 angesagt ist, die jeweils gegensätzliche Funktionen erfüllen. Der CV4 zieht Potency in die Körpermitte und konzentriert sie in die Mittellinie, so dass dein Bewusstsein mit der Expiration synchron geht, während Potency sich in die Mittellinie ergießt und sie verdichtet. Das stärkt das Bewusstsein des Klienten von seinem Zentrum und erdet den Klienten tiefer in seinem körperlichen Selbstempfinden. Auf der anderen Seite ist der EV4 mit der Inspiration synchronisiert und verteilt Potency von der Mittellinie hin zur Peripherie, was die metabolischen Felder mit Potency tränkt und diese mit der gesunden Bewegung der Primären Respiration stärkt. So wird Kohärenz von der Mittellinie in alle Teile des Bodymind ausgestrahlt, um sie zum Ganzen zurückzubringen. (Für genauere Informationen zu diesen beiden unterschiedlichen Zugängen, schau nach bei James Jealous *Biodynamische Osteopathie im cranialen Feld.*[129])

Aber denke daran, Kontakte tauchen spontan aus der Intelligenz der Tide auf und die Inertia löst sich. Wende auf dieser Ebene der Arbeit Techniken oder Intentionen an.

In tonaler Übereinstimmung aus dem Kontakt mit dem Klienten gehen

Zuerst löse dich innerlich auf eine Art, die zur gegenwärtigen Tonalität passt, und löse dann entsprechend den physischen Kontakt.

Deinen Klienten in tonaler Übereinstimmung berühren

Bleibe synchron mit demselben Tonus, der gerade gegenwärtig ist, wenn du deinen Kontakt gelöst hast, und beginne mit einem anderen Kontakt, ohne etwas zu verändern.

Tonale Übereinstimmung mit der Langen Tide

In der Langen Tide nimmst du wahr, wie die Flüssigkeiten des Klienten in eine luftähnliche Potency transmutieren. Das wird in Stille erreicht, während du wahrnimmst, wie sich der Fluid Body des Klienten während des Spannungsgleichgewichts der Potency als ein Neutral ausdehnt. Hier ziehen sich die Flüssige Tide und die Bewegung des Fluid Body in den Hintergrund zurück, während eine überwältigende, dunstige Potency auftaucht und die Primäre Respiration der Langen Tide beginnt.

Deine tägliche Übung, deine Vorbereitung am Beginn einer Sitzung und die Art, wie du dich deinen Klienten näherst und in die Berührung gehst, sind in der Langen Tide gleich wie in der Flüssigen Tide und der Cranialen Welle.

Entrainment der Hände

Wie in der Flüssigen Tide musst du genügend Prana auf natürliche Weise in deine Hände strömen lassen, so dass die Potency der Langen Tide durch sie hindurchgehen kann und das globale Atmen, das auf dieser Stufe präsent ist, nicht behindert.

Einstimmung des Herzraumes

Lass deine Herzwahrnehmung sich ausdehnen von der Mittellinie aus in den Raum und darüber hinaus bis zum Horizont. Dieses Ereignis ist spontan, weder erzwungen noch künstlich gemacht – lass deine Aufmerksamkeit mitgenommen werden, indem sie durch die Primäre Respiration der Langen Tide geatmet wird. Dein Bewusstsein ist ohne Anhaftung und bewegt sich frei und spontan durch die weitläufigen Bewegungen der Primären Respiration. Du fühlst dich positionslos im Raum, als ob du freischwebend wärst – du bist das Neutral.

Vorhandene Bewegung: Wahrnehmung der Bewegung, wie sie ist

Der Fluid Body deines Klienten ist zu einem Potency Body transmutiert und dieser ist in direktem Kontakt und vereint mit einer äußeren Intelligenz. Für dich ist ihr Bodymind nicht von dem dunstigen fraktalen Feld der Langen Tide zu unterscheiden, in der du enorme Bewegungsumfänge wahrnimmst – fünfzig Sekunden Ausdehnung und fünfzig Sekunden Abschwellen. Du nimmst multidimensionale umhüllende Schichten von Mikro- und Makro-Motilitäten im „Körper" deines Klienten wahr, in dem geheimnisvolle Kräfte wieder Kohärenz herstellen, auf der Kräfte unergründlichen Ebene des archetypischen Selbst oder des Logos.

Das Fulkrum: Stille in Bewegung wahrnehmen

Indem du in deinem Sinusknoten verweilst, bist du ein Fulkrum der Stille und du bist willens, dem Atem des Lebens zu dienen. Das höchste Fulkrum ist die Dynamische Stille; indessen ist dein Sinusknoten dein persönlicher Zugang dazu.

Deine Berührung: Charakteristischer Klang, passend zu dem, was ist

In diesem Stadium bist du in völliger Hingabe – dein Wille hat sich dem Willen und der Intention des Atems des Lebens gefügt. Das bedeutet, dass nicht du derjenige bist, der die Hände bewegt, obwohl sie vielleicht zu verschiedenen Stellen am Körper des Klienten gehen; sie werden im wahrsten Sinne der Worte durch einen anderen Willen bewegt. Die Herausforderung in der Langen Tide ist es, deinen Händen und deiner Aufmerksamkeit zu erlauben, auf diese Weise bewegt zu werden – und genutzt zu werden – vom Atem des Lebens. Lass deine vorgefassten Meinungen bezüglich dessen, was geschehen sollte, los.

Tonale Reaktion deines Klienten auf deine Berührung

Du und deine Klientin sind in einen dunstigen Ozean der Potency gefallen, und du fühlst dich gesehen und geborgen von einer strahlenden, liebenden Präsenz, die von außen hereinkommt, in euch beide und durch euch beide geht, als ob eure Bodyminds vollständig aus Raum gemacht wären. Diese Präsenz flößt eine Potency ein, die gleichzeitig vielfältige inerte Phänomene befreit in der gesamten Einheit von Bodymind und Seele des Klienten. Das übersteigt das Rationale – der Geist kann es nicht verstehen, noch fassen, was hier geschieht – also schwimme mit dem Strom. Dein von Liebe durchtränktes Herz ist der einzige Wahrnehmungsbereich, der in der Lage ist, diese Pracht zu erschauen.

Differenzierung: Sei still und wisse.

Lösen der Hände von deinem Klienten in tonaler Übereinstimmung

Dieser Prozess ist derselbe wie in der Cranialen Welle und in der Flüssigen Tide.

Deinen Klienten in tonaler Übereinstimmung berühren

Diese Praxis ist dieselbe wie in der Cranialen Welle und in der Flüssigen Tide.

Anmerkung: In der Langen Tide gibt es nichts zu tun und nirgendwo hinzugehen – du bist im Ozean der Potency und fühlst dich von der Langen Tide gehalten, geborgen und bewegt. Deine Kontakte tauchen auf rein intuitive Weise auf – ein Prozess ohne jegliche Selbstbeteiligung. Die Lange Tide ist ein transpersonaler Bereich und erfordert totale Hingabe an die Präsenz.

Tonale Übereinstimmung mit der Dynamischen Stille

In dieser Phase gibt es nur Stille – jegliche Bewegung in den Geweben, den Flüssigkeiten und im Potencykörper deines Klienten stoppt, wie auch das Atmen der Primären Respiration. Du bereitest dich selbst während deiner täglichen Übung darauf vor, indem du dich mit der Dynamischen Stille synchronisierst. In deiner Vorbereitung vor dem Arbeiten mit deinem Klienten gehen deine Mittellinie, dein Sinusknoten und die Dynamische Stille eine Verbindung ein. Die Annäherung und Berührung deiner Klienten werden auf die gleiche Weise ausgeführt wie in den vorherigen Enfoldments.

Entrainment der Hände

Deine Hände wechseln von der Durchtränkung durch die Lange Tide hin zum Erfülltsein mit Dynamischer Stille.

Einstimmung deines Herzraumes

Erlaube deinem Herzen die Ausdehnung über den Horizont hinaus bis in die Unendlichkeit und dein Bewusstsein kommt vielleicht als Dynamische Stille zurück.

Vorhandene Bewegung: Wahrnehmung der Bewegung, wie sie ist

In diesem Stadium ist sie nicht mehr relevant, da du keine Frequenzen mehr wahrnimmst, nur Stille.

Das Fulkrum: Wahrnehmung von Stille in Bewegung

Das höchste Fulkrum ist Dynamische Stille; indessen ist dein Sinusknoten dein Zugang dazu, weil sie eins sind.

Deine Berührung: Hände der Stille

Heilung ist: Es gibt keinen Prozess und oft kein Wissen darüber, was geschehen ist, bis die Sitzung vorbei ist; dennoch bist du sicher, dass Heilung stattgefunden hat.

Die tonale Reaktion deines Klienten auf deine Berührung

Alles ist still, einschließlich deiner Hände.

Differenzierung: Vielleicht nimmst du unterschiedliche Vertiefungsgrade in der Dynamischen Stille wahr.

Lösen deiner Hände von deinem Klienten in tonaler Übereinstimmung

Löse dich, wenn Dynamische Stille verschwindet und nachdem du wahrnimmst, dass das System deines Klienten Zeit hatte, sich in der Flüssigen Tide zu stabilisieren. Verweile im Sinusknoten und löse den Kontakt in tonaler Übereinstimmung mit dem, was dort gerade ist.

Deinen Klienten in tonaler Übereinstimmung berühren

Du schwebst in grenzenloser Stille, die alles durchdringt. Sei still und wisse.

Tonale Übereinstimmung mit dem Reinen Atem des Lebens

Dynamische Stille ist das unerschütterliche Fundament, aus dem Leben auftaucht und wohin es sich auflöst. Wenn du über die Dynamische Stille „hinaus"gehst, taucht ein reiner Atem des Lebens auf. Aber das ist nicht dasselbe wie die Primäre Respiration und es kann nicht beschrieben werden, weil es keine bestimmte Frequenz hat und nicht in Zeit gemessen werden kann. Du spürst Rhythmus – einen, der multidimensional und polyrhythmisch auf allen Ebenen und Tiefen gleichzeitig ist und im selben Raum – aber das ist nicht rational. Dein direkter Kontakt mit dem Mysterium des Lebens ist für deine ganzkörperliche sinnliche Wahrnehmung unverkennbar.

Dieses Enfoldment ist undifferenzierter Atem des Lebens. Als solcher ist er sowohl extrem sublim und sehr dicht: Sein Fließen fühlt sich wie gleißendes Quecksilber oder Lava an, die sich sehr langsam bewegt; gleichzeitig drückt es ein hervorquellendes, nichtphysisches, nichtflüssiges, kraftloses „Etwas" aus, was nicht irgendetwas ist, aber dennoch schenkt es jedem Molekül im Körper deines Klienten Ganzheit. Das ist Gesundheit – immer präsent, original, ursprünglich und ungeboren – und es stirbt niemals. Du weißt das, dennoch kannst du nicht erkennen, wie du es weißt; du kümmerst dich nicht darum, wie und warum du es weißt, weil diese Wahrheiten selbstverständlich sind, und daher ist die Art und Weise, wie dieses Wissen gelandet ist, irrelevant.

Die Kräfte, die den Reinen Atem des Lebens begleiten, können nur angedeutet werden; sie sind gleichzeitig erhaben, weich, empfindlich, liebend, stark, großartig, widerstandsfähig, rücksichtslos, bissig, süß und zärtlich. Aber wie auch immer die Qualität der Potency ist, vertraue darauf, dass es genau das ist, was für deinen Klienten gebraucht wird, um nahtlose Kohärenz durch das ganze Spekrum seines Seins wieder herzustellen. Jeder Beschreibungsversuch lenkt uns nur von dem ab, was es ist. Kontakt mit dem undifferenzierten Atem des Lebens ist aufs Engste mit dem Schicksal deines Klienten verbunden. Alles, was du als Practitioner tun kannst, ist: Sei still und wisse.

11

Stillness Touch zur Evolution des Bewusstseins

Die Craniale Welle ist ein Enfoldment des Bewusstseins, das eine funktionelle craniosacrale Sitzung leitet. Dabei ist sehr wichtig: Die Craniale Welle ist kein Aspekt der biodynamischen craniosacralen Praxis. So lange du dich an der Cranialen Welle orientierst, praktizierst du keine Biodynamik, definitiv nicht.

Beginn einer biodynamischen Sitzung

An welchem Punkt beginnt eine biodynamische Sitzung?

Biodynamik beginnt in dem Moment, wo Stille sich im ganzen Körper verteilt und die ganzkörperliche Primäre Respiration als die Flüssige Tide ausstrahlt. Von hier aus wird sich dein Bewusstsein jedes Mal vertiefen und entwickeln, wenn du mit der Flüssigen Tide in Kontakt gehst, bis die ganzkörperliche Stille allumfassend wird, wodurch sich dein Bewusstsein bis zu den Grenzen des Bekannten ausdehnt, inmitten einer tiefgründigen Verlangsamung der Primären Respiration, das ist dann die Lange Tide. Schließlich hören alle Gezeitenbewegungen auf, während das Bewusstsein sich über das Bekannte hinaus ausdehnt und in das Jenseitige eintritt – dein Ego als der Sinn für ein getrenntes Selbst verschwindet in eine unsichtbare schwarze Dynamische Stille. Kehrt dein Bewusstsein zurück, dann als ursprüngliches Bewusstsein – als das Selbst. Diese Wahrnehmung des Selbst –'Ich bin das' –ist der Gipfel des aufsteigenden Pfades der Flüssigen Tide, Langen Tide und Dynamischen Stille. Es bedarf eines Gewöhnungsprozesses, dein Leben als das Selbst zu leben, weil dann das ursprüngliche Bewusstsein oder die Dynamische Stille zu deiner Wahrnehmung wird. Letztendlich wird die Dynamische Stille in deinem Körper implodieren und der Reine Atem der Liebe wird hereinströmen, der alle vorherigen Enfoldments des Bewusstseins enthält. Kapitel 9 hat den Reinen Atem des Lebens als ein biodynamisches Enfoldment in das craniosacrale Feld eingeführt; das wurde inzwischen zum Reinen Atem der Liebe geändert. Das Erscheinen des Reinen Atems der Liebe markiert den Zugang zu einer endlosen Reihe von Erkenntnissen, die verfügbar sind, mitten im Abstieg des Bewusstseins in den Körper, was Fleischwerdung genannt wird. Hier verschwindet die klassische biodynamische craniosacrale Landkarte und du beginnst eine ungewisse Reise in die Liebe hinein.

Vor der Veröffentlichung von *Stillness* wurden die craniosacralen Enfoldments im biodynamischen craniosacralen Feld nicht explizit als Bewusstseinsebenen dargestellt.

Alle Aspekte der craniosacralen Arbeit haben sich aus Dr. Sutherlands ursprünglichem Werk entwickelt; das beinhaltet biodmechanische craniosacrale Arbeit als einen rein strukturell-funktionellen Ansatz, funktionelle craniosacrale Behandlungen, die von der Cranialen Welle geführt werden und biodynamische craniosacrale Arbeit als ausschließlich geleitet durch die Enfoldments der Flüssigen Tide, Langen Tide und Dynamischen Stille.

Der Reine Atem der Liebe taucht auf, nachdem dein Bewusstsein in das reine Bewusstsein der Dynamischen Stille erwacht ist, das Sutherland 'den unendlichen Raum' nannte. Dr. Sutherland war sich voll und ganz bewusst, dass die Biodynamik ein Pfad der spirituellen Entwicklung ist. In der Dynamic Stillness School haben wir lediglich die Meditationsübungen für die innere Stille hinzugefügt, die notwendig sind, um Biodynamik anzubieten. Kapitel 10 legt dar, wie neutrale Berührung in tonaler Übereinstimmung bei jeder Art von Enfoldment des Bewusstseins aufrechterhalten werden kann.

Lasst uns jetzt die für einen lebendigen Kontakt mit dem Reinen Atem der Liebe notwendigen Meditationspraktiken erforschen und beschreiben, wie biodynamische craniosacrale Arbeit, die ausschließlich der Bewusstseinsentwicklung dient, angeboten werden kann. Dann werden wir neue Prinzipien für die Biodynamik einführen, da seit der Entdeckung von Dr. Sutherland eine Weiterentwicklung stattgefunden hat.

Erinnere dich, dass Dr. Sutherland privat mit einem kleinen vertrauten inneren Kreis von Studenten gearbeitet hat, um seine biodynamischen Prinzipien des Nichttuns zu erforschen und zu verfeinern. Dann gab er 1948 im Vorwort seines Buches *Cranial Bowl* der Öffentlichkeit den ersten Hinweis auf seine neue Entdeckung mit einer einzigen Zeile, „... der physiologischen Funktion im Körper zu erlauben, ihre unfehlbare Potency zu manifestieren, anstatt blinde Kräfte von außen anzuwenden".

Seit 1948 haben sich international hunderte von professionellen biodynamischen Craniosacral-Practitionern in kleinen Gruppen zusammengefunden, um die biodynamische craniosacrale Arbeit zu vertiefen, Nichttun praktizierend, so wie Dr. Sutherland es gelehrt hat. Diese engagierten Practitioner haben alle zu einer lebendigen Evolution einer biodynamischen craniosacralen Praxis beigetragen. Jeder aufrichtige Practitioner, der das wirklich möchte, kann lernen, fortgeschrittene biodynamische craniosacrale Sitzungen zur Bewusstseinsevolution zu geben.

Die Arbeit ist ohne weiteres zugänglich, wenn du den Mut besitzt, *'still zu sein'*, (be still) und die Disziplin, nicht in ein efferentes Tun überzugehen. Sogar Dr. Sutherland hat die Heilkraft der nichttuenden Biodynamik als 'unheimlich' bezeichnet. Nichttuend wird hier beschrieben als:

„Man verpflichtet sich selbst dem *Tao*, indem man weniger wird, durch das tägliche Entfernen von Hindernissen, die das *Tao* blockieren, bis es kein Tun mehr gibt, was in den vollendeten Zustand *Zhenren* führt."

Efferenz ist das Gegenteil der nichttuenden Biodynamik und ihre Anwendung führt den Practitioner in die Abwärtsspirale der hypermaskulinen inneren Haltung, die in den populären biodynamischen craniosacralen Ausbildungen um sich greift. Trotz alledem und obwohl du darin ausgebildet bist, Efferenz zu nutzen, kannst du den Übergang machen, vom medizinischen biodynamischen, craniosacraltherapeutischen, symptomorientierten Modell zu einer nichttuenden biodynamischen craniosacralen Praxis, wie von Sutherland gelehrt, , wenn du *'still sein'* kannst. Das bedeutet, dass du alle efferenten Störungen unterlässt. Alle efferenten Methoden aufzugeben, ist eine Herausforderung, und dennoch kannst du den lebendigen Kontakt mit der Primären Respiration nicht genießen, ohne *still zu sein*; das ist verbindlich für die Praxis von Dr. Sutherlands Biodynamik.

Efferenz ist ein Haupthindernis für die biodynamische craniosacrale Praxis

Wenn du von der funktionellen zur biodynamischen craniosacralen Praxis der Bewusstseinsevolution übergehen willst, dann kann ich nur immer wieder betonen, dass *du jede Art* von Efferenz aufgeben musst. Efferenz ist eine feine Aufmerksamkeitsbewegung nach außen, bei der du deinen inneren Körper verlässt und in den feinstofflichen Körper eines Klienten gehst, um ihn zu diagnostizieren und zu behandeln. Efferenz beinhaltet:

- Objektivierung, die dich vom Klienten trennt, damit du ihn behandeln kannst.
- Erwartungshaltung, dass die Craniale Welle oder eine andere Bewegung der Tide erscheint.

- Hineinlauschen in den Körper eines Klienten, um die Craniale Welle, Tiden, inerte Fulkren, Mittellinien und Stille zu erspüren und so die anatomische Funktion der Dura, der Flüssigkeiten, der Organe, der Faszien und Knochen zu beurteilen.
- Trauma managen: vorgeburtlich, Geburts- oder Lebenstraumata, die vom Nervensystem kontrolliert werden.
- Das Verlangen, Symptome zu erleichtern, Gesundheit zu erzeugen oder einen veränderten Bewusstseinszustand zu bewirken.
- Efferenz, Verlassen deines inneren Körperraumes, um in den Körper des Klienten hineinzufühlen und zu diagnostizieren, zu reparieren, zu behandeln oder bestimmte Ereignisse zu benennen, bezogen auf die Lösung einer Verletzung im Zusammenhang mit der Cranialen Welle oder den Tiden.
- Intention, eine Läsion der Cranialen Welle zu lösen, Raum zu schaffen, ein Ziel zu erreichen, in eine Tide einzutreten, einen Stillpunkt vorzuschlagen oder irgendein Ergebnis zu erwarten.
- Reden während einer Sitzung, dem Klienten berichten, was geschieht bzw. mit ihm einen Kontakt aushandeln.

Noch mal, die neutrale Berührung überträgt die Bewusstseinsevolution auf einen Klienten und das ist nur möglich, wenn du im Kontakt mit der Primären Respiration bist, was du verwirklichst, wenn du alle efferenten Praktiken unterlässt, was bedeutet: Sei still. Wenn du aufhörst, efferent zu sein, verschiebt das deine nach außen gerichtete Wahrnehmung nach innen, das ist afferent, und du berührst, während du nach den neutralen Prinzipien ausgerichtet bleibst.

Dazu im Anhang das Schaubild: *Anfälligkeiten für ethisches Fehlverhalten bei Pflegekräften/Bezugspersonen* (*Caregiver Vulnerabilities to Ethical Misconduct*)

Für die biodynamische Praxis: Verändere deine Aufmerksamkeit von Efferenz zu Afferenz

Anstatt die Aufmerksamkeit efferent nach außen zu orientieren, ist deine Aufmerksamkeit afferent oder nach innen zum Kern oder zur Mittellinie gerichtet.

Du ruhst anstrengungslos innerhalb deines inneren Körperraumes, während du in einer Haltung von *'Sei still und wisse ICH BIN.'* bleibst.

Wenn du einen lebendigen Kontakt mit der Primären Respiration haben möchtest, dann ist weiterhin wichtig, dass du dich *nicht an der Cranialen Welle orientierst.* Warum? Weil das Fühlen der Cranialen Welle Efferenz benötigt.

Du orientierst dich weder an der Cranialen Welle, noch nutzt du eine Absicht

Dr. Sutherland praktizierte craniosacrale Biodynamik so, dass er sich in keiner Weise an der Cranialen Welle orientierte oder eine Absicht (Intention) hatte, Läsionsmuster zur Symptombehandlung zu korrigieren. Da jeder Grad von Absicht efferent ist, hat Sutherland gar keine verwendet, nachdem er entdeckt hatte, dass das Praktizieren der Biodynamik Nichttun erfordert. Absicht wird genutzt, um Stillpunkte vorzuschlagen, Läsionsmuster der Cranialen Welle zu korrigieren, Tiden einzuführen, zum Beurteilen und Harmonisieren anatomischer Einzelteile, Symptombehandlung, Heilung, verbales Aushandeln der Kontakte oder Sprechen mit dem Klienten über das, was *während der Sitzung geschieht*, indem Aktivitäten der Cranialen Welle oder Erscheinungen der Tide benannt werden. Auf Absicht zu verzichten, bedeutet auch, dass du keinen Raum kreierst (Zonen), nicht mit dem Trauma eines Klienten beschäftigt bist oder gar einen Ablaufplan (Protokoll) verwendest. Selbst den Wunsch zu hegen, dass sich ein bestimmtes Ergebnis einstellen möge, ist efferent. Alle oben erwähnten Aktivitäten richten deine Aufmerksamkeit nach außen, um einen Klienten zum Objekt zu machen und efferent etwas vorzuhaben, um sie zu verändern (Siehe *Die hypermaskuline Haltung*, S. 41)

Diese hypermaskulinen Praktiken verhindern, dass die Primäre Respiration auftaucht. (Siehe Übersicht 3: *Schwachstellen von Therapeuten*, S. 258).

Deine Praxis als Gebender

Deine Praxis beim Geben von Stillness Touch zur Bewusstseinsentwicklung wird im Folgenden beschrieben.

Du ruhst innerlich in Stille und wartest, erwartest nichts und machst dir keine Sorge bezüglich eines Resultats, während du im Nichtwissen und Nichttun verweilst.

Noch einmal, es ist das Gegenteil von Efferenz, wenn deine Aufmerksamkeit nach innen gerichtet oder afferent ist. In den Veden wird Afferenz Pratyahara genannt, eine Praktik der Aufmerksamkeitsorientierung nach innen, um das Göttliche in dir sinnlich wahrzunehmen, welches den Körper mit dem Bewusstsein vereint, bis du eine spektrale Ganzheit wahrnimmst, die jeden falschen Sinneseindruck der Trennung von der ursprünglichen Göttlichkeit beendet.

Du realisierst, dass der Körper in der Unendlichkeit ganz ist.

Buddhisten nennen die Verwirklichung körperlicher Ganzheit in der Unendlichkeit *Vollendungsstadium*, eine permanente Realisierung der Nichttrennung, auf einer so tiefen Ebene, dass der Körper mit dem reinen Bewusstsein vereint ist und die Liebe ausdrückt, die alles, was ist, erschafft. Verschiedene spirituelle Traditionen beschreiben Nichttrennung als Ergebnis der Praktiken des *Vollendungsstadiums* und verwenden dafür solche Begriffe wie *Purusha, Angushtamatra, Spanda, Heiliger Tremor, Dynamische Stille, Mahamudra, Shen, Prajnaparamita, Ungeborener Buddha-Geist, Heiliger Atem von Sophia, selbstexistentes Herzleuchten, Große Glückseligkeit, Heiliges Herz, Auge Gottes, Maithuna, Zhenren, Dzog chen, Unsterblicher Körper, Wiederauferstehungskörper, Criatura, Regenbogen-Körper, Reiner Atem der Liebe*, etc.

Unabhängig von den Namen ist der entscheidende Punkt in vielen spirituellen Traditionen, die unwiderrufliche Vereinigung anzuerkennen zwischen dem Körper, dem reinen Bewusstsein und der Liebe, die alles erschafft, was ist. Vollendungsstadium ist eine Vereinigung des Heiligen Maskulinen und des Göttlichen Femininen, die eintritt, wenn Shiva und Shakti sich im Körper vereinigen.

Die Bewusstheit des Ganzen ist mit der Liebe des Ganzen vereint.

Was ist der Körper?

Die Dynamic Stillness School hat schon immer das Mysterium *'Was ist der Körper?'* untersucht. Die verstärkten inneren Erforschungen von Graduierten im Bereich der biodynamischen cranialen Berührung (BCT) in den letzten 20 Jahren haben den Körper neu definiert als ein System ohne Ende:

Der Körper ist reines von Liebe durchtränktes Bewusstsein.

Hier sind einige mögliche Beschreibungen für den Körper, wenn er seine ganze spektrale Herrlichkeit ausdrückt:

- Der Körper ist ein feinstoffliches Netz unendlichen schimmernden Bewusstseins, welches mit der Liebe vereint ist.
- Der Körper ist ein unendliches leuchtendes Sinnlichkeitsbewusstsein als *Criatura.*
- Der Körper ist die selbstexistente Leuchtkraft des Herzens, vereint mit Eros im Becken, die ein unendliches Klanggewebe sinnlichen Bewusstseins ausstrahlt und Liebe ausdrückt.

Vielleicht erinnerst du dich daran, dass die selbstexistente Leuchtkraft deines Herzens die Weisheit deines Körpers ist, und ihre Liebeskraft hat den Körper erschaffen, erhält ihn, heilt ihn und macht ihn ganz. Diese Liebeskraft entwickelt unsere Wahrnehmungsfähigkeiten und unser Bewusstsein.

Liebe ist sowohl die Quelle als auch die Bestimmung deines Herzfeldes.

Um das selbstexistente Leuchten des Herzens zu realisieren, richte deine Aufmerksamkeit nach innen und achte darauf, alle Qualitäten in deinem inneren Körperraum sinnlich wahrzunehmen, während du beim Sinusknoten ruhst, der die Quelle der Herzstrahlung oder *Shen* ist. Verbinde dann das Herzleuchten mit dem Eros, der vom Becken her aufwallt, um deinen ganzen spektralen Körper zu verwirklichen, und nimm das sinnlich wahr.

Diese Praktik vereint Körper, Bewusstsein und Liebe, durch welche die *Criatura* geboren wird, und du genießt deinen Sinnlichkeitskörper, der im ständigen erotischen Kontakt mit dem ganzen Universum ist.

Criatura drückt die gesamtkörperliche spektrale Ganzheit aus, die eine erotische Einheit mit allem bildet.

Weiterentwickelter Stillness Touch zur Bewusstseinsentwicklung, angeboten von einer verwirklichten körperlichen Ganzheit, überträgt universelle Liebe auf den Klienten (Empfangenden). Ein Klient wird dann in der Lage sein, die falsche Vorstellung zu durchschauen, dass der Körper aus getrenntem Material anatomischer Teile besteht, die an der Hautgrenze zu Ende sind, und all dies getrennt vom Bewusstsein (Shiva) und der Liebe (Shakti). Bei der spektralen Verwirklichung des Körpers existiert keine Trennung. Wie bereits angemerkt, ist das Getrenntsein eine

Fehlwahrnehmung des Egos, welches die Ganzheit in Teile bricht, um dich vor der Liebe zurückschrecken zu lassen, aus Angst vor dem Schrecken der verwirrenden Intensität einer spektralen Vereinigung von Körper, Bewusstsein und Liebe.

Liebe ist unsichtbares Fleisch, welches als Körper sichtbar wird. Verweile im Innen in Stille, sei mit deinen Sinneseindrücken und nimm den Körper als grenzenlose Liebe wahr. Stillness Touch ist ein Portal für die Übertragung von Körper-ist-Liebe.

Egal, ob du täglich in Stille meditierst oder fortgeschrittene Stillness-Touch-Sitzungen gibst und erhältst, bleibt es die Herausforderung, im Inneren präsent zu sein, um die tiefgehende Intensität wahrzunehmen, die auftaucht, während du in der Stille verweilst.

Richte deine Aufmerksamkeit auf die Sinneseindrücke in deinem inneren Körperraum – die Rhythmen und Qualitäten –, ohne sie zu benennen, zu verstehen, zu verändern oder etwas anderes damit zu tun. Was auch immer im Inneren auftaucht, lass es da sein. Bemerke die Sinneswahrnehmungen beim Einatmen, das fraktale An- und Abschwellen deines inneren Körpers, und deine Aufmerksamkeit löst sich von der Fixierung und Überverliebtheit. Deine freie Aufmerksamkeit wird sich mit dem inneren Atem der selbstexistenten Strahlung des Herzens bewegen, die sowohl das Äußere wie auch das Innere mit Liebe durchtränkt. Mit befreiter Aufmerksamkeit kannst du anstrengungslos mit allen körperlichen Ausdrucksformen der unendlichen spektralen Natur des Körpers sein. Der Körper in seiner spektralen Ganzheit beinhaltet alles: die auf- und absteigenden Lebensströme, Bereiche emotionaler Spannung, den physischen Panzer, Intensität, Intimität, Paradox, Gedanken, Gefühle, erotische sinnliche Klänge, Erinnerungen, Schock, Weiträumigkeit, Fließvermögen, Leuchtkraft, Leere, spirituelle Zustände, Dynamische Stille, Eros, den Heiligen Tremor, den Reinen Atem der Liebe, … nichts ist ausgenommen.

Die sinnliche Wahrnehmung des inneren Körpers lässt das Bewusstsein des feinstofflichen inneren Atems erwachen, welches als Herzwahrnehmung ausströmt, die anschwillt und sich wieder zurückzieht als eine spontane fraktale Bewegung, die alles, worauf sich deine Präsenz richtet, liebkost und weich macht. Deine Präsenz atmet lebendig die Fraktale der selbstexistenten Leuchtkraft des Herzens als die Weisheit des Körpers, welche sich durch den inneren Körperraum als nichttrennendes Bewusstsein entfaltet. Das ist das Gegenteil der Ego-Strategien, die objektivieren, Ganzheit in getrennte Teile aufbrechen und Efferenz verwenden, um zu beabsichtigen, zu kontrollieren, zu benennen, zu manipulieren und das, was ist, zu verändern, wegen der Riesenangst vor der ganzmachenden Kraft der Liebe.

Spezifische innnere Praktiken

Dr. Sutherlands Rat für die biodynamischen Practitioner war allgemein gehalten und kurz, was die Dynamic Stillness School seit ihrer Gründung vor fast zwanzig Jahren motiviert hat, spezifische, detaillierte innere meditative Praktiken anzubieten. Und zwar richtest du deine Aufmerksamkeit nach innen zur Rückseite deines Herzens hin, zum Sinusknoten, dem Zentrum für die Bewusstseinsevolution, und zum Fulkrum, welches deinen ganzen Körper wieder zu einem Wahrnehmungsorgan erweckt. Ruhe in Stille und nimm sinnlich die Qualitäten in dir wahr.

Wenn du dich an die zunehmende Kraft deiner Herzstrahlung beim Sinusknoten gewöhnt hast, nimmst du die Übung für Fortgeschrittene hinzu, anstrengungslos da zu sein mit der Sinnlichkeit des Eros, der von innerhalb deines Beckens aufwallt. Wenn du für längere Zeit ohne Zurückschrecken im vom Becken her aufwallenden Eros ruhen kannst, während du mit der Leuchtkraft deines Herzens vereint bist, dehnt sich dein innerer Körper im Innen aus, Dynamische Stille implodiert und der Boden fällt weg, so eine innerkörperliche Unendlichkeit erzeugend, während dein ganzes Sein mit dem Reinen Atem der Liebe durchtränkt wird.

Der Boden fällt weg

Wenn einmal der Boden wegfällt und die innere Unendlichkeit der dynamischen Stille hereinströmt, wird das zu einem Schutzsiegel, während du vollständig vom Reinen Atem der Liebe durchtränkt wirst. Im tibetischen Buddhismus wird dieser Aspekt der Vollendungsstufe das *Große Siegel der Perfektion* genannt, oder *Dzogchen,* was dem Practitioner unzerstörbare Unschuld verleiht. Von nun an atmet die selbstexistente Leuchtkraft deines Herzens universelle Liebe zwischen dem Formlosen und dem Geformten. Während du meditierst, atmet diese Liebe durch deinen inneren Körper in jede Zelle, während sie in die Unendlichkeit und wieder zurück strahlt. Die Buddhisten nennen diese Verwirklichung *Prajnaparamita.* Du realisiert in deinem Körper, was uns Dr. Sutherland und seine Frau Adah als ultimativen Rat gaben:

'Sei still und wisse Ich bin (Be Still and Know I am).'

Das Herz als das Fulkrum des Selbst-Zentrums

Zahlreiche spirituelle Traditionen erkennen das Herz als das Fulkrum oder Zentrum einer vollständigen spektralen Existenz als menschliches Wesen an. Die Originalausgabe von *Stillness* hat die tiefe Beziehung zwischen Dr. Sutherlands biodynamischen craniosacralen Prinzipien und den spirituellen Traditionen nur angedeutet. Es kann jedoch tröstlich sein, wenn man weiß, dass es tausend Jahre alte spirituelle Traditionen gibt und Millionen spiritueller Practioner, die Milliarden Stunden mit Meditation zugebracht haben, um dich zu unterstützen. Vielleicht macht das Wissen um diese Unterstützung die Entspannung leichter, während du deine inneren meditativen Stille-Übungen betreibst oder weiterentwickelten Stillness Touch anbietest und dein grenzenloses Bewusstsein wahrnimmst?

> Wenn der Körper als Bewusstsein sich über dein Fleisch hinaus bis in die Unendlichkeit und wieder zurück ausdehnt und dabei die Substanz der Liebe verströmt, hast du die spektrale Natur deines Körpers verwirklicht.

Wird fortgeschrittener Stillness Touch aus dieser verwirklichten inneren Haltung der spektralen Ganzheit heraus gegeben, überträgt er die Liebe, die alles erschafft, was ist, auf den Empfänger, so wie auch die Wahrnehmung, dass das Spirituelle mit dem Physischen eins ist. Körper, Bewusstsein und Liebe sind vereint und drücken sich austauschbar als harmonisches Ganzes aus.

Wie schon oben erwähnt, nennen die Buddhisten das *Prajnaparamita,* die Mutter aller Buddhas, das Göttliche Weibliche Prinzip, welches einem Practitioner die permanente Realisierung der Nichttrennung ermöglicht. *Prajnaparamita* atmet auf ewig Ganzheit als deine wesentliche Wirklichkeit:

> Leere ist Form und Form ist Leere.

Betrachten wir nun, was die spirituellen Traditionen über das Herz als Zentrum des *Selbst* und als das Fulkrum der Bewusstseinsevolution zu sagen haben.

12

Spirituelle Traditionen und die selbstexistente Leuchtkraft deines Herzens

Hier sind ein paar Beispiele für spirituelle Traditionen, die das Herz als das Zentrum des ursprünglichen Bewusstseins, des *Selbst*, anerkennen:

Vedisch: *Purusha, Angushtamatra*

Katha Upanishad – Übersetzt von Vidyavachaspati V. Panoli
Der *Purusha* von der Größe eines Daumens wohnt im Herzen. Nimmt man den Herrn der Vergangenheit und der Zukunft wahr, muss man sich selbst nicht schützen. Das ist wahrlich, wonach du suchtest. *Purusha* wird als ewiges Prinzip definiert, unzerstörbar, ohne Form und alles durchdringend. (2-I-12).

Der *Purusha* von der Größe eines Daumens ist wie eine rauchlose Flamme und der Herr über Vergangenheit und Zukunft. *Purusha* existiert mit Sicherheit jetzt und wird ganz sicher morgen existieren. Das ist wahrlich, wonach du suchtest. (2-I-12).

Purusha von der Größe eines Daumens ist das innere Selbst, das auf ewig im Herzen aller Lebewesen beheimatet ist. Man sollte Ihn beständig als rein und unsterblich erkennen. (2-III-17).

Svetasvatara Upanishad – Übersetzt von Swami Tyagisananda
Das *Angushtamatra* nimmt kraft des Intellekts, der Emotion, der Vorstellungskraft und des Willens die Größe eines Daumens an. Das Unendliche Wesen wohnt im Herzen als inneres Selbst. Diejenigen, die das realisieren, werden unsterblich. (III-12).

Unendliches Sein hat tausend Köpfe, tausend Augen und tausend Füße, die das ganze Universum umfassen. (III-14).

So fein wie die Spitze eines Stachels und so rein, glänzend und unendlich wie die Sonne, allein *Angushtamatra* wird gesehen, wie sie wegen der Begrenztheit des Herzens unter anderem die Größe eines Daumens annimmt; im Herzen, in dem Er erscheint und Er sich selbst mit Egoismus und *Sankalpa* in Verbindung bringt, wegen der Beschränktheit des Intellekts.(V-8).

Hindu: *Ayodhya, Spanda, Heiliger Tremor, Dynamische Stille, Selbstexistente Leuchtkraft des Herzens, Hridaya, Pratyahara*

„Aus dem Blickwinkel der Yoga-Praxis hat die goldene Hülle der göttlichen Stadt, *Ayodhya,* welche eine lichtgefüllte Masse der Glückseligkeit ist, ihren Wohnsitz in dem feinen Gebiet des traubenförmigen Loches des physischen Herzens. In der Festung dieser ursächlichen Hülle verweilt die unsterbliche individuelle Seele mit ihrem obersten Beschützer, allmächtiger, allwissender, wunderbarer Vater – Gott. Der Tempel eines Yogis ist allein im Herzen."

The Science of Soul, S. 35,
Shree Swami Vyas Dev Ji Maharaj, Yoga Niketan 1977

Kashmirischer Shivaismus: *Spanda, Heiliger Tremor, Dynamische Stille*

Der Kashmirische Shivaismus ist meinem Herzen lieb und nah, und auch den biodynamischen Prinzipien, wie wir sehen werden. Die selbstexistente Leuchtkraft des Herzens, die von den Schrittmacherzellen ausgestrahlt wird, ist im kashmirischen Shivaismus bekannt als Spanda, der Heilige Puls oder der Heilige Tremor. Man verwirklicht Spanda durch die innerkörperliche Vereinigung von Shiva und Shakti, die während *pratyahara* vollzogen wird, der Ausrichtung der Aufmerksamkeit nach innen (siehe unten Advaita).

„Der Großteil des physischen Herzens ist links von der Brustmitte, aber die Schrittmacherzellen für den Herzschlag sind im rechten Atrium oder der oberen rechten Kammer des Herzens. Hier wird das strahlende transzendente Bewusstsein beständig mit dem Lebensimpuls des individuellen Bodymind verbunden."

Enlightenment of the Whole Body, S. 400,
Bubba Free John, The Dawn Horse Press, 1978

„Die elementare Lebensenergie hat eine spiralförmige Manifestation, worauf der Osteopath Dr. Rollin Becker sich mit der Bezeichnung Spiral-Tide bezieht. Es ist tatsächlich eine Tide innerhalb einer Tide in einer Tide, die sich fortwährend um sich selbst einfaltet, welches der Grund ist, warum das als Schlange dargestellt wird. Das ist nicht bloß eine Metapher, sondern die Beschreibung einer tatsächlichen Erfahrung. Unser (innerer) Atem, 12-mal in der Minute, konstituiert eine Tide, in der die Tide der Fluktuationen der cerebrospinalen Flüssigkeit enthalten ist. Und darin ist dennoch eine andere (tiefere) Tide. Diese spiralige *Kundalini*-Energie ist ständig dabei, sich zu entfalten und emporzusteigen, sich dann zusammenzuziehen und hinabzusteigen, und darin sind noch weitere Strömungen enthalten. In Abhängigkeit von jedem (Tide-)Atemlevel gibt es korrespondierende (Bewusstseins-)Level, … auf einem Level stimmen wir uns selbst ein … auf Prana-Kundalini; hier löst sich unser Sinn für körperliche Materie auf, unser (Atem)Bewusstseinsstrom übernimmt. Wir nehmen unseren Körper nicht mehr so sehr wahr. Wir können es zu einem Stillpunkt bringen, es kondensiert sich und folgt dann leise der Energie zu seiner Quelle, und wir haben Zugang zu der Energie, die unser individualisiertes Bewusstsein, oder *chita-kundalini*, speist. Wir erleben das als die Pulsationen des Verstandes und der Emotionen."

Dynamic Stillness Volume 1, S. 174-175,
Swami Chetanananda, Rudra Press, 1990

Die mysteriöse Verbindung zwischen Dr. Rollin Becker und dem Kashmirischen Shivaismus:

Abgesehen von dem Zitat Swami Chetananandas über Dr. Becker, ist das, was folgt, ein Geheimnis. Das liegt daran, dass amerikanische Osteopathen sehr zurückhaltend zu sein scheinen, wenn es um die Preisgabe ihrer spirituellen Leben geht. Ich bin Swami Khecaranatha (Nathaji) dankbar, der in dem Ashram lebte und dies mit mir geteilt hat. Nathaji ist der Autor von einigen exzellenten Büchern über den Kashmirischen Shivaismus und der Begründer des spirituellen Zentrums Rudramandir in Berkeley, Kalifornien. Wie Nathaji es bezeugt, erhielt Dan Cook von Dr. Rollin Becker Sitzungen während seiner Besuche im Ashram, dem Movement Center. Cook liebte es so sehr, mit der Stille zu arbeiten, dass er Dr. Becker seinem Guru Swami Chetanananda vorstellte. Da war ein unmittelbares gegenseitiges Verständnis und eine Begegnung in den Tiefen zwischen Dr. Becker und Swami Chetanananda. Obwohl jeder seine eigene Wahrnehmung hatte, fanden sie Resonanz, Respekt und gemeinsame Bestätigung in der Dynamischen Stille.

Während eines Besuchs von Dr. Becker im Ashram erhielt Swami Chetanananda eine Sitzung und erlebte die verkörperte Präsenz des Swami Nityananda, des Gurus von Chetanandas Guru Swami Rudrananda. Danach hat Dr. Becker ihn viele Jahre lang craniosacrale Osteopathie gelehrt, wie Swami Chetanananda auf der Website seines Movement Centers angibt. Swami sagte auch: „Dr. Becker verfügt über ein tiefes Verständnis für das Potential, welches Menschen beseelt, und für den Prozess, durch den das Potential in Physiologie, Kognition und Wahrnehmung transformiert wird." Beide Bände des Buches *Dynamic Stillness* von Swami Chetanananda sind Dr. Rollin Becker gewidmet.

Dr. Becker hat seine regelmäßigen Besuche fortgesetzt und gab bis zu seinem Tode 1976 Sitzungen im Ashram. Auf dem Einband von Dr. Rollin Beckers Buch *Life in Motion* ist eine Abbildung der Möbiusschleife zu sehen, eine Skulptur im Garten des Movement Centers, Swami Chetananandas Ashram; Dr. Rollin Beckers Asche ist dort begraben.

Dr. Rachel Brooks lebte in Swami Chetananandas Ashram und wurde von Dr. Becker in biodynamischer craniosacraler Arbeit ausgebildet. Sie hat auch Dr.Beckers Bücher, *Life in Motion* und *Stillness in Life*, herausgegeben und beide wurden bei Rudra Press verlegt, der Verlag des Ashrams. Brooks hat auch Dr. Sutherlands Buch, *Teaching in the Science of Osteopathy* bei Rudra Press herausgegeben. 'Rudra' bezieht sich auf Swami Rudrananda, der Swami Chetananandas Guru war.

Advaita: *Hridaya, Pratyahara*

So umschreibt der Advaita-Meister Ramana Maharshi den großen aufsteigenden Strom: „Das göttliche Atom des Selbst wird in der rechten Herzkammer gefunden, (Sinusknoten). Hier liegt das Herz, das dynamische Spirituelle Herz, was Hridaya genannt wird, lokalisiert auf der rechten Seite des Herzens, was dem inneren Auge des auf dem spirituellen Pfad Eingeweihten deutlich sichbar ist. Mit Hilfe von Meditation kannst du lernen, das Selbst in der Kammer dieses Herzens zu finden."

Pratyahara: Wenn du dein sinnlich wahrnehmendes Bewusstsein nach innen zur Mittellinie hin orientierst, wird das im Advaita als *Pratyahara* bezeichnet. Damit ist gemeint, den primären Aufmerksamkeitsfokus von den äußerlichen Sinneseindrücken zu den innerlichen zurückzuziehen. Während *Pratyahara* praktiziert wird, geschieht eine Verwirklichung, wenn deine innere Sinnlichkeit deine Wahrnehmung im Innen ausdehnt und zu göttlicher Wahrnehmung, angefüllt mit innerer Ekstase, wird. Wenn deine innere Sinnlichkeit sich zurück in das alltägliche Leben ausdehnt, genießt du überall erotische göttliche Wahrnehmung.

Christlich: *Heiliger Atem von Sophia, Auge des Herzens, Nous*

Liebe ist die ganz physische Struktur des Universums, die alle Dinge zu Einheit, Anziehung und kosmischer Sympathie hin bringt, sagt Teilhard de Chardin. De Chardin bemerkt auch, dass es eine sinnliche Sehnsucht nach der Gemeinschaft mit anderen, die eine größere Vision haben, gibt. Die enorme Erfüllung aus den Freundschaften zwischen jenen, die sich an dem Voranbringen der Bewusstseinsevolution beteiligen, hat eine kaum beschreibbare Qualität.

Esoterische christliche Traditionen lehren, dass deine Aufmerksamkeit, wenn sie auf die Innerlichkeit gerichtet wird, zum Heiligen Atem von Sophia wird, der alle Dinge vereint. Wenn Sophia präsent ist, wird aus zwei eins, Innen wird zum Außen, und das Außen zum Innen.

Die christlichen Väter der Wüste beschrieben das Herz nicht einfach als ein physisches Organ, sondern als das spirituelle Zentrum des menschlichen Wesens, unser tiefstes und wahrhaftigstes Selbst, der innere Schrein, der nur durch die Opferung des Egos betreten werden kann und in dem das Mysterium der Vereinigung zwischen dem Göttlichen und dem Menschlichen vollbracht wird. Die Wüstenväter nennen das Herz als Kontemplationsorgan *Auge des Herzens* oder *Nous*. Das *Nous* wohnt in den Tiefen der Seele und repräsentiert den innersten Aspekt des Herzens. Für sie ist *Nous, das Auge des Herzens*, die höchste Fähigkeit des Menschen, durch die Gott erkannt wird – und du kannst die inneren Essenzen der Spirituellen Hierarchien verwirklichen – alles mittels der spirituellen Wahrnehmung oder des direkten Begreifens durch das Herz.

„Gott ist im Herzen geboren und das Herz ist in Gott geboren."

Meister Eckhart

Islam: *Das Auge des Herzens*

Sufi

Das heilige Symbol der Sufis ist ein geflügeltes Herz, welches einen fünfzackigen Stern enthält, der das göttliche Licht repräsentiert, und der zunehmende Mond unter dem Stern steht für die Lichtempfänglichkeit. Der große Meister Hazrat Inayat Khan wählte das geflügelte Herz, weil „In der tiefsten Tiefe des Herzens die Stimme des Geistes ist."

Das *Auge des Herzens* ist ein weiteres Motiv in der Sufi Tradition. Für die Sufis ist das Herz die Tür zum Göttlichen, das Auge, durch welches die Tiefe des Herzens gesehen werden kann und wodurch das Herz die Höchste Göttliche Realität verstehen kann. Das *Auge des Herzens* agiert gleichzeitig in zwei Dimensionen: ein Auge ist auf den „Innenbereich" hin gerichtet, wodurch der Meditierende die unendliche Tiefe des Göttlichen im Herzen wahrnehmen kann, und das andere Auge ist auf den „Außenbereich" gerichtet. Dieses Auge ist dann unsere Linse, durch die das Höchste Subjekt, der Innere Wissende, Gott oder das ursprüngliche sinnlich wahrnehmende Zeugenbewusstsein die Welt betrachtet.

Buddhismus: *Prajnaparamita, Tsong Gang, der Ungeborene Buddha-Geist, Mahamudra, die Große Glückseligekeit, das Große Siegel der Perfektion*

Dzogchen

Tsong Gang ist die formlose ursprüngliche Weisheit, die jenseits von Form, Gestalt und Farbe ist. Es ist unausdrückbare, ursprüngliche Weisheit jenseits von Buchstaben, Worten und Namen.

Nichtkonzeptuelle ursprüngliche Weisheit ist jenseits von Konzepten und Urteilsvermögen des Verstandes. ~ *The Twenty-one Nails: Oral Tradition of Zhang-Zhung,* Kap. 5: The Thumb-Sized Body of Wisdom.

Buddhisten nennen dieses Prinzip auch *Prajnaparamita, Weisheit des Ganzen, Mutter aller Buddhas* und *Ungeborenen Buddha-Geist.* Das ist das unsterbliche Prinzip, das Leere und Form oder Bewusstsein und Liebe vereint. Der Tantrische Buddhismus nennt das *Mahamudra, Angeborene Glückseligkeit* und *Große Glückseligkeit.*

Zen

Hier ist eine Umschreibung eines Berichtes aus dem fünfzehnten Jahrhundert über Worte, die vom Zen-Meister Bankei gesprochen wurden: „Das *Ungeborene* ist der Ursprung und der Beginn von allem, was ist; keine Quelle ist davon getrennt und es gibt keinen Beginn noch vor dem *Ungeborenen.* Das Denken, ein um das andere Mal gefallen, entfernt sich von der lebendigen Realität des *Ungeborenen.* Durch das Ungeborensein und die wunderbare beleuchtende Kraft, die dem *ungeborenen Buddha-Geist* innewohnt, reflektiert er einfach alle Dinge, und wenn Gedanken kommen, transformiert er sich selbst in sie. Das wird den ungeborenen Buddha-Geist in Denken verwandeln. Nur unsere Unkenntnis des *ungeborenen Buddha- Geistes* lässt uns handeln und diesen in Denken verwandeln … in der äußeren Welt, … wir verwandeln das *Ungeborene* in alle Arten von Dingen und dann werden wir zu diesen Dingen. Du musst es voll und ganz verstehen, den ungeborenen Buddha-Geist nicht in andere Dinge zu transformieren. Daher lass die Dinge, wie sie sind, was immer auch geschieht; mach dir keine Sorgen darüber und ergreife nicht für dich selbst Partei. Bleibe nur, wie du bist, direkt im ungeborenen Buddha-Geist und verändere ihn nicht in etwas anderes. Widerstehe der Voreingenommenheit für dich selbst, die den Wunsch in dir aufkommen lässt, dass die Dinge sich auf deine Art entwickeln sollen."

Taoismus: *Shen, Zhenren*

Shen ist eng mit dem *Tao* verbunden. *Shen* kann als Geist übersetzt werden. Es ist unsere bewusste Präsenz, die im Herzen als ein Aspekt unseres Seins lebt, durch den wir unsere Essenz in die Welt strahlen.

Rooted in Spirit: The Heart of Chinese Medicine, Claude Larre

„Das Herz ist der Meister des Körpers und *Shen* ist der Schatz des Herzens."

Jingshen, Huainanzi

„Man verpflichtet sich dem Tao durch 'weniger werden' – ein tägliches Entfernen der Hindernisse, die das Tao blockieren, bis es kein Tun mehr gibt, was zu dem perfekten Zustand, *Zhenren,* führt".

http://www.goldenelixir.com/taoism.html

Moderne Zitate

Rudolf Steiner

Hier gebe ich in etwa die Worte von Steiner wieder, der in seinen ersten unveröffentlichten Unterrichtslektionen sagte: „Wir müssen lernen, *mit dem ganzen Körper als ein Berührungssinn* wahrzunehmen. Im Kopf, wenn wir das Bewusstsein hinter die Gedanken in den Gehirnkern zurückziehen und von dort aus unserem alltäglichen Denken Entspannung gestatten, dann wird sich unsere Wahrnehmung über den Horizont bis in die Unendlichkeit ausdehnen, wo sie in Stille ruht. Wenn unsere eigenen Gedanken still werden, wird Denken zu einer kosmischen Aktivität, die ihren Ursprung jenseits des Körpers hat. Dieses neue Denken, von außerhalb, wird als eine Lichtaktivität wahrgenommen, welche die archetypischen Bilder webt – die ursprünglichen Formvorstellungen, die als Wellen in der Welt weben, wie eine verfeinerte Lichtatmung.

Wenn dieses Atmen auf sich selbst fokussiert, entwickeln sich persönliche Gedankengebilde zu fertigen Konzepten und eigenständigen Ideen. Wenn du dein Denken sich frei ausdehnen und in Wellen weitergehen lässt, tauchen kosmische Bewegungsvorstellungen in deinem Herzen auf. Diese werden als die Lebensbewegung wahrgenommen, die von der Peripherie kommt. Im Herzen ist das Gefühl, und wenn auch noch in dieses Gefühl hineingespürt wird und man ganz ruhig und still ist, beginnt man, das kosmische Leben, das aus dem Herzfühlen hervorgeht, sinnlich wahrzunehmen. Dann wird das Fühlen zum Atem des Lebens. Die Flüssigkeiten sind sowohl der Ursprung für die Körperentstehung als auch der Maßstab für den Äther, welcher die Kräfte des kosmischen Atems des Lebens enthält. In Verbindung mit Wasser ist dieser Atem des Lebens die Substanz der kosmischen Formwerdung. Wenn das sinnlich erfahren wird, ist das ein sehr köstliches Gefühl, wie eine Wahrnehmung von Wärme, die sich als Leben in der Welt bewegt. Diese Wärme gibt uns unseren Sinn für das Menschsein.

Auf einer tieferen Ebene, und obwohl Atmen ein Prozess der Lungen ist und des Blutes, das nach unten in den Körper strömt, steigt der innere Atem vom Herzen als Licht, Schwingung und Klang auch nach oben, was sich dann im Gehirn und durch die Sinne ausbreitet. Wenn wir einatmen, empfangen wir das Leben als Existenz von der spirituellen Welt, und wenn wir ausatmen, strömt unser Sein hinaus in die Welt. Gehe zu den Atemwellen, die nach oben zum Gehirnkern aufsteigen, in das Licht hinein, und die Wellen leuchten auf – Licht ist alles, was im Inneren durch die Sinne gearbeitet hat – Hören, Sehen, Schmecken, Berühren, Riechen – alle sind Atem, an dem das Leben webt, wellt, flutet – wie das Sonnenlicht auf den Wellen des Meeres glitzert. Wollen steigt hinauf zum Kopf und wird Gedanke, und der Gedanke steigt hinab zu den Extremitäten und wird dabei zum Willen – wie das Licht wird das Denken zu einer feinstofflichen Willensaktivität. Wollen ist die Bewegung der Luft – das alles durchdringende kosmische Leben – und in dem Moment, wo wir uns dafür öffnen, verschwindet unser getrenntes Selbst. Das ist bekannt als der absteigende Strom, eine Umkehrung der Kundalini-Energie, die stattfindet, nachdem man sein Bewusstsein über das Ego hinaus geöffnet und sich mit dem verbunden hat, was jenseits dessen ist."

A.T. Still, der Begründer der Osteopathie

„Zuerst bildet sich das materielle Herz, in dem das spirituelle Herz dann ein Arbeitszimmer einrichtet und es bezieht."

Philosophy and Mechanical Principles of Osteopathy, S.48, A.T. Still

„...Das Herz ist das Zentrum der Kraft und konstruktiven Intelligenz im Körper."

The Heart, A.T. Still, ein in 1904 veröffentlichter Artikel

„Der Körper ist die zweite Placenta."

A.T. Still

„Ich finde ein Miniatur-Universum im Menschen vor. Ich finde Materie, Bewegung und Geist. Wenn der Alte betet, spricht er zu Gott. Er kann nichts Höheres als Geist, Bewegung und Materie erfassen, wobei der Geist auch die Liebe umfasst, mit allem, was dazu gehört. Im Menschen finden wir ein komplettes Universum."

Autobiography of Andrew T. Still, S. 406.

Adah Sutherland

„Er (William Sutherland) hat nicht gezögert, über die offensichtlichen Sinneseindrücke hinauszugehen, tief einzudringen und reichlich aus der Integrität und Realität des Unsichtbaren zu schöpfen."

With Thinking Fingers, S. 32, Adah Sutherland.

Neil Cohen

„Ich warte auf die kleinste Bewegung, auf das fühlende Herz zu, so dass ich zum Ausdruck gelangen und dir das Geschenk deines Selbst geben kann – die erwachte Leuchtkraft der Liebe, Weisheit und Intimität. Furcht, Stress, Spannung und Ängstlichkeit sind die Teile deines Wesens, welche sich noch nicht in die furchtlose Vereinigung des Fühlens und Erkennens des Wahren Selbst, des Herzens, des Seinsursprungs hinein entspannt haben."

Voice of Heart, p. 6, Neil Cohen, Eigenpublikation 2004

Carl Gustav Jung

„*Purusha*, der archetypische Mensch, wird in *Anahata* (im Herzen) verwirklicht. Hier gibt es eine Erfahrung der menschlichen Essenz, des höchsten und des sogenannten ursprünglichen Menschen. Das ist die erste Andeutung deiner psychologischen oder psychischen Existenz, die du nicht selbst bist, in der du enthalten bist, die größer und bedeutender ist als du, aber eine gänzlich psychische Existenz hat. Wenn du in deinem Selbst funktionierst, bist du nicht du selbst – das fühlst du. Du musst es (das Leben) tun, als wenn du ein Fremder wärest. Dein Leben wird zu einem Leben, nicht zu deinem eigenen, sondern zum Leben von etwas Größerem, dem Purusha. „Nicht das Ich ist es, was lebt, sondern Christus lebt in mir."

Kundalini (S- 40-47, 69, Carl Gustav Jung)

Neil Douglass-Klotz

„Wenn du aus zwei eins machst, ist das *Sophia*, und wenn du das Innere zum Äußeren und das Äußere zum Inneren machst, das Oben zum Unten …, dann betrittst du das Königreich. Es muss diese Änderung in der Ausrichtung geben, nach innen zum Herzen hin. Wenn du dich nach innen wendest, um von außen nach innen zu spüren, spürst du mehr nach innen als nach außen, und du folgst dem Körperbewusstsein zurück zu seinem Ursprung. Diese neue Art der sinnlichen Wahrnehmung, der heilige Sinn, das ist die *Sophia*, die *Heilige Weisheit*. Sie ist ein *Atem* der Individualität, der aus einem Gefühl für Innerlichkeit hervorgeht, welches sich ausdehnt, um sich mit der Heiligen Ganzheit zu verbinden und so das ursprüngliche, integrierte Ich Bin (Selbst) zu bilden."

The Hidden Gospel, S. 30, Neil Douglass-Klotz

Weisheit des Herzens

Alle oben genannten spirituellen Pfade betonen *pratyahara*, die Innenorientierung des Bewusstseins, um die göttlichen strahlenden Qualitäten in deinem Herzen sinnlich wahrzunehmen. *Pratyahara* ist the grundlegende Praxis, die Körper, Bewusstsein und Liebe miteinander vereint (siehe S. 49-52). Du verwirklichst den Körper, wie oben beschrieben, wenn du die angstbasierten Kontrollstrategien des Egos aufgibst, die deinen persönlichen Willen nach außen drängen. Erinnere dich, dass Efferenz mit dem Willen den natürlichen Fluss des Taos überschreibt. Das Ego will seinen Weg umsetzen, es möchte die Verantwortung haben. Es externalisiert mittels Efferenz, objektiviert und hat das Bedürfnis, etwas zu tun, zu reparieren, zu modifizieren, zu benennen und zu wissen. Das Ego vermeidet alle unangenehmen Qualitäten, die während Stillness Touch auftauchen. Daher ist es eine wichtige Übung beim Geben von Stillness Touch, zu probieren, dich der inneren Körperwahrnehmung hinzugeben und dein Bewusstsein von den Sinneseindrücken der Körperweisheit führen zu lassen, anstatt dem Ego zu erlauben, deinen persönlichen Willen zu kontrollieren.

Die Weisheit deines Körpers ist eins mit der Weisheit des Ganzen.

Wir haben uns noch mal mit den Prinzipien des Nichttuns befasst, die zu der auf Sutherland zurückgehenden Biodynamik gehören, und wir erkennen das Herz als Wahrnehmungsorgan zur Bewusstseinsentwicklung an.

Nun folgt ein Überblick über die inneren Stille-Praktiken, die dein Bewusstsein auf die bisher beschriebene Art entwickeln werden.

13

Stille-Praktiken: Die Atmung des inneren Körpers

Die folgenden inneren meditativen Praktiken sind eine Zusammenfassung meines E-Buches *Stillness Practices*, welches du auf der Dynamic Stillness Website im Store kaufen kannst (auch in deutscher Übersetzung). Wenn du täglich meditierst und deine Wahrnehmung nach innen richtest, entdeckst du vielleicht, dass dein Bewusstsein ein feines inneres Atmen zur Schau stellt, das als dein Herzleuchten von dir ausstrahlt. Mit der Zeit wird sich deine Herzstrahlung mit dem sinnlichen Eros, der aus den inneren Tiefen des Beckens aufwallt, verbinden. Die Verbindung von Herz- und Beckenessenz erzeugt eine alchemistische Substanz, die die tantrischen Buddhisten *angeborene Glückseligkeit* nennen, auch bekannt als *Prana, die Weisheit des Körpers, Eros* oder *Shen*. Dies ist eine extrem veredelte leuchtende Bewusstseinssubstanz, die den feinstofflichen Körper mit Wellen sinnlichen inneren Atems durchdringt, der alle deine Zellen liebkost, deinen Körperpanzer weich werden lässt und deine emotionalen Ladungen befreit, die als bewusstseinsfragmentierende Knoten des feinstofflichen Körpers gespeichert sind. Wenn das Bewusstsein zerstückelt ist, so ist das ein Zeichen, dass die drei primären Körperzentren von einem inneren Krieg vereinnahmt sind. *Angeborene Glückseligkeit* beleuchtet all die Aspekte des inneren Krieges, die deine Wahrnehmung und deinen Körper vor der Liebe zurückschrecken lassen.

Schatten wandeln, den inneren Krieg beenden

Wandle den Schatten und beende den inneren Krieg.

Wenn das Bewusstsein zersplittert und die drei Hauptkörperzentren ihre Schattenseiten zum Vorschein bringen, erzeugt das einen Kampf zwischen den drei Seelenkräften, dem Denken, Fühlen und Wollen. Im Kopf ist der Zweifel der Schatten des Denkens, im Herzen ist es der Hass und der Schatten im Becken ist die Angst, die deinen Handlungswillen lähmt. Für deine Bewusstseinsentwicklung ist es wesentlich, mit den Schattenaspekten umzugehen. (Siehe *Innerer Krieg,* Kapitel 2). Eine tiefe sinnliche Wahrnehmung der *angeborenen Glückseligkeit* mit der ganzen Aufmerksamkeit auf deiner Innerlichkeit beendet dein Getrenntheitsgefühl und löst die Ego-Kontrolle über die drei primären Zentren, die sonst dein Bewusstsein fragmentiert und inneren Krieg erzeugt.

Wenn du täglich in Stille sitzt, werden sich die Schatten allmählich transmutieren. Dennoch kann es eine Herausfoderung sein, sich all den transmutierenden Schattenaspekten gegenüber zu sehen und sie zu fühlen. Das liegt daran, dass sich die drei primären Zentren mitten in der Auftriebskraft, die während der Meditation erzeugt wird ausdehnen, zerspringen und in alle Richtungen auf die Unendlichkeit zufliegen, um den Griff des Egos über sie zu lockern, und du musst präsent bleiben, um die Intensität der darauf folgenden Disorientierung und des Chaos auszuhalten. Wenn du präsent bleibst, lässt die *angeborene Glückseligkeit* sanft den in vergangenen Emotionen gefangenen Eros schmelzen. Das sind Emotionen, die die Knoten im feinstofflichen Körper erzeugen, welche dein Bewusstsein vor der Liebe zurückschrecken lassen. Wenn diese Knoten des Zurückschreckens sich im feinstofflichen Körper auflösen, öffnet sich der zentrale Kanal, die drei Zentren harmonieren und vereinen sich, was dein strahlendes Bewusstsein wieder herstellt, während der Körper von der pulsierenden Stille der Liebe durchtränkt wird.

Es ist allerdings nichts für schwache Nerven, der narzistischen Falle des Egos zu entkommen und in die grenzenlose Liebe einzutauchen. Du musst nicht nur präsent bleiben, um mit der Intensität von Chaos und Desorientierung sein zu können, du musst auch den Schmerz des Sich-selbst-Erkennens fühlen, während die angeborene Glückseligkeit alle verborgenen Aspekte deiner Schatten, die die Liebe abgelehnt haben, beleuchtet. Das ist der Grund, warum das Ego um jeden Preis die Vollendungsstufe vermeiden möchte. Da es nicht aushalten kann, die Intensität all der verborgenenen Emotionen zu fühlen, wird das Ego Zweifel, Hass und Angst nutzen, um dich davon abzuhalten, mit deiner Meditationspraxis weiterzumachen, denn die Selbsterkenntnis ist zu schrecklich, um sie zu ertragen. (Siehe Nachwort, *Das Ego wird deine Erkenntnisse vereinnahmen,* S. 249).

Den Ego-Strategien entgegentreten

Es ist schwierig, den Ego-Strategien, die dein Bewusstsein unbewusst vor der Intimität mit der Liebe zurückschrecken lassen, die Stirn zu bieten. Wir stellen uns dem Haben-Wollen und den Vermeidungen des Geistes nur ungern entgegen, und es ist mühsam, alle feinen Ego-Kontrollmechanismen, die unsere persönlichen Macken ausmachen, zu erfassen. Noch anspruchsvoller ist es, sich den fürchterlichen unbewussten Bedürfnissen und geheimen Antriebskräften unserer Schatten zu stellen und diese zu fühlen, wie sie dafür sorgen, dass wir uns von intimer Liebe und Bezogenheit abwenden. All diese kombinierte Intensität hindert uns daran, den Willensakt aufzubringen, unser Bewusstsein vom narzistischen Ego zu befreien und die Schwelle des Sich-selbst-Erkennens zu überqueren, hinein in unsere volle spektrale Herrlichkeit.

Wenn du für die unansehnlichen Aspekte deines Schattens empfänglich bist und sie anerkennen kannst, während sie von der angeborenen Glückseligkeit beleuchtet werden, erlebst du möglicherweise intensiven Zweifel, Hass, Schrecken und Wut. Die Intensität kann schockierend sein und du denkst: „Das kann nicht ich sein", und doch beinhaltet dein ganzes spektrales Sein dein Schattenselbst und das leuchtende Selbst. Wenn du es ertragen kannst, dich selbst zu erkennen, wirst du dein ganzes spektrales Wesen entdecken. Dann vereinen sich alle deine Aspekte mit der universellen Liebe und verbinden sich erotisch mit der gesamten Schöpfung.

Im Gegensatz zur hypermaskulinen 'nichtdualen' Perspektive, die aus Hass und Angst vor dem Weiblichen erklärt: 'Ich bin nicht mein Körper', nimmst du wahr, dass der Körper der realste Aspekt deines spektralen menschlichen Seins ist. Der Körper enthüllt, dass er die exquisiteste Schöpfung der Liebe ist: *Criatura*. Der mysteriöse innere Raum des Herzens sendet seine selbstexistente Leuchtkraft aus, die in Verbindung mit Eros im Becken das Bewusstsein und die Liebe vereint – das Fulkrum oder die Schnittstelle zwischen dem Formlosen und der Form. Um den Griff des Egos auf deine drei Körperzentren zu lösen, gibt es hier eine Selbstsitzung zum täglichen Üben.

Meditation: Der Körper als Bewusstsein

ÜBUNG: Sitze aufrecht und dabei entspannt. Lass dein Fleisch weich werden, sinke in deinen inneren Körperaum und spüre, wie die innere Auftriebskraft dich hält. Ziehe den – einem Radar ähnlichen – nach außen gerichteten Aufmerksamkeitsstrom zurück und ins Innere deines Gehirnkerns. Entspanne die Wachsamkeit deines Nervensystems, lass das Bedürfnis des Egos los, die Umgebung auf Sicherheit zu prüfen. Ruhe stattdessen in offenherziger Entspannung, während du die Aufmerksamkeit nach innen richtest und die Dunkelheit der Materie sinnlich wahrnimmst.

Perineum: Inneres Atemportal

Du lässt oben Genanntes von selbst weitergehen, während du mit der inneren Ganzkörperatmung beginnst: Sammle dein sinnlich wahrnehmendes Bewusstsein in einem kleinen Punkt im inneren Raum deines Beckenbodens. Während jeder Einatmung nimm sinnlich wahr, wie dein Bewusstseinspunkt sich innerlich ausdehnt – als wenn man einen Ballon von innen nach außen, vom Zentrum zur Peripherie, füllen würde. Visualisiere das nicht, nimm es sinnlich wahr. Während der Ausatmung bewohne den Raum, der durch das Einatmen geschaffen wurde, und nimm die Qualitäten hier wahr. Lass deine Aufmerksamkeit in dem neu entstandenen inneren Körperraum im Becken ruhen. Mache das so lange, bis der innere Atem deinen ganzen Körperraum gefüllt hat – fühle dies mit deiner sinnlich wahrnehmenden Präsenz. Das kann einige Minuten in Anspruch nehmen, bis es so weit ist.

Vielleicht beginnst du zu fühlen, dass du geatmet wirst.
Entspanne dich da hinein und lass es so sein, wie es ist.

Lasse das innere Ganzkörperatmen im Beckenboden weitergehen, während du deine Aufmerksamkeit auf den höchsten Punkt deines Kopfes richtest. Öffne den Scheitelpunkt und empfange die unendliche Stille, während deine sinnlich wahrnehmende Aufmerksamkeit – als feinstofflicher Atem – in dein Gehirn strömt wie ein freundlicher Wasserfall. Während deine Atem-Aufmerksamkeit hinabsinkt, lässt du dein Gehirn seine Wachsamkeit aufgeben und empfänglich werden, um wie ein Schwamm die tonalen Qualitäten der Stille aufzusaugen, ohne diese Qualitäten zu benennen. Achte darauf, dass die innere Ganzkörperatmung im Beckenraum weiterläuft, während du deine Aufmerksamkeit auch auf Gehirn und Rückenmark als eine Einheit richtest, die sinnlich die Stille aus deinem strömenden wahrnehmenden Bewusstsein absorbiert. Bleibe für einige Minuten dabei.

Lasse nach einer Weile die Aufmerksamkeitsausrichtung auf das Gehirn sich entspannen und hinabsinken, bis dein sinnlich wahrnehmendes Bewusstsein im Herzen landet. Die ganze Zeit über empfängst du weiter sinnlich die tonalen Qualitäten, die in der Atmosphäre deines gesamten inneren Körperraumes vorhanden sind.

Bewege dein sinnlich wahrnehmendes Bewusstsein zur Rückseite des Herzens nahe der Wirbelsäule hin und nimm weiter die Atmosphäre in deinem gesamten inneren Körperraum wahr.

Dein innerer Atem ist mit einer entspannten micro-spürsinnlichen Navigation im Bereich des Sinusknotens beschäftigt, nach dem du weder suchst noch versuchst, irgendetwas zu visualisieren.

Wenn du langsam genug vorgehst, um die Nuancen zu schmecken, kannst du möglicherweise sinnlich ein winziges inneres Atemtor lokalisieren, von welchem eine unsichtbare Substanz als ein feinstofflicher Atem durch ein Portal auf der Rückseite des Herzens vor- und zurückströmt. Dieser Prana-Atem füllt deinen gesamten inneren Körperraum mit einem feinen sinnlichen Strom. Du lernst anstrengungslose, sinnlich wahrnehmende Konzentration, die durch tägliches Wiederholen deiner Herznavigation verstärkt wird.

In dieser entspannten inneren Haltung, an der Rückseite des Herzens verweilend, wendet dein sinnlich wahrnehmendes Bewusstsein des „Ich" oder der Seele seine Aufmerksamkeit nach innen und den feinen sinnlichen Aktivitäten des inneren Herzfeldes zu, das die ursprüngliche Substanz des Lebens ausdrückt, als Prima Materia, welche Prana in deinen inneren Herzraum hinein- und hinausatmet und deinen ganzen Körper füllt.

Hier im Herzfeld bleibst du weiter mit deiner *sinnlichen* Aufmerksamkeit bei den tonalen Qualitäten in deinem inneren Körperraum, während die minimalen Nuancen hier zum Ausdruck kommen. Benenne diese sehr feinen Nuancen nicht und widme dich auch nicht deinen Gedanken, Seelenangelegenheiten, Emotionen, einem Schlafbedürfnis, noch nicht einmal der Entspannung – wenn du alles da sein lässt, wird es vorbeiziehen wie Wolken am Himmel, ohne dass du danach greifen oder es vermeiden müsstest. Empfange die qualitativen Eindrücke mit deinem geöffneten Herzraum.

Weder stoppst du deine Gedanken, Gefühle oder anderen Aktivitäten, noch beachtest du sie.

Lass es da sein, lass es so, wie es ist, und
lass los in offenherzige Entspannung im „Nichtwissen".

Während du sinnlich beim inneren Atemtor an der Rückseite des Herzens bleibst, wirst du dir vielleicht verschiedener Ausdrucksformen innerhalb deines *Körperraumes und* in deinem Fleisch gewahr: Schmerz, Steifheit, Festigkeit, unangenehme Bereiche (areas of disease), unterschiedliche Schwingungen schneller und langsamer rhythmischer Pulsationen, Vibrationen, elektrostatische Ladung, Herzschlag und Atemrhythmus, Gedanken, Gefühle, Emotionen, Erinnerungen, Sorgen und andere Offenbarungen des Körpers. Sie sind Ausdrucksformen der Cranialen Welle, eines neurologischen Pulses, der darstellt, wie das Nervensystem auf Stress und Angst deines körperlichen Bewusstseins reagiert.

Die Übung ist es, dort abzuhängen und sinnlich im Inneren und mit all dieser Aktivität, wie sie ist, zu sein. Wenn die Bewusstheit nach oben in den Kopf steigt, lass sie wieder hinabsinken und orientiere dich erneut zur Rückseite des Herzens hin.

Der anspruchsvollste Teil dieser Selbstpraxis ist zunächst mal zu lernen, im inneren Körperraum herumzuhängen, um lange genug die Qualitäten dort zu spüren, mitten in der Intensität der Cranialen Welle, und dabei nicht in den Kopf, in die Dissoziation zu gehen, nach Gedanken zu greifen, zu benennen, zu reden, zu visualisieren, zu fantasieren, emotional ergriffen zu sein, zurückzuschrecken, in schnelle körperliche Bewegungen, unter Ego-Kontrolle oder Überverliebtheit zu geraten oder einzuschlafen – lass alles da sein und lass es so, wie es ist.

Mit der Zeit wirst du bemerken, dass die intensive Beziehung zwischen deiner sinnlich wahrnehmenden Präsenz und der innerkörperlichen neurologischen Aktivität Früchte zu tragen beginnt und dass sie transmutiert wird in einen sinnlichen Bewusstseinstrom, der sich entfaltet als Ausdruck des Körpers selbst.

Während du an der Rückseite deines Herzens ruhst, wird dein sinnlich wahrnehmendes Bewusstsein beginnen, auf dem Hin und Her deines inneren Ganzkörperatems zu reiten, während du auf die innerkörperlichen, sinnlichen, rhythmischen Ausdrucksformen achtest. Dabei behältst du deine Aufmerksamkeitsausrichtung auf das innere Atemtor an der Herzrückseite bei.

Für die meisten wird es einen starken präsenten Sinneseindruck von 'Ich' geben, das nach innen gerichtet ist, im hinteren Bereich des Herzens verweilt und aufmerksam für die sinnlichen innerkörperlichen Qualitäten ist.

Innerkörperliches Strömen (Flow)

Irgendwann fühlst du, dass die Beziehung zwischen deinem Bewusstsein und dem sinnlichen Strömen deines inneren Körpers zu einem Zwiegespräch oder einer Art Verhandlung wird, die zwischen der wachsameren, schnellen cranialen Wellenbewegung des Körpers und der viel langsameren, sinnlich-flüssigen Bewegung stattfindet. Vielleicht wirst du dir eines eleganten flüssigen Gefühls bittersüßer Schmerzhaftigkeit bewusst – einer Zartheit des Herzens –, die sinnlich durch deinen ganzen innerkörperlichen Raum strömt.

Das flüssige Strömen erscheint, wenn du lange genug still sein kannst,
um deinem Körper die nötige Zeit und Präsenz zu geben,
um seinen Entfaltungsprozess in Gang zu setzen.

Zuerst mag es sich anfühlen, als wenn der sinnliche Strom in bestimmten Arealen des inneren Körpers erscheint und von dort in andere Bereiche strömt. Oder du hast möglicherweise ein ozeanähnliches erotisches Gefühl, das in deinem inneren

Ganzkörperfeld auftaucht. Flüssiges Bewusstsein offenbart, wie Sinnlichkeit alle Teile des Körpers, die in kommunikativer Verbindung stehen, vereint und durchtränkt mit einem gefühlten Sinneseindruck von Leichtigkeit, Sicherheit, Vertrauen, Einheit, Gesundheit und Ganzheit des Bodymind. Der Geist fühlt sich ganz beruhigt an und vereint mit dem sinnlichen Feld deines inneren Körperraumes. Dein vorhergehender Selbstsinn als ein streng fokussiertes, konzentriertes „Ich" fühlt sich leichter, beschwingt, offen, entspannt, spontan und freischwebend an. Während du hier mit deinen Sinnen verweilst und das Enfoldment des flüssigen Bewusstseins zulässt, wirst du die Mutterliebe fühlen, wie sie sinnlich ihr Werk, die Heilung des ganzen Körpers, vollbringt.

Wenn der sinnliche innerkörperliche Flüssigkeitsstrom sich selbst vervollständigt, kann es sein, dass du durch den gefühlten Sinneseindruck (Felt sense), dich im freien Rückwärtsfall zu befinden, desorientiert wirst, während die Entspannung sich vertieft.

Innerkörperliches Leuchten

Hier dehnt sich dein innerkörperliches Bewusstsein jenseits des Soges der Ego-Schwere aus und wird weiträumig, dünner, feiner und leuchtend. Dein inneres Atemtempo verlangsamt sich so sehr, dass der Eindruck entstehen kann, da sei kein Atem, und dein innerer Körper dehnt sich aus und wird weit wie Luft oder Raum, der mit Licht gefüllt ist. Der Geist wird langsamer und enthüllt das Selbst anstelle des Sinneseindrucks vom ‚Ich' (Selbst/Ego). Hier ist dein innerer Ganzkörperatem allumfassend, viel langsamer, leichter, sanfter, ruhiger und feinstofflicher und die Bewegungen sind micro-nuanciert, verfeinert und leicht, verglichen mit den Qualitäten der Atmung des flüssigen Körpers, die immer noch unmerklich im Hintergrund weitergeht. Dein weiter Atem fühlt sich an wie das reine Bewusstsein des Selbst, mit einem kleinen oder gar keinem 'Ich'.

Dein flüssiger Körper hat sich ausgedehnt und wird zu weitem Raum, mit Licht gefüllt.

Nachdem du dich eine Weile in den feinen, sinnlichen Micro-Bewegungen des flüssigen Lichtes gesonnt hast, welches deinem weit ausgedehnten inneren Körper entspricht, kann er sich sogar noch weiter ausdehnen und mehr eine Qualität von Leere annehmen. Dein leuchtender Körper kann gemäß dem, wie er sich anfühlt, beschrieben werden, z.B. als die strahlende Präsenz der Liebe. Auch die Wahrnehmung kehrt sich um: Anstatt dass du die strahlende Präsenz siehst oder bezeugst, hält dich die liebende Präsenz und du fühlst, dass du bedingungslos geliebt wirst, so wie du bist.

Du fühlst dich geliebt, so wie du bist.

Dynamische Stille

Mit wiederholter täglicher Praxis erlebst du vielleicht irgendwann, dass dein ausgedehnter leuchtender innerer Körper sich noch weiter ausdehnt und sich der Grenze des Horizonts, des Bekannten, annähert. Und dann verschwindet dein Bewusstsein plötzlich jenseits des Bekannten, bis nur noch schwarze Stille den Raum durchdringt. Währenddessen fällt paradoxerweise dein Bewusstsein, es faltet sich zusammen, konzentriert sich und verschwindet in einem Punkt, der in deinen inneren Körperraum hinein implodiert, um zu einer gewaltigen unbegrenzten Dunkelheit zu werden, die absolut still ist.

Es kann mehrere Zyklen dieser innerkörperlichen Implosion der dunklen Stille geben. Jedes Mal ebbt dein weiter leuchtender Körper ab und dunkle Stille erscheint, das Selbst oder reine Gewahrsein zieht sich zurück, sinkt hinab und verschwindet in der Dunkelheit, welche zu sich immer weiter vertiefender Stille und Ruhe wird, die Sogkraft der Dynamischen Stille. Es kann sich anfühlen, als hätte sich das Bewusstsein des strahlenden Selbst zu einem kleinen Punkt destilliert, der schließlich implodiert, zu Ende geht, erlischt und durch den Herzpunkt Platz macht, bis das Selbstbewusstsein in unendliche samtige Dunkelheit verschwindet, der Selbstsinn und aller Selbstbezug endet und du eins mit dem Absoluten Unmanifestierten wirst.

Manchmal kommst du vielleicht aus der Dynamischen Stille ins Selbstbewusstsein zurück, als ob du wie ein Korken unter Wasser aus der dunklen Stille an die Oberfläche treibst, dich erfrischt und ganz fühlst. Zu anderen Zeiten kommt eine Wahrheit, eine Einsicht oder Botschaft aus der Tiefe mit dir zurück, wenn du ins Bewusstsein zurückkehrst. Oftmals gibt es gar keine Rückbesinnung, Erinnerung, Zeitgefühl oder Selbstsinn. Und dennoch bist du mitten in dieser Wolke der Unwissenheit in Göttlichem Nichtwissen sicher, dass du das Mysterium berührt hast.

Der Reine Atem der Liebe und paradoxes Bewusstsein

Während der Prozess sich vertieft, wird die unendliche Dunkelheit intensiver und wird zu strahlender Dunkelheit und die Stille baut sich auf, bis sie zu einer kraftvollen Dichte wird, die sich wie innerkörperlicher Druck anfühlt, der sich paradoxerweise bis 'über die Unendlichkeit' hinaus ausdehnt. Unterdessen implodiert die Dichte im Inneren, der Boden fällt heraus durch das Becken. Ein unmittelbarer innerkörperlicher dichter Druck durchtränkt alle deine Zellen mit einer flüssigen, hell glühenden, lava-ähnlichen Qualität, die sich wie Liebe anfühlt. Wenn du nicht an diese tief inkarnierende Qualität des inneren Druckes gewöhnt bist, kann das dein Ego alarmieren, so dass es die Kontrolle übernimmt und dein Bewusstsein vor dem Prozess zurückschrecken lässt (Siehe nachher, *Das Ego vereinnahmt deine Wahrnehmung*).

Diese tief inkarnierende Substanz ist Ausdruck einer mysteriösen Mischung aller Elemente als Bewusstseinsqualitäten, denen du vorher begegnet bist und die alle zu einem kombiniert und innerhalb der unendlichen Dynamischen Stille versiegelt sind. Jenseits der Unendlichkeit ist es so, als ob alle manifesten Qualitäten und das unmanifestierte Absolute durch einen Punkt als Dynamische Stille implodieren und du wirst dir gewahr, dass das du bist, der winzige Punkt innerhalb und außerhalb der Unendlichkeit.

Sonderbarerweise nimmst du auch wahr, dass dein gesamtes Zellbewusstsein und die Weisheit des Ganzen eins sind – nicht länger getrennt. Auch wenn paradoxerweise eine Unterscheidung zwischen dem Formlosen und der Form bleibt, kannst du erkennen, dass es ein 'Ich und mein Körper' gibt und auch eine innere absolute Stille, und all das ist mit der Liebe vereint.

Du erkennst, dass es 'jenseits' der unendlichen Stille einen Ozean der Liebe gibt, der alle manifestierte Schöpfung zum Ausdruck bringt, und dein Körper ist ein Portal dafür.

Dies ist nur eine kurze Beschreibung der Reise des Aufstiegs und Abstiegs. Der Aufstieg dehnt das Bewusstsein über die egoistische Selbstzentriertheit hinaus aus bis zur Wahrnehmung der tonalen Qualitäten eines jeden Erdelementes – Erde, Wasser, Luft, Feuer und Äther – wodurch das Bewusstsein mit der Unendlichkeit des ursprünglichen Gewahrseins als das Selbst vereint wird. Der Abstieg ist dann eine Implosion des Bewusstseins aller zu einem vereinten Elemente hinein in die innerkörperliche Unendlichkeit der Stille-als-Liebe, die jede noch so kleine Zelle durchtränkt.

Das Entscheidende ist, dass das sinnliche wahrnehmende Selbstbewusstsein allmählich stabilisiert und ganz wird in der Dunkelheit der absoluten Mutter. Das geschieht, während du deine sinnlichen innerkörperlichen Ausdrucksformen der Elemente, auf die deine sinnlich wahrnehmende Präsenz achtet, navigierst. Du fühlst den körperlichen Entfaltungsprozess und genießt es, wie der Sinneseindruck eines getrennten Selbst, das Ego, weniger wird und dafür mehr Weisen sich zeigen, wie Körper als Bewusstsein sich sinnlich entfaltet, zu seiner Quelle hin als unmanifestierte Stille, die sich als die Liebe zeigt, die alles erschafft, was ist.

Wir haben einige der spirituellen Traditionen erwähnt, die sich auf die selbstexistente Leuchtkraft des Herzens als Körper beziehen. Die Sufis nennen es *Heiligster Körper* und *Überhimmlischer Körper*, *Regenbogenkörper* heißt es im tibetischen Buddhismus und *Diamant-Körper* oder *Unsterblicher Körper* im Taoismus; und *Wiederauferstehungskörper*, *Verherrlichter Körper*, *Strahlende Herrlichkeit* oder *Criatura* bei den Christen.

Es ist wichtig, die grundlegende Fähigkeit herauszubilden, sich innerlich mit der zunehmenden Intensivierung des Bewusstseins zu befassen, damit zu sein und diese sinnlich wahrzunehmen, die mit der initialen Belebung bei der Empfängnis beginnt und zu einer endlosen Evolutionsreise wird, während der jede Zelle als die sich ewig entfaltende Liebe des Ganzen erwacht.

Frischen wir noch einmal unser Verständnis auf von der Bedeutung des Sinusknotens des Herzens (SA node) als das Fulkrum für die innere spirituelle Entwicklung. Die Zitate im nächsten Abschnitt sind aus meinem E-Buch *Stillness Practices* und wurden alle modifiziert.

Zurück zum Sinusknoten des Herzens

„Der Sinusknoten wird zunächst durch die Aufmerksamkeitsorientierung nach innen navigiert, und indem du mit deiner körperlich gefühlten Sinneswahrnehmung (Body-Felt-Sense) hineinfühlst. Wenn du erstmal ohne Anstrengung in diesen Bereich hineinspüren kannst, wird die Vereinigung mit deiner selbstexistenten Herzstrahlung ein augenblicklicher intuitiver Willensakt, der sich als ein direktes Begreifen ereignet. Nachdem du dich körperlich an die Intensiät der Herzleuchtkraft gewöhnt hast, stabilisierst du die strahlende Präsenz der Stille in deinem Körper als ein neues Bewusstsein und eine erweiterte Bewusstseinsebene“.

Stillness Practices German Edition, S. 26

„Um unendliches Strahlen als Körper zu begreifen, erahnst du intuitiv den Sinusknoten, nicht als einen physischen Ort oder als eine ausgedachte Visualisierung strahlenden Lichts, sondern vielmehr als eine innere sinnliche Wahrnehmung, die mit dem unendlichen Strahlen in direkten Kontakt geht und durch die du den Sinusknoten mühelos sofort erahnen kannst. Du unterscheidest das unendliche Strahlen von deiner Selbstidentifikation mit einem begrenzten physischen Körper genau an dem Punkt, wo der Lebensstrom sich mit deinem Körper verbindet und bevor er sich im Körper verteilt: Der Schrittmacher, der Sinusknoten, ist dieser Ort. Der Sinusknoten hat einen intrinsischen Rhythmus, der vom Reinen Atem der Liebe gesteuert wird. Der Rhythmus des Sinusknotens ist unabhängig vom Gehirn, seinen Hirnwellen und allen anderen Funktionen des Bodymind. Der Sinusknoten ist das primäre Fulkrum des menschlichen Wesens als ein Verbindungspunkt, Zentrum und eine Quelle der Lebensströme des Körpers: Er ist der Sitz des Selbst im Körper. Im Sinusknoten tauchen intrinsische Impulse auf und wandern zum Atrioventrikularknoten (AV-Knoten). In dem Intervall zwischen Sinus- und AV-Knoten hat der Herzschlag seinen Ursprung. Leben entsteht im Körper als der Puls des Atems des Lebens im Sinusknoten des Herzens und bewegt sich dann zum AV-Knoten hinein in das Nervensystem, welches die selbstexistente Leuchtkraft in den gesamten Bodymind verteilt."

Stillness Practices German Edition, S. 76.

„Die unerschütterliche strahlende Präsenz der Stille im Herzen ist das Portal, das deinem Bewusstsein Zugang gewährt zu einem vollständigen und freien dynamischen Bereich zwischen irdischer und himmlischer Realität. Ramara Maharshi, Rudolf Steiner, Saniel Bonder, Swami Yogeshwarand Saraswati, Bubba Free John, Neil Cohen, die Wüstenväter und viele andere haben durch Erfahrungen entdeckt, dass der physische Zugang zur selbstexistenten Leuchtkraft des Herzens beim Sinusknoten ist."

Stillness Practices German Edition, S. 26.

Jetzt sind wir bereit, mit den inneren Praktiken zu navigieren, während wir Stillness Touch geben.

14

Stillness Touch – Innere Praktiken

Deine Aufgabe beim Empfangen von Stillness Touch ist es, deine Aufmerksamkeit innen ruhen zu lassen, während du die feinen Nuancen der Sinneseindrücke, die im Inneren auftauchen, kostest. Mit den inneren sinnlichen Qualitäten zu sein, kann schwierig sein, weil sie, wenn du mit der Stille im Kontakt bist, paradox sind. Länger andauernder Kontakt mit der Dynamischen Stille erzeugt einen innerkörperlichen Raum, der implodiert und Körper, Bewusstsein und Liebe miteinander vereint. In dieser innerkörperlichen Unendlichkeit genießt du ein erneuertes strahlendes Bewusstsein zusammen mit verstärkten Fähigkeiten des Vertrauens und der Aufnahmebereitschaft, unzerstörbarer Unschuld und einem offenen Herzen. Du erreichst auch zunehmende Willenskraft, die dich in die Lage versetzt, präsent zu bleiben und mit extrem unangenehmer emotionaler Intensität und tiefer Intimität zu sein, während dein Fleisch mit dem Puls der Liebe erzittert. Du ruhst mit Leichtigkeit in dem, was auftaucht, ohne von Rückzugsstrategien des Egos, wie Zweifel, Hass und Angst, kontrolliert zu werden.

Schließlich werden deine Gedanken, Emotionen, Sprechen und die körperlichen Handlungen mit fortschreitender Übung frei von der Menge schwindelerregender efferenter, trennender Strategien des Zurückweichens, die vom begrenzenden, kontrollierenden Ego erzeugt werden.

Du kannst dann präsent sein inmitten aktivierter Traumata, die im Körperpanzer gehalten werden und bewusst bleiben, während dein Körper seine somatischen Erfahrungen vergangener Verletzungen, schmerzhafter Erinnerungen, alter Beziehungsmuster und intensiver Emotionen ausdrückt. Das Ego verhindert alle diese Qualitäten, weil deren Intensität nicht auszuhalten ist, und es verwendet jede funktionierende Strategie, dich davon abzuhalten, sie zu fühlen, was auch effektiv die Verwirklichung der Vereinigung mit der Liebe verhindert.

Im Inneren mit freier Aufmerksamkeit zu verweilen und präsent zu sein, um die aufkommende Intensität in deinem Körper sinnlich wahrzunehmen, verwandelt Intensität in Stille. Stille strahlt eine vereinigende Substanz aus, die alle deine Aspekte harmonisiert, bis alles, was sich zeigt, als ein Ausdruck der Liebe wahrgenommen wird.

Wenn die tiefe und reine Präsenz der Liebe das Fleisch durchtränkt, befreit das dein Gewahrsein, lässt deinen Körperpanzer weich werden und vereint Gedanken, Sprechen, Emotionen, körperliche Gesten und das Bewusstsein. Du entdeckst wahrhaftige Spontanität, wenn du dich der Kontinuität der innerhalb deines Körpers atmenden Liebe hingibst, die dich erotisch mit allem vereint, was ist.

Diese Weisheit und Liebe des Ganzen ist als *Prajnaparamita* bekannt.

Stillness Touch zeigt, dass der Körper von Liebe durchtränktes Bewusstsein ist.

Wie schon vielfach erwähnt, ist Stillness Touch ein körperzentrierter Zugang zur inneren Vereinigung von reinem Bewusstsein und universeller Liebe. Durch Praktizieren von Stillness Touch betrittst du den Bereich der Nichttrennung. Wenn dich das interessiert, obliegt es dir, eine tägliche Praxis des Sitzens in Stille zu pflegen, Erfahrung zu sammeln und Stillness Touch zu empfangen.

Die biodynamische innere Haltung bleibt bei Meditation und Berührung gleich: Richte deine Aufmerksamkeit nach innen, nimm sinnlich wahr, was in Erscheinung tritt, so wie es ist, und sei damit. Berühre im Nichttun und Nichtwissen. Du musst keinen sicheren Raum schaffen/halten, weil neutrale Berührung von Natur aus für Sicherheit und Erdung sorgt. Nichts zu tun und in Unschuld zu verweilen, während du ganz natürlich berührst, kultiviert authentische Grenzen, Verkörperung und Zentrierung – was alles den Schutz und Raum bietet, für jede Art von Erscheinung, sei es emotionale Intensität, Intimität, Paradox, Begehren, Übertragung, Gegenübertragung und Projektion, ... solange *du* nicht efferent irgendetwas tust und den Reinen Atem der Liebe die Verantwortung übernehmen lässt.

Wenn du neutrale Berührung gibst, bist du grundsätzlich in Übereinstimmung mit dem Tempo der Primären Respiration im feinstofflichen Körper deines Klienten. Denn diese tonale Übereinstimmung entsteht natürlicherweise durch die Gesetze der Schwingungskopplung, wenn du in der Lage bist, neutral zu berühren. Deinen Klienten im Neutral zu berühren, bedeutet, dass du dich nach innen orientierst und deine inneren Körperwahrnehmungen sinnlich erfährst, während du im Nichttun und Nichtwissen ruhst, ohne eine Agenda oder ein Ziel.

Dann synchronisierst du dich instinktiv mit den mächtigen Kräften der Primären Respiration, die im Klienten an- und abschwellen. Bleibe während der Berührung achtsam dabei, deine Aufmerksamkeit nach innen gerichtet zu halten, während du im Innen deines Körpers sinnlich wahrnimmst. Das ist die grundlegende Praxis, um die erforderliche Kraft der Präsenz aufzubauen, um offen zu bleiben für die spektrale Ganzheit, die sich entfaltet. Die innere Präsenz-Stabilität zu entwickeln, als Behälter- und Schutzfeld für alles, was sich zeigt, ist von entscheidender Bedeutung.

Nochmal, du gibst Stillness Touch, während du mühelos im Innen in Stille als dein Grundzustand verweilst: Orientiere deine Aufmerksamkeit nach innen zur Rückseite des Herzens, während du im Eros im Becken ruhst. Bleibe präsent für alle Sinneseindrücke innmitten jedes Intensitätsgrades, von Intimität oder Paradox und du wirst den Mut und die Willenskraft kultivieren, den Klienten nicht zu einem Objekt zu machen und efferent in ihn hineinzuprojizieren, um etwas heil zu machen, was zerbrochen ist.

Du vertraust der unfehlbaren Potency der Tide, Ganzheit im Klienten wieder herzustellen, und was auch immer während der Berührung entsteht, *du lässt es da sein, lässt es, wie es ist, und lässt es los in offenherzige Entspannung im 'Nichtwissen'.*

Bevor du den Körper berührst

Eine Stillness-Touch-Session kann emotionale Intensität, die in der Haut des Klienten gespeichert ist, hochbringen. Die Haut hat sich aus dem Ektoderm entwickelt, eine embryologische Gewebeschicht, die uns verteidigt und beschützt. Das Ektoderm bildet neben der Haut auch das Nerven-, Hormon- und Immunsystem, welche verantwortlich sind für das Selbsterkennungssystem und den Kampf-/Fluchtreflex. Es können Emotionen von vergangenen, verborgenen persönlichen Grenzüberschreitungen gespeichert sein, so dass es für den Klienten eine Herausforderung sein kann, *mit* der unangenehmen emotionalen Intensität oder dem Gefühlseindruck von Schock zu sein, die sich während des Stillness Touch lösen.

Ermutige daher deinen Klienten, bevor die Sitzung beginnt, die Aufmerksamkeit nach innen zu lenken und die Qualitäten, wie sie auftauchen, sinnlich wahrzunehmen. Du kannst ihm sagen: „Wenn du deine Aufmerksamkeit nach innen richtest, erzeugt das einen schützenden Raum, der dir die Kraft der Präsenz gibt, alles, was auftaucht hier sein zu lassen, so wie es ist“. Nach Ende der Sitzung könnt ihr miteinander teilen, was sich während der Sitzung gezeigt hat, dabei den Klienten ermutigend, dass er unredigiert spricht.

Erzähle dem Klienten nicht, was du 'glaubst', was sie erlebt haben.

Nicht sprechen während der Sitzung: Sei still

Anders als in der funkionell ausgerichteten biodynamischen Craniosacral-Therapie gibt es in Stillness-Touch-Sitzungen kein Sprechen während einer Sitzung und auch kein verbales Verhandeln der Handkontakte. Du benennst auch keine Ereignisse oder erzählst dem Klienten, was geschieht, wenn sich etwas ereignet. Außerdem gibt es keine Behandlungsabfolgen oder –stadien und die Sitzung ist nicht vorhergeplant oder zielorientiert. Beim Stillness Touch orientierst du dich nicht an der Cranialen Welle und erwartest auch nicht das Erscheinen entsprechender Bewegungen. Du verwendest keine Behandlungsabsichten, um zu behandeln, etwas vorzuschlagen oder Symptome zu erleichtern.

Stillness Touch ist ein landkartenloses Geben, ohne irgendeine Bewegung zu erwarten. Deine Berührung ist instinktiv von Moment zu Moment und aus dem Nichtwissen und Nichttun heraus.

Innere Vorbereitung vor dem Berühren

Wenn der Klient bequem auf der Liege liegt und bevor du berührst, führe deine innerliche Stille-Praktik durch: Orientiere dich nach innen, verweile in deinem Herzraum, während du ganzkörperlich in das Beckenboden-Portal atmest für eine tiefe Erdung und gleichzeitig die in deinem inneren Körper auftauchenden Qualitäten sinnlich wahrnimmst. Wenn du innerhalb deines Körpers gelandet bist und dich in der inneren Haltung des Nichttuns und Nichtwissens ruhen fühlst, berühre den Körper des Klienten auf eine Weise, die von innen durch die Weisheit deines Körpers geführt wird und schon in Schwingungskopplung mit der inneren Körperweisheit des Klienten ist.

Beginne mit deinem Stillness Touch an der Stelle, zu der du geführt wirst, und bleibe dort, bis du dich innerlich zu einer Berührung woanders am Körper deines Klienten bewegt fühlst. Die Tiefe deiner Berührung, ihre Qualität, die Geschwindigkeit deiner physischen Bewegungen und die Anzahl der Kontakte werden durch die Klänge bestimmt, die du innerhalb deines inneren Körperraumes sinnlich wahrnimmst. Die Gesetze der Schwingungskopplung treten in Kraft, wenn du deine Aufmerksamkeit nach innen richtest. Dann werden deine Hände durch eine unsichtbare innere Führung von der Körperweisheit bewegt. Die Führung geht hervor aus einer neutralen Berührung, dem Übergangsbereich, der deine innere Körperweisheit mit der deines Klienten verbindet. Deine Hände ruhen instinktiv in Stille, während du deinen Klienten mit Andacht und Ehrfurcht berührst, als ob sein Körper ein heiliges Gefäß der Liebe ist.

Zur Wiederholung, all deine Handkontakte finden Leben, Bewegung, Gebärde und Führung zu Berührungspunkten durch deine innere Einstimmung auf die klanglichen Nuancen deiner innerkörperlchen Sinneseindrücke:

Jede Berührung, die du einem Klienten gibst, ist ein Fulkrum der Stille, welches die Wahrnehmungen der Weisheit reflektiert, die von deinem leuchtenden Herzfeld ausstrahlen.

Folgendes liegt im Ermessen des Practitioners, wenn jemand zum ersten Mal eine Stillness-Touch-Session erhält

Dies ist keine Regel, doch manchmal, wenn ein Klient neu für Stillness Touch kommt, wirst du das Gefühl haben, dass er Angst hat und mehr Zeit braucht, um sich an die zunehmende Intensität, Intimität und das Paradox, was Stillness Touch mit sich bringt, zu gewöhnen, besonders wenn es das allererste Mal ist. Lass sie zu Beginn der Sitzung und bevor du berührst ganz klar wissen, welche Körperbereiche du möglicherweise berührst, während du an deinem eigenen Körper auf diese Bereiche weist: „Es kann sein, dass ich während der Sitzung dein Sacrum, Bauch, Becken, Brust, Nacken, Oberschenkel, Waden, Füße etc. berühren werde, ist das für dich in Ordnung?" Warte auf die Erlaubnis des Klienten und beobachte sekundäre Signale in ihrer Körpersprache, die darauf hinweisen, dass etwas tatsächlich 'nein' meint, obwohl 'ja' gesagt wurde. Ehre schweigend die Körpersprache; wenn sie 'nein' anzeigt, berühre diesen Bereich während der Sitzung nicht. Manchmal sagen wir 'ja', wenn 'nein' gemeint ist, und zu anderen Zeiten bedeutet 'nein' 'ja'. Außerdem berühre zuerst in der Peripherie, wenn ein Klient ängstlich oder wachsam bezüglich der Berührung zu sein scheint, und bewege dich dann allmählich zum Zentrum hin. Zum Beispiel startest du bei den Füßen, und wenn sie sich dann entspannen, kannst du dich allmählich intuitiv zu Bereichen bewegen, die näher am Oberkörper und der Mittellinie sind.

Authentische Grenzen

Das Herausbilden des Wahrnehmungsvermögens der authentischen Grenzen eines Klienten ist eine heikle Navigation, die wichtig ist, wenn ein Practitioner Stillness Touch zur Evolution des Bewusstseins anbietet. Dies ist eine Gelegenheit für dich als Practitioner, dich tief nach innen einzustimmen und durch Schwingungskopplung die authentischen Grenzen des Empfängers sinnlich wahrzunehmen, die unter den Ego-Grenzen liegen, die üblicherweise auf Angst vor der Wiederholung eines Traumas aus der Vergangenheit basieren. Deine verfeinerte Empathie lässt das Vertrauen deines Klienten in dich wachsen, so dass er sich öffnen, Berührung empfangen und seinen Körper völlig der Liebe hingeben kann.

Wenn die Erlaubnis, den Klienten zu berühren, klar ist, verweile weiter im Inneren deines inneren Körperraumes, sei aufmerksam und präsent für deine eigenen Sinneseindrücke und berühre, wo du hingeführt wirst. Deine innere Haltung entspricht einem Ruhen im Nichtwissen und Nichttun. Mit freier Aufmerksamkeit nach innen gerichtet erlaubt sie den Chakren, Meridianen, Bindu-Punkten und dem Zentralkanal, sich spontan zu öffnen, wonach du möglicherweise überall, wo du berührst, ein Pulsieren wahrnimmst, das mit dem Herzschlag synchron ist. Das wird *Spanda* oder *Reiner Atem der Liebe* genannt.

Stillness Touch in den Bereichen des Lymphsystems

Wenn du den *Heiligen Puls des Spanda* im ganzen Körper wahrnehmen kannst und dich innerlich dazu geführt fühlst, kannst du Körperbereiche berühren, wo viele Lymphgefäße liegen. Wenn du mehr über die Lage des lymphatischen Systems wissen möchtest, nutze einen guten Anatomie-Atlas, wie z.B. Netter. Stillness Touch im Bereich der Lymphgefäße in der Gegenwart des ganzkörperlichen *Heiligen Pulses* ist ein spezifischer Zugang, der darauf basiert, wie ein Klient seinen Körper und seine Sinnlichkeit in der Vergangenheit geachtet hat: Ein Klient kann die Offenbarungen der inneren femininen Weisheit begrüßen oder vermeiden, die mit dem Ganzkörperpuls der Liebe erscheinen, wie wir noch erklären werden.

Bevor du mit fortgeschrittenem Stillness Touch in Lymphgebieten beginnst, kannst du den Klienten gemäß Ermessen informieren, dass unschöne Persönlichkeitszüge während der Berührung beleuchtet werden können. Möglicherweise ist schwer zu ertragen, was ein Klient selbst entdeckt. Lasse ihn wissen, dass die Herausforderung sein wird, jede unangenehme Enthüllung als Information zu empfangen, die auf seiner persönlichen Geschichte basiert, was zu einer Landkarte werden kann, die ihm bei der Navigation zur Ganzheit helfen kann. Ermutige den Klienten, mit den 'Gegebenheiten' zu sein, weil jeder Teil der Geschichte ein wesentlicher Aspekt seiner Persönlichkeit ist. Du kannst sagen: 'Mit allem zu sein, was du bist, ist ein Aspekt des 'Erkenne-dich-selbst'. Wenn du alles von dir mit Präsenz willkommen heißen kannst, hält dich das davon ab, automatisch in selbstkritische Verurteilung, Scham, Selbsthass oder Schuld zu gehen oder irgendeine Selbsterkenntnis als schlecht, falsch oder böse zu bezeichnen. Was auch immer auftaucht, lass es hier sein, so wie es ist, mit offenem Herzen. Der Reine Atem der Liebe wird den ganzmachenden Prozess nur dann unterstützen, wenn der Klient dafür empfänglich ist.

Wenn du innerlich geführt wirst, dann lege deine Hand in einen Bereich mit vielen Lymphgefäßen, wie etwa Kiefer, Nacken, oberer Rücken und unter den Armen. Noch mal, Berührung in lymphatischen Zonen kann tiefe emotionale Kerngeschichte beleuchten, die hier gespeichert ist. Geöffnete lymphatische Portale geben die gefangenen Emotionen frei, die mit der Art und Weise in Verbindung stehen, wie wir unsere ursprüngliche animalisch-sinnliche Natur in der Vergangenheit missachtet und misshandelt haben. Lymphgefäße sind Ausdruck des zweiten Chakras, des Fulkrums für *Shakti* oder das weibliche Prinzip.

Wenn deinem Ermessen nach der Klient reif genug für diesen Vorschlag ist, sage vor der Berührung des lymphatischen Bereiches: „Während ich den Bereich der Lymphgefäße berühre, spürst du möglicherweise die Wirkung, die Selbstkritik, Selbsthass oder gefühllose Behandlung deines Körpers auf dich und deine Lieben hatte, und es kann sein, dass du eine Einsicht erlangst, wie das die Verwirklichung deines Lebenszweckes behindert hat. Alles, was du im Falle dessen damit tust, ist, es da sein zu lassen. Wenn du mit dem, was auftaucht, sein kannst, so wie es ist, wird sich die gefühlte Intensität von selbst in Stille auflösen."

Wenn du die Berührung der peripheren lymphatischen Zonen beendet hast und wenn du innerlich geführt wirst, dann berühre das zentrale lymphatische Mittellinienfeld am Hals, Brust, Solar Plexus, Bauch, unteres Becken, Leiste und Beckenboden. Bleibe achtsam, dass du beständig innerlich mit dem 'Tempo runtergehst', während du berührst.

Denke daran, dass die Tiefe und Qualität deiner Berührung auf deiner innerkörperlichen Führung basiert, die sich aus den Qualitäten der Sinneseindrücke *in dir*, nicht im Klienten, ergibt.

Es ist von entscheidender Bedeutung, dass du nicht efferent in den heiligen Körperraum des Klienten hineingehst. Ruhe in deinem Inneren und überlasse dem Reinen Atem der Liebe die Verantwortung.

Wenn du mit der Stille in dir in Kontakt bist, entspannt und erdet das den Klienten und verstärkt dessen Fähigkeit, präsent mit allen Erscheinungen zu bleiben, egal, welche Form diese annehmen, ob Intensität, Intimität oder Paradox. Berühre jedes Gebiet so lange, bis der *Heilige Puls des Spanda* sich zeigt, bevor du zu einem anderen Bereich wechselst. *Spanda* oder der *Reine Atem der Liebe* ist die mächtigste Kraft auf Erden.

Spanda strahlt sowohl in die Unendlichkeit als auch ins unendlich Kleinste durch den gesamten inneren Körper, während es die Grundsubstanz und jede Zelle des Empfängers durchtränkt. Spanda pulsiert mit dem Herzschlag, der beim Sinusknoten initiiert wird, durch den ganzen Körper.

In Gegenwart dieses Ganzkörperpulses kannst du darauf vertrauen, dass die Sitzung in den Händen der Liebe liegt, die auch das Gute für das Ganze berücksichtigt. Meistens ist der Puls des Reinen Atems der Liebe im Klienten präsent und in dir pulsiert er zur gleichen Zeit.

Während der *Heilige Puls* sinnlich wahrgenommen wird, transmutiert er alles, was auftaucht, in den Reinen Atem der Liebe.

Wenn du einen Klienten berührst, bleibe ständig in deinem inneren Körperraum anwesend, um die tonalen Qualitäten dort sinnlich wahrzunehmen. Deine Praxis, Innerlichke*it* aufrechtzuerhalten, überträgt durch Schwingungskopplung Liebe auf den Klienten, neben dem erforderlichen geschützten Raum (containment), Sicherheit, Vertrauen, Zentrierung und Erdung, die er braucht, um empfänglich zu sein für die Selbsterkenntnis, die durch den Reinen Atem der Liebe auftaucht. Der Klient kann im Vertrauen ruhen, wissend, dass du durch die innere Körperweisheit geführt wirst, die sich als winzige tonale Nuancen ausdrückt.

Wenn die innerkörperlichen Sinneseindrücke die Tiefe und Qualität deiner Berührung bestimmen, ist diese neutral, in Schwingungsresonanz und tonaler Übereinstimmung mit den Qualitäten, die von der inneren Körperweisheit des Klienten ausgestrahlt werden. Das ist die Vorgehensweise anstelle der Anwendung efferenter Behandlungsfähigkeiten, die durch Objektivierung motiviert sind, die auf der Vorstellung basiert, den Klienten in Ordnung zu bringen. Der stille innere Körperpuls der Liebe bewegt deine Hände, während du im 'Nichtwissen' der Göttlichen Unwissenheit ruhst.

Deine Berührung mit der Wahrnehmung der Weisheit in deinem inneren Körperraum zu synchronisieren, befreit den Willen deines Kienten, stärkt ihn, so dass er mit jeder Intensität, Intimität und Paradox, die auftauchen, sein kann, ohne in Angst, Entmachtung, auf ein Ziel hin oder in Überforderung gepusht zu werden.

Wichtige Anmerkung: Wenn du im neutralen Nichts-Tun ohne Objektivierung berührst, aktiviert das die Gesetze der Schwingungsresonanz und der Emfänger wird eher das Gefühl haben, als ob deine Berührung aus der Weisheit in ihm auftaucht, als dass sie von jemandem 'da draußen' kommt.

Ohne Objektivierung oder Anwendung von Efferenz ist deine Berührung nichttrennend und sie erzeugt in deinem Klienten ein so tiefes Vertrauen in dich, dass sie in tiefer Empfänglichkeit für den Prozess des Ganzwerdens ruhen kann. Wenn unangenehme Intensität auftritt, habt ihr vorher vereinbarte Signale zu Verfügung, die 'ja' oder 'nein' anzeigen. So kann dein Klient, wann immer er damit kämpft, mit unangenehmen Gefühlen der Intensität, Intimität oder des Paradoxes zu sein, 'ja' oder 'nein' mitteilen, um deutlich zu machen, ob er sich in der Lage fühlt, mit dem zu sein, was hier ist. Wenn er 'nein' anzeigt, gehe sanft aus dem Kontakt und sitze einen Moment still, um dem Klienten Zeit zu geben, sich an die Intensität zu gewöhnen, und bewege dich dann zum nächsten Fulkrum, zu dem du in Kontakt geführt wirst.

Wenn 'ja' anzeigt, dass er in der Lage ist, mit der Intensität zu sein, bist du vielleicht geneigt, deinen Klienten daran zu erinnern, bei der Praxis des sinnlichen Wahrnehmens innerhalb seines inneren Körperraumes zu bleiben, auch wenn es sich intensiv, intim oder paradox anfühlt. Die Praxis des inneren sinnlichen Wahrnehmens stärkt die verkörperte Präsenz des Klienten, und er wird sich sicher fühlen, inmitten sich immer weiter vertiefender Intensität. Stillschweigendes Zutrauen zur Weisheit seines Körpers bis hin zum Vertrauen für die totale Hingabe an die Liebe wird möglich. Ihr kultiviert beide gemeinsam das Vertrauen ins Sein als eine Fähigkeit, mit jeder Intensität, Intimität und Paradox zu sein, die so lange auftauchen, bis ihr beide die Willenskraft und Präsenz erlangt habt, mit dem, was ist, zu sein, und es so sein zu lassen, wie es ist (*'Zusammenfassung, Wiederholung und Jetzt'*, Kap. 17).

Daher obliegt es dem Klienten, präsentes inneres sinnliches Wahrnehmen zu kultivieren, was Sicherheit, Empfänglichkeit und Erdung mit sich bringt, um Zugang zu seinen authentischen Grenzen zu haben, inmitten von Intensität, Intimität und

Paradox, ohne ein Gefühl von Dringlichkeit oder sich auf ein Ziel gehetzt zu fühlen. Deine Praxis beim Geben von Stillness Touch ist:

Warte, sei still und wisse, dass die Liebe die Verantwortung übernimmt.

Während du in Lymphzonen berührst, können Aspekte der erotischen Kernwunde in Erscheinung treten, die enthüllen, wie der Körper behandelt wurde und wie die Einstellung zum femininen Prinzip, dem zweiten Chakra, zugehörig, ist. Du berührst auch die Haut. Erinnere dich, wie das Berühren der Haut schmerzhafte traumatische Erinnerungen zu beleuchten vermag – die im Ektoderm gehalten sind –, die ein unbewusstes neurologisches Zurückschrecken hervorrufen oder ein Anhaftungsmuster des Egos initiieren können. Zur Erinnerung, das Ektoderm ist die embryologische Zellschicht der Verteidigung, die sich zu Haut, Immun-, Hormon- und Nervensystem entwickelt, die alle vorhergegangenen Überschreitungen unserer Grenzen durch andere oder Selbstbetrug speichern und reflektieren. Die *angeborene Glückseligkeit*, die während fortgeschrittenen Stillness Touch erscheint, offenbart sanft diese gespeicherten Aspekte der Klientengeschichte und löst sie ohne einen Prozess auf. Deine Berührung basiert auf Stille, daher ist das Tempo langsam genug, dass ein Klient mit intensiven Emotionen und Erinnerungen sein kann und auftauchende Einsichten verdauen kann. Dadurch bildet sich genug Vertrauen und Erdung in der Präsenz, um für den Prozess empfänglich zu bleiben. Der Klient kann vertrauensvoll persönliche Schattenthemen navigieren, die im emotionsgeladenen Körperpanzer gespeichert sind, eines nach dem anderen, von Moment zu Moment, wie sie sich von selbst zeigen.

Wenn ein Klient zunehmend lernt, mit allen Schattenaspekten präsent zu sein, mit einem nach dem anderen, öffnet das seinen Körper allmählich für die Liebe. Stabile Bewusstheit zu kultivieren, bereitet den Klienten und den Practitioner darauf vor, mit den tieferen Themen der erotischen Kernwunde zu sein, wenn diese auftauchen. Als ein psychologischer Begriff ist mit erotischer Kernwunde jedes traumatische Ereignis gemeint, welches uns von unserem Eros in jugendlichem Alter trennte, was zu tiefen Themen der Kernpersönlichkeit führte, mit denen wir für den Rest unseres Lebens kämpfen. Sitzungen mit Berührung der Lymphbereiche in der Mittellinie werden so lange stattfinden, wie der Klient es braucht, um unerschütterliche Präsenz, Sicherheit, unbedingtes Vertrauen und Erdung zu entwickeln und authentische Grenzen herauszubilden.

Anmerkung: Das impliziert keineswegs, dass du Sitzungen für das lymphatische System anbietest; du variierst deine Berührungen gemäß der Bereiche, zu denen du geführt wirst, und berührst Lymphzonen, wann immer du dorthin geleitet wirst.

Wiederholung: Deine Praxis, während du fortgeschrittenen Stillness Touch im Bereich der Lymphgefäße gibst

Zur Wiederholung: Deine Praxis, während du fortgeschrittenen Stillness Touch im Bereich der Lymphgefäße gibst, ist es, deine Aufmerksamkeit nach innen zu richten und dich auf die Sinneseindrücke in deinem inneren Körper einzustimmen und den Eindruck der tonalen Qualitäten über alle Aspekte deines Handkontaktes bestimmen zu lassen; und zwar den Druck, die Tiefe und wie deine Hände in und aus dem Kontakt mit dem Körper gehen.

Deine Berührung wird sich für deinen Klienten 'richtig' anfühlen, wenn du mit seinem Fleisch in Schwingungsresonanz bist, indem du dich auf deine innerkörperlichen Qualitäten einstellst. Der Klient kann sich deiner Berührung hingeben, weil er spürt, dass die Führung in dir auftaucht und in Schwingungskopplung mit ihrer körperlichen Weisheit ist.

Anmerkung: Um Berührung anzubieten, die sich für den Klienten 'richtig' anfühlt, ist es sehr wichtig, dass du während des Berührens deine Aufmerksamkeit nicht efferent durch deine Hände deinen Körper verlassen und in den Körper des Klienten hineingehen lässt, um zu diagnostizieren oder Ungleichgewichte zu erfühlen. Halte deine Aufmerksamkeit stattdessen die ganze Zeit über *in* dir, so dass die Liebe die Freiheit hat, Erinnerungen, Emotionen, Elektrizität, statische Ladung, Panzerung, Schock, Trauma und erotische Kernwunden zu befreien, die im Fleisch deines Klienten gespeichert sind und die, wenn von Stille durchtränkt, durch die Liebe transmutiert werden, so dass sich das Bewusstsein des Klienten entwickelt.

Die Praxis für den Klienten

Intensität, Intimität und Paradox sind energetische Tore zur Liebe.

Es kommt der Punkt, wo der Klient genug Stillness-Touch-Sitzungen erhalten hat, um gelernt zu haben, wie er sich mühelos auf die Sinneswahrnehmungen innerhalb seines Körpers einstellen und der Liebe die Verantwortung überlassen kann für das Wahren seiner Grenzen, für Entscheidungen und den Intensitätsgrad, Intimität oder Paradox, mit dem er zu sein bereit ist. Es ist seine innere Körperweisheit, welche durch Schwingungskopplung deine Hände zu Berührungsorten führt, mit der Qualität und Tiefe, die genau dem entsprechen, was gebraucht wird. Das entwickelt in dem Klienten ein vorbehaltloses Vertrauen in den Prozess, ungeachtet der auftauchenden Intensität, Intimität oder des Paradoxes.

Noch mal, dies geschieht dadurch, dass du in dir ruhst und nicht efferent in den Körper des Klienten gehst.

Intensität kann als eine egozentrierte Emotionalität beschrieben werden, die unbewusst die Reaktivität antreibt und von der Liebe zurückzieht, aufgrund unserer bisherigen Lebensgeschichte. Wohingegen Intimität die Beziehung ist, die wir mit Aspekten unseres spektralen Selbst haben und die unsere Fähigkeit beeinflusst, mit dem zu sein, was in uns auftaucht, und ob wir die Liebe reinlassen können. Paradox erscheint als die Frucht unserer Bewusstseinsevolution und ermöglicht die Vereinigung zwischen Körper, Bewusstsein und Liebe. Wenn unsere physischen und spirituellen Aspekte sich vereinen, zeigen sich scheinbar gegensätzliche Qualitäten zur gleichen Zeit und drücken sich selbst in rätselhafter Harmonie aus.

Unzerstörbare Unschuld

Mitten in diesen drei Portalen der Intensität, Intimität und des Paradoxes bleibt deine Praxis gleich, egal, was auftaucht: *Lass es da sein, lass es so, wie es ist, und lass es los in offenherzige Entspannung im 'Nichtwissen'.* Jedes Portal ist ein spezifischer energetischer Zugang, der eine Gelegenheit zur Entwicklung von Präsenz bietet, um *mit* dem, was sich zeigt, sein zu können, seien es Gedanken, Gefühle, Emotionen, Erinnerungen, erweiterte spirituelle Zustände etc. Du kultivierst diese Fähigkeit, mit allem, was auftaucht, während einer Stillness-Touch-Session sein zu können, durch tägliche stille Meditationspraxis. Wenn deine Praxis, mit dem zu sein, was ist, und es so sein zu lassen, wie es ist, Früchte trägt, wird das dein Kern unzerstörbarer Unschuld. Diese ursprüngliche Unschuld ist dein ursprüngliches Schutzfeld, das vor jeder Verletzung da war. Zur gegebenen Zeit wirst du durch die Praxis, mit deinen innerkörperlichen Sinneseindrücken zu sein, kontinuierlichen ungebrochenen Kontakt mit der Liebe genießen, die alles erschafft, was ist. Diese innerkörperliche Einheit wird so tief, dass es keinen erkennbaren Unterschied zwischen der ursprünglichen zärtlichen Mutterliebe und deinem Körperfleisch gibt, weil sie eins geworden sind.

Die körperliche Vereinigung mit dem Reinen Atem der Liebe ist Fleischwerdung. In der Fleischwerdung bewegt sich dein Körper, wenn sich die Liebe bewegt, und du bist mit allem erotisch verbunden.

Das Üben, mit deinen innerkörperlichen Sinneswahrnehmungen zu sein, sei es durch tägliches Meditieren oder während du fortgeschrittenen Stillness Touch gibst oder erhältst, formt die Willenskraft für unerschrockene Präsenz, um mit ständig zunehmender Intensität, Intimität oder Paradox zu sein. Die lebenslangen Strategien, die das Ego angewandt hat, um die Vereinigung von Körper, Bewusstsein und Liebe zu verhindern, werden für deinen Erkenntnisprozess in Erscheinung treten.

Liebe ist der uneingeschränkte Lebensstrom in deinem Körper.

Wenn sich alle Tore in deinem Körper öffnen, befreit sich die aufgestaute Lebenskraft, die die Knoten des Zurückschreckens im feinstofflichen und physischen Körper erzeugt. Lebenskraft ist *Eros, Shakti, Prana, Spanda, Weisheit des Körpers, angeborene Glückseligkeit, Chi …*, die, wenn befreit, die blockierten Bereiche im feinstofflichen Körper beleuchtet, die zum Körperpanzer führen, und die damit verbundenen, mit deiner Geschichte in Beziehung stehenden Emotionen offenbart. Wenn du mit dem, was erscheint, sein kannst, stärkt das deine Präsenz, mit zunehmender Intensität, Intimität und Paradox zu sein. Mitten während der allmählichen Zunahme deiner Willenskraft, entwickelst du die Präsenz, mit allem, was auftaucht, zu sein, egal, wie groß die Herausforderung ist.

Du gewinnst an Selbsterkenntnis über die Aspekte deiner Geschichte, die dich eingeschränkt haben. Dies sind die Eigenarten und fest verwurzelte Gewohnheiten deiner Persönlichkeit, hervorgegangen aus deiner Konditionierung, die dich daran gehindert haben, dich der Liebe zu öffnen, und dich zurückgehalten haben, dein authentisches Leben voll zu leben. Du kannst dein authentisches Leben durch beständige Verwirklichung der Vereinigung von Körper und Liebe leben und während du den fortwährenden Kontakt genießt, wird die Liebe zu einem Führer zu deinen authentischen Grenzen, wodurch du deinen Lebenssinn realisierst.

Das ist die Art und Weise, wie jedes geöffnete Körpertor zu einem spezifischen Portal für die Navigation deiner persönlichen 'Landkarte' wird, die dir zeigt, wie deine Ego-Strategien dich von der Liebe weggehalten haben. Mit jeder deiner Blockaden zu sein, lehrt dich, wie du mit allen Ego-Aspekten sein kannst, die zurückschrecken, anhaften, dissoziieren, kontrollieren, zurückhalten oder kollabieren, inmitten von Intensität, Intimität und Paradox, dank der kraftvollen erleuchtenden Wogen von Spanda, die Liebe in deinen Körper pulsieren.

Nochmal, egal ob du täglich meditierst oder fortgeschrittenen Stillness Touch gibst oder erhältst, deine Praxis ist es, innerlich sinnlich wahrzunehmen und mit jedem Grad von Intensität, Intimität oder Paradox zu sein, der erscheint. Es ist deine Herausforderung, präsent zu bleiben, mitten im Zurückschrecken des Egos vor der Liebe – sei es als Gedanken, Emotionen, Gefühle oder physisches Zurückschrecken im Solar Plexus –, was durch Berührung hervorgerufen werden kann, so dass du nicht verschlungen oder überfordert wirst durch die paradoxe Verbindung zwischen selbstbeschränkender persönlicher Liebe und der grenzenlosen Macht der universellen Liebe. Die Erforschung der körperlichen Berührungszugänge ist in der Stille verankert, so dass du langsam und sachte von einem Niveau zum nächsttieferen übergehen kannst. Während du in unerschütterlicher Präsenz ruhst, inmitten ständig zunehmender Intensität, Intimität und Paradox, vertieft sicht die Berührungsqualität mit der Zunahme der spirituellen Tiefe, und dies erschafft einen haltenden Raum für alles, was auftaucht.

Ein haltender Raum als Rahmen für die Freiheit

Ein haltender Raum ist ein Rahmen für die Freiheit. Er ist ein geschütztes Containment-Feld, das gemeinsam geschaffen wird durch die neutrale Verbindung zwischen demjenigen, der Stillness Touch gibt, und dem, der ihn erhält. Beide Beteiligten sinken in die Stille, ganzkörperlich atmend, um den inneren Körperraum zu bewohnen, um mit den Qualitäten der Sinneseindrücke zu sein und diese sinnlich wahrzunehmen: Das sorgt für zentrierte, verkörperte Erdung.

Eine fortgeschrittene Praxis ist es, während der Innenorientierung im inneren Atemportal an der Rückseite des Herzens zu bleiben, während du im Atemportal des Beckenbodens ruhst, das mit dem Kern von Mutter Erde verbunden ist. Diese Praxis vereint die Herzleuchtkraft mit der Sinnlichkeit des Eros, der sich mit dem innersten Herzen von Mutter Erde zum Göttlichen Willen vereint.

Ein haltender Raum ist eine gemeinsam erzeugte innere Körper-Atmosphäre, die in der Stille versiegelt ist und unter dem Schutz der Liebe als ein Behältnis steht, welches allem erlaubt, zu sein.

Erlaube das gesamte Spektrum der Möglichkeiten und lass es da sein: Sinneseindrücke, Gedanken, Gefühle, Emotionen, Stimmungen, Erinnerungen, Bilder, körperliche Erfahrungen, körperliches Zurückschrecken im Solar Plexus, körperliche Bewegungen, angetrieben von der elektrostatischen Ladung des Körperpanzers, spirituelle Zustände, Projektionen, Übertragungen, Gegenübertragungen, Ekstase, Wünsche, Bedürfnisse, Eros, Liebe etc. Indem du bedingungslosen Respekt gegenüber allem, was in Erscheinung tritt, kultivierst, erkennst du es an als der Bewusstseinevolution innewohnenden Aspekt, der zur Einheit von Körper, Bewusstsein und Liebe führt. Jedes Thema, was während Stillness Touch auftaucht, ist eher ein Portal für die Verkörperung der Liebe als etwas, was man heil machen oder loswerden müsste. Das haltende Feld erzeugt die Sicherheit, das Vertrauen, den Schutz und das Containment, was gebraucht wird, um sich der Liebe hinzugeben.

Bevor du berührst, betreten beide, der Practitioner und der Klient, gemeinsam einen haltenden Raum, so dass ihr beide mit allem, was geschieht, sein könnt. Beide sind damit einverstanden, dass nichts, was in diesem Raum geschieht, in die alltägliche Welt hinausgetragen wird, dass es in der Sitzung nicht um eine persönliche Beziehung geht. Vielmehr ist es eine spirituelle Praxis zur Bewusstseinsentwicklung. Daher wird nichts an irgendjemand weitergegeben, was in diesem heiligen Raum erscheint.

Dies ist ein Raum, der die Freiheit gewährt, dass sich die Liebe vollständig in deinem Körper ausdrücken kann.

Vertrauen

Der Klient hat die volle Verantwortung für die Sitzung – den Grad der Intensität, Intimität oder Paradox und Grenzen der physischen Berührung. Welche Körperbereiche berührt werden können und welche nicht, hängt ab von der Geschichte des Klienten und ihrer Fähigkeit, dem Prozess, sich selbst und dir zu vertrauen, während du sie berührst. Sowohl der Gebende als auch der Empfangende können beide ihre authentischen Grenzen wahrnehmen, indem sie auf die Sinneswahrnehmungen im innerkörperlichen Raum achten und diese als Indikator nutzen, wie kraftvoll eine Intensitäts-, Intimitäts- oder Paradoxgrenze sein darf, dass sie mit ihr in Präsenz sein können. So ist z.B. die Gegenwart elektrostatischer Ladung im inneren Körperraum ein Indikator für den Practitioner, seine eigene Präsenz für die *inner*körperliche sinnliche Wahrnehmung zu verstärken. Ein langsames inneres Tempo, was sich ergibt, hilft dir, ein sehr feines Wahrnehmungsvermögen für die subtilen Nuancen der innerkörperlichen Sinneseindrücke aufrechtzuerhalten, die als Klänge in dir pulsieren, sich durch Schwingungskopplung auf den Klienten übertragen, der das Gleiche tun kann. Unbehagen bei auftauchender Intensität bedeutet nicht, dass sich irgendetwas ändern müsste, obwohl es uns vor die Herausforderung stellt, damit zu sein oder nicht damit zu sein.

Eine Selbsterforschung des Practitioners zur Ethik

Wenn du Stillness Touch gibst, kannst du ein leidenschaftlicher Wächter der feinen unausgedrückten authentischen Grenzen des Klienten sein. Während du den Klienten berührst, frage dich selbst: „Beachte ich meine Grenzen?“ Frage dann: „Möchte ich, dass irgendetwas für den Klienten geschieht? Treibe ich den Klienten an, tiefer zu gehen? Suche oder erwarte ich das Erscheinen der Cranialen Welle oder einer Tide? Möchte ich, dass der Klient in Stille geht?”. „Habe ich Angst davor, dass etwas falsch laufen kann oder dass etwas Intensives passiert?” Ertappe dich selbst dabei, wenn diese oder irgendwelche anderen Absichten erscheinen, und lasse nicht zu, dass sie dein 'Benehmen diktieren'. Kehre stattdessen zu einer neutralen inneren Haltung zurück, bleibe im Inneren an der Rückseite des Herzens, ruhe im Becken, gib dich dem Nichttun hin und lasse zu, geleitet zu werden von deinen innerkörperlichen Sinneswahrnehmungen im 'Nichtwissen'. In einer neutralen inneren Haltung löst sich Intensität von selbst auf in die Stille und drückt sich als Ganzkörperpuls des *Spanda* aus, der dir anzeigt, mit deiner Berührung fortzufahren. Sei dir im Klaren darüber, das dein Dienst angeboten wird, ohne irgendeine persönliche Absicht, ein Ziel oder Bedürfnis nach einem Ergebnis zu haben, und dass du nicht von der Angst oder den Wünschen deines Unbewussten angetrieben wirst (Siehe Übersicht *Schwachstellen von Therapeuten – Caregiver Vulnerabilities to Ethical Misconduct* im Anhang 1, Tabelle 3).

Stillness Touch ermächtigt den Klienten, seine Verkörperung der Liebe selbst zu navigieren.

Es ist weise, Berührung im Nichtstun und inmitten vom 'Nichtwissen' zu geben, indem du von Moment zu Moment bei der sinnlichen Wahrnehmung deiner authentischen Grenzen verweilst, die durch die Liebe geführt sind. Halte den Kontakt mit der innerkörperlichen Stille aufrecht, mitten in einem bewusst langsamen innerkörperlichen Tempo der sinnlichen Wahrnehmung. Das erzeugt Bewusstseinskontinuität, die als freie Aufmerksamkeit strömt, die mit der Liebe fließt. Deine

Entscheidungen, wo und wie du berührst, basieren auf dem Felt-Sense der inneren Nuancen der Sinneseindrücke in deinem inneren Körper, statt kontrolliert zu sein von Efferenz, Absicht, Behandlungsfähigkeiten, Ego, Vorstellungen, Gefühlen, Emotionen und unbewussten Antriebskräften, die auf der Vergangenheit basieren (Siehe *Die Wirkung von Efferenz,* S. 165/166)

Wiederholen wir nun die fortgeschrittenen biodynamischen Prinzipien und Praktiken, die zur Anwendung kommen, wenn der Reine Atem der Liebe präsent ist. Dann werden wir sorgfältig die Hemmnisse darstellen, die den Reinen Atem der Liebe am Erscheinen oder am freien Ausdruck hindern.

15

Fortgeschrittene biodynamische craniosacrale Prinzipien

Ausdrucksformen des Bewusstseins im Reinen Atem der Liebe

Im Reinen Atem der Liebe wird dein Körper von allen Ausdrucksformen des Bewusstseins durchdrungen.

Vielleicht erinnerst du dich, dass die Kapitel 5 – 8 die funktionellen und biodynamischen Landkarten als überlappende und dennoch verschiedenartige Enfoldments des Bewusstseins beschreiben und dass Kapitel 9 den Reinen Atem der Liebe eingeführt hat, der sie alle zu einem vereint. Wenn erst einmal die Dynamische Stille in deinem Körper implodiert, taucht der Reine Atem der Liebe als eine Mischung aller Bewusstseinsfrequenzen auf, die sich verbinden, um zu einer alchemistischen Super-Substanz zu werden. Mit einer Analogie beschrieben ist diese Super-Substanz wie die Zutaten zu einer Backmischung. Allerdings enthalten die Zutaten des Reinen Atems der Liebe alle Enfoldments des Bewusstseins: die lineare, von der Cranialen Welle angetriebene als eine Aufzeichnung der Vergangenheit, die elegante fraktale der Flüssigen Tide als 'das Gegebene' in der Gegenwart, und den weiten leuchtenden Raum der Langen Tide, die dein zukünftiges Selbst ist – und alle sind in einer implodierenden unendlichen schwarzen Leere reinen Bewusstseins, der Dynamischen Stille, versiegelt. Der Reine Atem der Liebe, der das ewige Weibliche ist, verändert sich permanent, um eine präzise angepasste chemische Zutatenmischung zu gewährleisten, die für die Bewusstseinsentwicklung jedes Menschen von Moment zu Moment gebraucht wird. Zusammenfassend lässt sich sagen, dass sich alle Bewusstseinsfrequenzen im Schutzsiegel der Dynamischen Stille als eine alchemistische Substanz des Reinen Atems der Liebe befinden, egal ob du in Stille meditierst oder fortgeschrittenen Stillness Touch gibst (Siehe Schaubild im Anhang: Tabellen 2: *Vier Arten der Craniosacralen Arbeit und fünf Enfoldments des Bewusstseins*, oder schaue unter folgendem Link nach: http://media.wix.com/ugd/b2c0d3_c14500d9b420494fabe7e9a71518bdf7.pdf)

Der Reine Atem der Liebe ist eine nichttrennende Super-Substanz

Der Reine Atem der Liebe durchtränkt vollständig alle Zellen mit der superstrahlenden Substanz der Liebe. Dies ist eine nichttrennende Substanz und ihre Potency ist der alchemistischen Kraft der Embryogenese erstaunlich ähnlich, die mit zwei Zellen, die sich bei der Empfängnis vereinigen, beginnt und ein menschliches Wesen mit fünfzig Billionen Zellen in neun Monaten erschafft. Doch im Falle des Reinen Atems der Liebe entwickelt die präzise alchemistische Mischung dein Bewusstsein, bis du eine absolute körperliche Verbindung mit allem wahrnimmst. In den spirituellen Traditionen wird dieser Prozess die zweite Geburt genannt, und der Begründer der Osteopathie A. T. Still hielt den Körper für die *zweite Placenta*. Der Reine Atem der Liebe entwickelt dein Bewusstsein jenseits der Ego-Falle eines getrennten Selbstsinnes, der durch wiederholte schmerzhafte Ereignisse in deiner Geschichte zustande kommt, wodurch deine Persönlichkeit geformt wurde. Nach und nach realisierst du dein ganzes spektrales Menschsein als eine sinnliche Vereinigung mit allem.

Der Reine Atem der Liebe beendet die Ego-Illusion der Trennung für immer.

Zur Wiederholung: Der Reine Atem der Liebe zündet die Bewusstseinsevolution in dir und dem Klienten inmitten eines universellen Pulses des Spanda, der alle Zellen, den gesamten Körper erfasst. Spanda vollzieht sich durch eine innere Vereinigung der selbstexistenten Leuchtkraft des Herzens mit dem sinnlichen Eros im Becken, die in Wirklichkeit eins sind mit dem Herzen von Mutter Erde, welches Reines Bewusstsein und universelle Liebe pulsiert.

Der Reine Atem der Liebe strahlt von jeder Zelle aus bis in die Unendlichkeit, während er gleichzeitig in jeder Zelle als erneute innere Unendlichkeit implodiert, die die Superleuchtkraft der Liebe durch die Unendlichkeit deines inneren Körperraumes fluten lässt. Dein Eros durchtränkte mit deiner Herzstrahlung das Herz des Beckens, das Herz von Gaia und den universellen Herzschlag als eins, als ein Herz.

Der Reine Atem der Liebe durchflutet die implodierte Dynamische Stille

Deine tatsächlichen sinnlichen Wahrnehmungen sind eine Kombination unten genannter Komponenten:

- Der Reine Atem der Liebe erscheint, nachdem die Dynamische Stille implodiert ist und die selbstexistente Leuchtkraft des Herzens mit dem sinnlichen Eros im Becken vereint hat, bis du in jeder Zelle sinnlich die Superleuchtkraft der Liebe pulsieren fühlst, die dich erotisch mit allem verbindet.
- Du spürst einen fortwährenden Ganzkörper-Puls mit dem Herzschlag. Seine Potency dehnt sich aus und gewinnt an Stärke ungehindert von irgendwelchen Kräften. Wenn der Puls zeitweise in die Dynamische Stille eintaucht, verschwindet deine Bewusstheit vielleicht, und wenn sie wiederkommt, fühlt sich dein Bewusstsein erneuert und kohärenter an.
- Du fühlst intuitiv, dass der Puls des Reinen Atems der Liebe eine exakte alchemistische Mixtur essentieller Bewusstseinsqualitäten enthält, die aus einer Kombination der Ausdrucksformen der Tide hervorgegangen sind, die alle innerhalb der implodierten Dynamischen Stille versiegelt sind.
- Du nimmst das toroidale Feld des Herzens sinnlich wahr, wie es sich rhythmisch ausdehnt, stärker wird und sich dann in der Intensität auflöst, … sich ausdehnt, stärker wird und sich in der Intensität auflöst, … und deine Herzstrahlung zeitweise in die Dynamische Stille eintaucht und verschwindet, innerhalb des Körpers implodierend und so eine innere Unendlichkeit erschaffend, die eine noch größere toroidale Ausdehnung ausstrahlt, bis äußere und innere Unendlichkeit als Herzkörper nicht mehr voneinander zu unterscheiden sind.
- Wenn dein Herzfeld in die Dynamische Stille hinein verschwindet, kann es zu kraftvollen Zündungen kommen.
- Jenseits der unendlichen Ausdehnung des toroidalen Herzens ist es, als ob die Dynamische Stille ein Vakuum beim Sinusknoten des Herzens erzeugt, was seine enorme toroidale Ausdehnung implodieren und sich ins Herz ergießen lässt, und so eine innere Unendlichkeit erzeugt, die in der Dynamischen Stille versiegelt ist.
- Die Dynamische Stille implodiert, um zu einer inneren Unendlichkeit zu werden, die das große Schutzsiegel bildet für die alchemistische Mixtur aller Bewusstseinsfrequenzen der Tide, die die Superleuchtkraft der Liebe pulsieren lässt, die alle Zellen mit dem Puls des Herz-Sinusknotens durchströmt.

Die Reise einer BCT-Sitzung zur Bewusstseinsentwicklung

Lasst uns nun auf eine ähnliche Reise gehen, wie die *Reise der Elritze* (*Tour of the Minnow*), auf die uns Dr. Sutherland vor vielen Jahrzehnten mitnahm, nur dass wir hier auf eine *Reise einer Sitzung mit biodynamischer craniosacraler Berührung zur Bewusstseinsentwicklung gehen.*

Auf dieser Reise bist du der Klient und dein feinstofflicher Körper ist allwissend, wie das immer während einer Sitzung der Fall ist. Stelle dir vor, du erhältst eine Sitzung mit biodynamischer craniosacraler Berührung zur Bewusstseinsentwicklung. Bevor du berührt wirst, nimmst du sinnlich wahr, wie deine Practitionerin in ihre inneren Stille-Praktiken geht. Während sie sich vorbereitet, wird dein Fleisch weich und dein Körper sinkt auf der Liege in eine tiefe Entspannung. Deine Practitionerin wendet sich dir in Stille zu und ihre Hände kommen ganz leicht auf deinem Körper zu liegen. Dein allwissender feinstofflicher Körper spürt, dass ihre Berührung innerlich durch die Qualitäten in ihrem innerkörperlichen Raum angeleitet ist, während sie ihre Hände im Nichtwissen auf dir ruhen lässt. Du kannst kaum sagen, dass sie dich berührt, dabei fühlt es sich an, als ob ihre Hände und dein Fleisch das Gleiche sind, während du ihre *neutrale Präsenz* sinnlich wahrnimmst. Du weißt intuitiv sofort, dass deine Practitionerin keine Absicht, kein Ziel und keine Erwartung hat, dass irgendein Bewegungsmuster in dir auftaucht. Das ruft in dir ein außerordentliches Freiheitsgefühl hervor, du entspannst dich sofort und kannst sowohl der Practionerin als auch dem Prozess vertrauen. Du bist mit Leichtigkeit still und gibst dein ganzes körperliches Sein hin, welches du nun als eine Einheit innerlich atmen spüren kannst, in einem eleganten flüssigen An- und Abschwellen.

Dein ganzkörperliches inneres Atmen schwillt für 12 Sekunden an und zieht sich für 12 Sekunden zurück, was jeden Aspekt deines Körpers als eine Einheit bewegt, wie die See das Seegras. Alles schwebt frei in dieser eleganten flüssigen Atemmatrix, die alle chaotischen körperlichen Bereiche erfasst und sich selbstorganisiert in eine harmonische flüssige Bewegung der Ganzheit. Du fühlst dich mit der Natur verbunden, so wie du es als kleines Kind empfunden hast, was in dir ein Gefühl von Zugehörigkeit und Rückkehr zu deiner ursprünglichen Unversehrtheit hervorruft. Nach einiger Zeit gipfelt dieser Prozess in ganzkörperlicher globaler Stille und wird zu dieser.

Während die globale Stille in der Potency anwächst, dehnt sich dein Körper aus und wird zu einem extrem feinstofflichen gewaltigen Leuchten, das am Rande des Horizonts des dir Bekannten schwebt. Dein weit ausgedehnter leuchtender Körper atmet einen Einatem, der für fast eine Minute anschwillt, sich ausdehnt und intensiviert. Danach zieht sich dein leuchtender Körper wieder zurück und wird weich als ein Ausatmen, welches fast eine Minute dauert. Doch sind es nicht die Augen oder Ohren, mit denen du sinnlich wahrnimmst, vielmehr hat dein ganzer Körper einen Berührungssinn. Inmitten leuchtender Klänge und geometrischer Formen dreht sich deine Wahrnehmung um: Dein Gewahrsein hat sich gewandelt, von dem einen, der sieht, zu dem einen, der gesehen wird, und du fühlst dich bedingungslos geliebt von dieser leuchtenden Präsenz.

Der Körper schwebt frei als dieses enorme Feld strahlender Präsenz, durch welches du deutlich alles über dich selbst wahrnimmst, inklusive deiner schrecklichsten Erlebnisse, die Schattenaspekte erzeugt haben, und dennoch fühlst du dich durch die leuchtende Präsenz genau so geliebt, wie du bist. Es wird leichter, dich selbst so zu akzeptieren, wie du bist, und sobald du dich in alles, was du über dich selbst entdeckst, hinein entspannst, intensiviert sich die leuchtende Präsenz und dehnt sich weiter aus, bis dein Gewahrsein über den Rand des dir Bekannten hinausläuft und du in der schwarzen Unendlichkeit der Stille verschwindest.

In der schwarzen Unendlichkeit ist im wahrsten Sinne des Wortes nichts: kein Selbstsinn, keine Gedanken, keine Gefühle, keine Emotionen, keine Erinnerungen, keine Zeit, nichts ... alles ist Stillstand, durchdrungen von schwarzem Raum. Der Stillstand scheint sich unendlich fortzusetzen, ... dann fühlst du dich plötzlich magnetisch nach unten gezogen, als würdest du durch einen Trichter gezogen, und dein Gewahrsein konzentriert sich auf einen Punkt und der Boden fällt raus, dein Bewusstsein implodiert in eine innere Unendlichkeit deines Körpers. Unendliche schwarze Stille ist in dir, und plötzlich spürst du eine Mischung aller vorangegangen Bewusstseinsqualitäten, wie sie in die innere implodierte schwarze Stille strömen. Die Mischung beinhaltet deine gesamte Geschichte, den eleganten flüssigen Strom, das enorme Leuchten, die schwarze unendliche Stille und zu allem hinzu kommt noch ein superleuchtendes flüssiges 'Etwas', das alles, was du bist, mit allem, was ist, vereint. Du fühlst dich erotisch verbunden und in Liebe mit allem. Du nimmst diese superleuchtende Substanz sinnlich wahr, die jede deiner Zellen mit Liebe durchtränkt, die mit deinem Herzschlag pulsiert, und du fühlst, dass du nach Hause gekommen bist. Dein Körper und die Liebe sind eins – und Liebe ist alles, was ist. Für eine Weile bist du da eingetaucht, ... und dann wirst du dir bewusst, dass der Practioner dich nicht mehr berührt. Obwohl deine Sitzung sich wie eine Ewigkeit angefühlt hat, ist sie jetzt zu Ende. Du öffnest deine Augen und bist irgendwie anders und dennoch, paradoxerweise, bist du der/die Gleiche.

Neutrale Berührung in tonaler Übereinstimmung
ist im Reinen Atem der Liebe von entscheidender Bedeutung.

Die oben beschriebene Reise einer Sitzung mit biodynamischer craniosacraler Berührung durchquert die klassische, biodynamische, kartierte Landschaft der Flüssigen Tide, Langen Tide und Dynamischen Stille und dann, nach der Implosion der Dynamischen Stille, betritt die Sitzung das kartenlose Gebiet des Reinen Atems der Liebe. Ich hoffe, dass es offensichtlich ist, dass das Herzfeld eines Klienten vollkommen offen, allwissend, feinsinnig und extrem verletzlich ist, wenn er vom Reinen Atem der Liebe erfüllt ist. Eine neutrale tonale Übereinstimmung ist im Reinen Atem der Liebe weit wichtiger als im leuchtenden Raum der Langen Tide, wo die tonale Übereinstimmung ausschlaggebend ist.

Das Ego denkt, es sei ein Vermittler zwischen Gott und dem Klienten.

Der Reine Atem der Liebe muss völlig frei sein, um das Bewusstsein des Klienten zu entwickeln, ohne jegliche Einmischung seitens des Practitioner-Egos.

Fortgeschrittener Stillness Touch orientiert sich nicht an der Cranialen Welle zwecks Symptomlinderung, daher ist es wesentlich beim Geben von fortgeschrittenem Stillness Touch zur Bewusstseinsevolution, dass der Practitioner wirklich alles unterlässt, jede Efferenz, Objektivierung, Intention, Benennung, Kontaktaushandlung, Raum schaffen, auf Anatomie fokussierte Aufmerksamkeit, Suche nach Mustern der Cranialen Welle oder Tide-Enfoldments, und auch keine Absichten oder Ziele verfolgt. Sogar die leichteste efferente Aktivität wirkt sich auf den evolutionären Prozess des Klienten aus und behindert diesen, wie wir weiter unten noch sehen werden. Hunderte von Berichten von Klienten und Practitionern beschreiben genau die Wirkung, die Practitioner-Efferenz auf den Klienten hat. Die Anführungszeichen weisen darauf hin, dass es sich um eine wörtliche Wiedergabe eines Klientenberichtes handelt. Das ist nicht so angenehm zu lesen, doch, wie schon erwähnt, müssen wir den Schattenseiten der populären biodynamischen Craniosacralarbeit ins Gesicht sehen (Siehe S. 246ff).

Efferenz: Wirkung auf die Evolution des vom Reinen Atem der Liebe erfüllten Klienten

Welche Wirkung hat Efferenz auf die Evolution des Klienten, der vom Reinen Atem der Liebe erfüllt ist?

Jung sagt, dass der feinstoffliche Körper eines Klienten allwissend ist. Während einer biodynamischen Sitzung, erfüllt mit dem Reinen Atem der Liebe, fühlt sich sogar ein Hauch efferenter Aktivität des Practitioners „einmischend, invasiv und verletzend" an. In der Gegenwart von noch so geringer Efferenz des Practitioners haben die Klienten ihr Feedback mit eigenen Worten gegeben, dass sie das Gefühl haben, „ihnen wird etwas getan", „in sie wird etwas reingetan", „entehrt", „reduziert", „manipuliert" und „zu einem Objekt gemacht".

In Gegenwart des Reinen Atems der Liebe sagte ein Klient: „Als der Practitioner in meinen inneren Körper eindrang, erfüllte mich das mit einem schmerzhaften, sirrenden, elektrisch geladenen Rauschen". Wann immer ein Practitioner Efferenz nutzt, dringt sein Bewusstsein in den inneren Körper des Klienten ein, lässt sein thoroidales Herzfeld zusammenbrechen, was wiederum die primäre Atmung des biodynamischen Feldes der Ganzkörperatmung des Herzens abschaltet, und die entstandene Leere wird dann von der Cranialen Welle gefüllt.

Wenn das Herzfeld des Klienten kollabiert, verschwindet der fraktale Ausdruck der Tide und hinterlässt eine inhaltslose Leere, in welcher die Craniale Welle auftaucht. Ein medizinisch orientierter efferenter Practitioner fehlinterpretiert diese inhaltslose Leere als einen Stillpunkt, und die Gegenwart der Cranialen Welle kann fälschlicherweise als Teil des inhärenten Behandlungsplanes wahrgenommen werden. Unglücklicherweise kann das die Polarität umkehren, was die Fließrichtung des Lebenstromes des Klienten ändert, wenn der Practitioner diesen Fehler nicht ausgleicht, indem er sofort zu neutraler Berührung zurückkehrt. Wenn der Lebensstrom des Klienten wechselt, ändert sich die Richtung von hinabsteigend, erdend, verkörpernd hin zu aufsteigend, raus aus dem Körper und Dissoziation. Das aktiviert die Wachsamkeit im Klienten, typisch für die neurologisch gesteuerte Craniale Welle. Ein Klient sagte: „Ich fühlte mich innerhalb eines Feldes der Wachsamkeit und Angst gefangen." In einem vom Reinen Atem der Liebe erfüllten Klienten kann das den Kampf/Flucht-Stress-Reflex auslösen, eine somatische Erfahrung triggern, retraumatisieren oder eine Behandlungsreaktion verursachen (Siehe „Behandlungsreaktionen" im Glossar).

Objektivierung, Bewusstseinsfixierung, Aufmerksamkeitslokalisierung und alle anderen efferenten Aktivitäten können die Folge einer vorherigen Ausbildung in einem medizinischen Modell der biodynamischen craniosacralen Therapie zur Symptomlinderung sein. Für einen solchen Practitioner kann es eine Herausforderung sein, Efferenz zu unterlassen, da es zu einer Gewohnheit geworden ist und er sich vielleicht nicht bewusst ist, efferent zu handeln, weil er es gelernt hat, auf diese Weise zu praktizieren.

Hemmnisse für die Bewusstseinsentwicklung innerhalb des Reinen Atems der Liebe

Wachsamkeit: Ein Practitioner verwendet vielleicht seine Beobachtungsgabe, um efferent in dem Körper eines Klienten nach Mittellinien, Tiden, Bewegungsmustern der Cranialen Welle – Flexion, Extension, Torsion, Seitneigung, Kompression, Lateralflexion – in den cranialen Knochen, Flüssigkeiten, Organen oder Geweben zu suchen. Wenn das im Reinen Atem der Liebe getan wird, „fühlt es sich invasiv und zudringlich an".

Agenda: Ein Practitioner könnte einen Behandlungsplan, ein Ziel oder eine Absicht haben oder ein Protokoll während der Sitzung verwenden. Selbst eine wohlwollende Absicht, wie z.B., dass der Klient gesünder werde, wird den grenzenlosen evolutionären Prozess begrenzen, in dem der Reine Atem der Liebe schon dabei ist, den Klienten sachte voranzuschubsen in dem genau richtigen Tempo für ihn. Liebe erfordert äußerste Freiheit, um die Evolution des Klienten erblühen zu lassen.

Beispiele für eine Agenda:

- Wenn ein Practitioner Zustandsänderungen des Klienten möchte, z.B., dass der Klient das Neutral findet, in die Flüssige Tide oder den leuchtenden Raum der Langen Tide sinkt.
- Wenn ein Practitioner absichtlich in einen Zustand übergeht, wie Flüssige oder Lange Tide.
- Wenn ein Practitioner sich an der Cranialen Welle orientiert oder erwartet, dass diese da sei, oder Techniken der Cranialen Welle beabsichtigt, wie z.B. das Keilbein zu dekomprimieren.
- Wenn ein Practitioner Mittellinien oder Fulkren erzeugt oder Vektoren in den Körper des Klienten schickt.
- Wenn ein Practitioner den Raum (Zonen) handhabt oder verbal die Kontakte verhandelt

Objektivierung: Objektivierung ist eine klassische medizinische Praktik, bei der ein Practitioner sich selbst klinisch von dem Klienten trennt, ihn in ein zu behandelndes Objekt verwandelt. Objektivierung beinhaltet eine Agenda, d.h., ein Practitioner wünscht ein bestimmtes Ergebnis, wie z.B. Symptomlinderung, Gesundheit, spirituelle Transformation, ... etc. Objektivierung aktiviert die Wachsamkeit im feinstofflichen Körper des Klienten und alarmiert das Ego, um die schützenden Kampf- oder Fluchtreflexe des Nervensystems in Gang zu setzen. Wenn die Kampf-/Flucht-Stress-Reaktionen aktiviert sind, wird das das allwissende biodynamische Atemfeld der Primären Respiration zusammenbrechen lassen und den Klienten in der neurologischen Reibungselektrizität der Cranialen Welle landen lassen. (Siehe Übersicht im Anhang 1, *Caregiver Vulnerabilities to Ethical Misconduct – Schwachstellen bei Therapeuten*).

Benennen: Ein Practitioner könnte in seiner Ausbildung gelernt haben, während der Sitzung zu sprechen, dem Klienten die vorkommenden Ereignisse beschreiben und sie benennen. Abgesehen davon, dass es sich dabei um einen Aspekt der Objektivierung handelt, entmachtet es den Klienten, wenn während der Sitzung Dinge benannt werden oder in einen Dialog eingetreten wird. Diese 'Gesprächsführungsfähigkeiten' lenken den Klienten ab, hindern ihn am Entspannen und behindern seine Fähigkeit, die feinen der Führung dienenden Signale der Weisheit seines inneren Körpers sinnlich wahrzunehmen und zu empfangen. Reden während einer Sitzung hindert den Klienten auch daran, die notwendige Tiefe der Hingabe an die Stille zu erreichen, um den Reinen Atem der Liebe seine Arbeit tun zu lassen. Zu guter Letzt hindert das Reden während einer Sitzung den Practitioner daran, tatsächlich die grundlegende biodynamische Haltung gemäß Dr. Sutherland einzunehmen: *Sei still und wisse Ich bin.*

Efferenz: Bedingt durch vorausgegangene Ausbildungen kann es sein, dass ein Practitioner efferente Methoden einsetzt. Efferenz geschieht, wenn die Aufmerksamkeit deinen inneren Körperraum verlässt und durch deine Hände in den feinstofflichen Körper des Klienten geht, um dort den Zustand des craniosacralen Systems einzuschätzen. Efferenz wird zur Berurteilung der Gewebe, Flüssigkeiten, Organe und Körperstrukturen eingesetzt, oder um die Tiden, Mittellinien, Stillpunkte, vorgeburtliche oder Geburtstraumata und Verletzungsmuster der Cranialen Welle etc. zu fühlen. Wenn ein Practitioner ein Verletzungsmuster der Cranialen Welle oder Anzeichen eines Traumas im Klienten entdeckt, ist er möglicherweise so ausgebildet, dass er Techniken der Cranialen Welle, wie Flexion, Torsion, Seitneigung, Seitbeugung, Kompression etc. zu tun beabsichtigt, um Verletzungen der craniosacralen Knochen, duralen Gewebe, Faszien, Flüssigkeiten und Organe zu beseitigen. Das ist klassische funktionelle craniosacrale Arbeit, ein medizinisches Behandlungsmodell und gemäß Dr. Sutherlands Definition nicht Teil einer biodynamischen Praxis.

Klienten berichten von der Wirkung jedweder Art efferenter Aktivität, dass nicht nur das Gefühl bleibt, „dass ihnen etwas getan wurde", sondern sie sich auch „manipuliert fühlen, besonders wenn ein Practitioner erfundene Bewegungen auf meinen Körper anwendet, die nicht in mir geschehen." Außerdem sagen die Klienten, dass Efferenz „sich invasiv intensiv anfühlte, mich retraumatisierte und Behandlungsnachwirkungen erzeugte". (Siehe *Behandlungsreaktionen*, Glossar)

Warum hat Dr. Sutherland die Craniale Welle nicht in seine biodynamische Praxis mit einbezogen?

Die Craniale Welle ist keine stabile Ganzkörpertide mit einem beständigen Rhythmus; sie ist ein kompensatorischer Puls, deren Frequenz entsprechend dem Zustand des Nervensystems und seiner Reaktionen auf den Lebensstress variiert. Dr. Sutherlands ursprüngliche Bezeichnung für die Craniale Welle war „cranialer rhythmischer Impuls". Bewegungen der Cranialen Welle sind klar definiert als der lineare digitale Impuls von Flexion, Extension, Seitneigung, Torsion, Seitbeugung und Kompression, und dies sind keine fraktalen Tiden der Ganzkörperatmung der Primären Respiration.

Außerdem gibt es auf Amazon.com books eine Beschreibung eines der Bücher von Rudolf Steiner *'The Electronic Doppelgänger'*, die wunderbar die Qualitäten der Cranialen Welle charakterisiert: „Das menschliche Nervensystem beherbergt ein Wesen, das nicht zu seiner Konstitution gehört. Dies ist ein ahrimanisches Wesen, das kurz vor der Geburt in den Körper eintritt und ihn beim Tode wieder verlässt und *die* Grundlage für alle elektrischen Ströme liefert, die benötigt werden, um sensorische Wahrnehmungen zu verarbeiten und zu koordinieren und darauf zu reagieren." Basierend auf dieser spirituellen Forschung diskutiert Steiner diesen Doppelgänger oder Double im weiten Kontext historischer okkulter Ereignisse, die sich auf die Geister der Dunkelheit beziehen: „Bestimmte Bruderschaften versuchten, solches Wissen für sich zu behalten, um Macht ausüben zu können und Materialismus zu verbreiten. Dieses Wissen ist entscheidend", sagt Steiner, „wenn es darum geht, den Doppelgänger und seine Herausforderungen zu verstehen."

Wichtige Anmerkung zu falschen Fulkren

Irgendeine Art von Absicht zu hegen, ist eine efferente Methode, die in Gegenwart des Reinen Atems der Liebe das toroidale Herzfeld des Klienten zusammenbrechen lässt, die fraktale biodynamische Ganzkörperatmung der Tide der Primären Respiration unterbricht und die Polarität und Richtung des Lebensstromes des Klienten umdreht. Außerdem hinterlässt Efferenz Practitioner induzierte Spuren inerter Bewegung im feinstofflichen Körper des Klienten, die „falsches Fulkrum" genannt werden und vom System des Klienten dann selbst wieder aufgelöst werden müssen. Noch mal, die digitalen, linearen Impulse der Cranialen Welle sind keine ganzkörperlichen fraktalen Ausdrucksformen der Tide. Wenn ein Practitioner diese linearen cranialen Wellenmuster in seinem Bewusstsein hält, wird das System des Klienten gezwungen, diese digitalen cranialen Wellenmuster auszudrücken, als Reaktion auf die Erwartungen des Practitioners: das ist die Definition von Pracitioner induzierten falschen Fulkren.

Die Craniale Welle zu erwarten oder vorauszuahnen ist eine efferente Projektion einer Vorstellung von Bewegungsmustern der Cranialen Welle in das empfindliche fraktale Feld des Klienten hinein; das durchdringt seinen feinstofflichen Körper mit digitalen cranialen Wellenmustern, die dann selbst aufgelöst werden müssen.

Wenn im Gegensatz dazu ein Practitioner neutral ist, ohne irgendeine Art von Bewegung zu erwarten, ist der feinstoffliche Körper des Klienten frei im Ausdruck seiner eigenen fraktalen Lebensbewegungen und die Craniale Welle taucht nicht auf.

Anmerkung zur mittleren Tide (midtide)

Die populäre biodynamische Organisation hat den verwirrenden Begriff *mittlere Tide* erfunden und damit die Flüssige Tide umbenannt, was der von Dr. Sutherland geprägte Begriff in seiner ursprünglichen getippten Ausgabe von *Contributions of Thought* war. Dr. Sutherland würde niemals den Begriff 'mittlere Tide' als Ersatz für Flüssige Tide nutzen, weil 'mittlere' impliziert, dass es eine Tide vor der Flüssigen Tide geben würde und das müsste dann die Craniale Welle sein. Es ist nicht korrekt und führt in die Irre, da die Craniale Welle keine Tide ist. Noch mal, die Muster der Cranialen Welle sind eine kompensatorische Reaktion des Nervensystems auf Stress. Man müsste die Flüssige Tide 'erste Tide' nennen im Gegensatz zu 'mittlerer Tide', weil Flüssige Tide den ersten Moment des Eintretens in eine biodynamische Sitzung innerhalb eines ganzkörperlich atmenden Felds markiert. Wenn wir diesem logischen Faden folgen, würde die Lange Tide die 'zweite Tide' oder 'mittlere Tide" sein. Offen gesagt ist der Begriff 'mittlere Tide' unsinnig für mich.

Es ist entscheidend, dass ein Practitioner keinerlei Bewegungsmuster erwartet.

Raum verhandeln: Ein Practitioner kann darin ausgebildet sein, den Raum zwischen sich und dem Klienten zu verhandeln oder Zonen zu schaffen, die mit den jeweiligen Tiden in Beziehung stehen. Das wird unter dem Vorwand, das Sicherheitsgefühl des Klienten zu unterstützen, getan; so richtet der Practitioner z.B. einen ausgedehnten Raum für beide ein. Aber es ist unmöglich, ganz genau einen Raum oder eine Zone in tonaler Übereinstimmung auszuhandeln, sogar für dich selbst und noch unmöglicher für einen Klienten, den du kaum kennst. Wenn die Flüssige Tide in den weiten leuchtenden Raum der Langen Tide übergeht, betritt man das transpersonale Bewusstseinsreich. Diese Bereiche sind jenseits funktionaler Fähigkeiten des Gehirns und können nur durch Herzwahrnehmung sinnlich erfahren werden. Daher wird der allwissende feinstoffliche Klientenkörper das als Objektivierung, Efferenz oder Eindringen empfinden, wann immer der Practitioner den Raum oder eine Zone verhandelt. Erinnere dich daran, dass der feinstoffliche Körper des Klienten im Reinen Atem der Liebe allwissend, hoch sensitiv, extrem empfindlich, verfeinert und verletzlich ist. Das Verhandeln des Raumes kann die Evolution des Klienten unterdrücken. Viele Klienten haben berichtet, dass efferentes Raum-Schaffen „sich erstickend, beengend, komprimierend, unecht und manipulativ anfühlt, weil es nicht mit dem Raum, in dem ich bin, übereinstimmt".

Trauma-Management: Trauma-Management ist eine excellente medizinische Methode, um mit den Mechanismen des Nervensystems, die Trauma organisieren, zu arbeiten. Trauma-Management ist per Definitionem auf die Nervensystem-Ausdrucksformen der Cranialen Welle gerichtet. Einige Practitioner, die in biodynamischer craniosacraler Therapie ausgebildet sind, werden versuchen, das Trauma in einem Klienten zu managen, sei es ein vor- oder nachgeburtliches oder Geburts-Trauma. Aber die Praxis des Trauma-Management ist eine medizinische Methode und hat in einer biodynamischen Berührungsmethode keinen Platz. Biodynamik arbeitet definitionsgemäß mit den embryologischen Kräften, die jenseits der Körperkontrolle des Nervensystems agieren. Die unfehlbare Potency des Atems des Lebens kann sehr gut im Körper des Klienten gespeicherte Traumata ohne unsere Hilfe lösen. Wer Biodynamik zur Bewusstseinsevolution anbietet, vertraut den ganzkörperlichen Enfoldments der Tiden, weil sie die Weisheit des Körpers sind, die mit Leichtigkeit alle im Fleisch des Klienten gespeicherten Traumata auflöst und in den meisten Fällen geschieht die Trauma-Lösung ohne Prozess.

Die oben aufgelisteten Störfaktoren gelten nur während der Biodynamic Cranial Touch oder Stillness-Touch-Sitzungen zur Bewusstseinsentwicklung. Da populäre biodynamische craniosacrale Therapie und craniosacrale Biodynamik funktionelle medizinische Behandlungsmethoden anwenden, kann alles oben Genannte dabei angemessen sein, unter der Voraussetzung, dass der Practitioner mit der Cranialen Welle arbeitet.

Rufe dir in Erinnerung, dass craniale Wellenmuster im Klienten in Erscheinung treten, wenn ein Practitioner das erwartet, was falsche Fulkren erzeugt, die das empfindliche fraktale biodynamische Feld der Primären Respiration am Erscheinen hindern. Daher bleibt dann der Körper des Klienten unter der Kontrolle des Nervensystems und dessen schützende Kampf-/Flucht-Mechanismen bleiben intakt, so dass er nicht so verletztlich für Efferenz ist, wie wenn er durchdrungen ist von dem Reinen Atem der Liebe. (Siehe Kapitel 3 und Anhang: Vier Typen der Craniosacral-Arbeit und fünf Bewusstseinseinfaltungen, oder nutze dafür folgenden Link (englische Übersicht)

(http://media.wix.com/ugd/b2c0d3_c14500d9b420494fabe7e9a71518bdf7.pdf)

Wir haben fortgeschrittene biodynamische Prinzipien und Praktiken für Practitioner wiederholt, die in Gegenwart des Reinen Atems der Liebe erforderlich sind, um die Bewusstseinsevolution zu unterstützen, und wir haben herausgestellt, wodurch der Practitioner den evolutionären Imperativ des Reinen Atems der Liebe behindern kann. Jetzt beschäftigen wir uns mit der Kraft von Stillness Touch, Liebe zu übertragen.

16

Fortgeschrittener Stillness Touch und die Übertragung von Liebe

Dieses Kapitel beschreibt fortgeschrittenen Stillness Touch zur Bewusstseinsevolution und gibt eine Darstellung der Durchführung. Ein Stillness-Touch-Practitioner überträgt den aufsteigenden Lebensstrom für den Klienten in Flüssiger oder Langer Tide einfach dadurch, dass er im Neutral ruht. Doch die Beteiligung an einer Sitzung, in der das Bewusstsein des Klienten hinabsteigt, eine innerkörperliche Implosion Dynamischer Stille, in welcher der Reine Atem der Liebe strömt, kann nur eines bedeuten: Der Practitioner ist still und unerschütterlich zentriert im Licht des Sinusknotens, innerlich ruhend bei dem sinnlichen Eros im Becken, fest verwurzelt im Zentrum von Mutter Erde und in äußerster körperlicher Vereinigung mit dem reinen Bewusstsein und der Liebe des Ganzen. Im Reinen Atem der Liebe gibt es keine Trennung zwischen Klient und Practitioner.

Die Führung hinsichtlich Berührungsort, -qualität und -dauer ist fehlerlos, wenn ein Practitioner vom Reinen Atem der Liebe durchtränkt ist.

Ganzkörperpuls: Der Bote des Reinen Atems der Liebe

Alle Frequenzen der Tide mischen sich in verschiedenen Kombinationen, um eine alchemistische Substanz zu bilden, die spezifisch für die Bewusstseinsentwicklung des jeweiligen Klienten ist. Doch dein vorherrschender Sinneseindruck ist das Pulsieren des ganzen Körpers *mit* dem Herzschlag und der Reine Atem der Liebe ist überall, wo du berührst.

Lasst uns Stillness Touch neu einordnen, basierend auf der Terminologie der althergebrachten spirituellen Traditionen, die wir wiederholt haben. Eine fortgeschrittene Stillness-Touch-Sitzung wird durchgeführt, während du dein Bewusstsein nach innen richtest und innerlich sinnlich wahrnimmst, d.h. *Pratyahara* (Advaita). Du verweilst in der Herzstrahlung beim Sinusknoten, d.h. *Shen* (Taoisten), *Purusha* oder *Angushtamatra* (Upanishaden), was der ursprünglichen Weisheit entspricht, *Tshon gang* (Dzogchen), während du auch im Eros im Becken ruhst, *angeborene Glückseligkeit* (Buddhistisches Tantra).

Die Gegenwart der *angeborenen Glückseligkeit* zeigt an, dass du dich vereint hast mit deinem Eros, der vom Becken her aufwallt mit *Purusha* oder *Shen*, der selbstexistenten Leuchtkraft beim Sinusknoten. Sowohl die Essenzen des Herzens als auch des Beckens sind als eins verbunden mit dem Herzen von Mutter Erde, welches das reine Bewusstsein mit universeller Liebe verbindet. Das ist der Reine Atem der Liebe, auch bekannt als der *heilige Tremor, Spanda* (Kashmir Shaivismus) oder *Prajnaparamita* (Buddhisten). Du realisierst, dass der Reine Atem der Liebe, nachdem die Weite des sich immer mehr ausdehnenden toroidalen Feldes des Herzens die Unendlichkeit berührt, sich darüber hinaus erstreckt und dann das toroidale Feld seine Ausdehnung umkehrt, implodiert, in sich selbst fällt, *Rang 'babs* (tibetisch) und hinein- und durchstürzt durch *Purusha,* die daumengroße ursprüngliche Weisheit beim Sinusknoten. Der Reine Atem der Liebe durchtränkt alle Körperzellen, während du die *Große Glückseligkeit,* Mahamudra (Buddhistisches Tantra), oder die ursprüngliche Einheit von *Yin* und *Yang, Zhenren* (Taoisten) genannt, realisierst.

Der Reine Atem der Liebe oder *Spanda,* der Ausdruck findet als ein ganzkörperlicher Puls in Einklang mit dem Herzschlag, zeigt an, dass du in das *Vollendungsstadium,* wie die Buddhisten es nennen, eingetreten bist, eine endlose Reise einer körperlichen Nichttrennung mit der Liebe, die alles erschafft, was ist.

Der Übergangspunkt in den Reinen Atem der Liebe

Wie schon erwähnt, wird in der Unendlichkeit die Dynamische Stille zu deinem Bewusstsein. Wenn dein Bewusstsein über die Unendlichkeit hinausgeht in das Jenseitige und in der schwarzen Stille verschwindet, erzeugt es ein Vakuum am Sinusknoten des Herzens, was die große toroidale Weite des Herzens dazu bringt, sich innerlich auf einen Punkt hin zu konzentrieren, der implodiert, während die Stille ins Herz strömt. Dadurch wird eine innerkörperliche Unendlichkeit erzeugt, die mit Dunkelheit gefüllt ist, leuchtende Dynamische Stille, bekannt als das klare Licht (Buddhismus), ein Zustand, der zu tiefem Schlaf und dem Tod in Beziehung steht.

In dem klaren Licht wird jede Zelle mit dem Reinen Atem der Liebe oder Spanda durchdrungen, was den Körper erweckt als superleuchtende Substanz der Liebe inmitten Göttlichen Nichtwissens.

Diese superleuchtende Substanz der Liebe ist zusammengesetzt aus einer alchemistischen Kombination aller Enfoldments des Bewusstseins, die alle Zellen, Flüssigkeiten und Gewebe des Körpers durchdringt (co-atmet), der als Liebe erwacht. Die Vollendungsstufe markiert den Beginn der Fleischwerdung, ein endloser absteigender Pfad der Evolution, der den Körper entwickelt, als Bewusstsein vereint mit der Liebe, was deinen strahlend wachen Körper erotisch mit allem verbindet.

Innere Haltung des Practitioners im Reinen Atem der Liebe

Eine fortgeschrittene biodynamische craniale Sitzung wird geleitet aus dem selbstexistenten Strahlen des Sinusknotens des Herzens, das *Angushtamatra* (Upanishaden), was der ursprünglichen Weisheit entspricht, *Tshon gang* (Dzogchen). Nochmal, die Herzstrahlung vereint sich mit dem sinnlichen Eros, der vom Becken her aufwallt, *angeborene Glückseligkeit* erscheint, die von Natur aus mit dem Herzen der Mutter Erde verbunden ist, welches das reine Bewusstsein und die universelle Liebe vereint – *Prajnaparamita*. Während du in dieser Haltung ruhst, bebt der Heilige Puls des Spanda mit dem Sinusknoten des Herzens, egal, wo du die Hände am Körper des Klienten hast.

Realisierungen

Du und der Klient, ihr seid euch möglicherweise beide der Weite des sich immer mehr ausdehnenden toroidalen Herzfeldes bewusst, das Licht von der daumengroßen ursprünglichen Weisheit beim Sinusknoten ausstrahlt, welche mit dem Eros im Becken vereint ist. Doch das toroidale Feld trennt sich niemals von der vollständigen Stille, der Ausschöpfung oder Leere beim Herzen, obwohl der innere Körper und alle Zellen ganz und gar vom Reinen Atem der Liebe durchtränkt sind. Alles ist in dem klaren Licht oder der Dynamischen Stille versiegelt, bekannt als das *Große Siegel der Perfektion, die Große Glückseligkeit, Shen* oder *Mahamudra*. Alle Enfoldments, die innerhalb der Dynamischen Stille versiegelt sind, formen eine alchemistische Mischung essentieller Qualitäten, die spezifisch für die Bewusstseinsentwicklung des jeweiligen Klienten ist. Die Superleuchtkraft der Liebe des Reinen Atems der Liebe durchdringt alle Zellen und Flüssigkeiten, während der Körper sinnlich mit dem Herzschlag pulsiert.

Das Große Siegel, die Große Perfektion

Alle Bewusstseinsausstrahlungen sind Aspekte des Reinen Atems der Liebe, die im klaren Licht oder der Dynamischen Stille „versiegelt" sind, was im Tibetischen Buddhismus auch das *Große Siegel, Große Glückseligkeit* oder *Mahamudra* genannt wird. Alle Ausstrahlungen aller Enfoldments des Bewusstseins werden spontan perfektioniert, zur Reife gebracht, befruchtet und zu einem vereint, um die 'Große Perfektion' oder *Dzogchen* zu werden, im Taoismus *Zhenrin* genannt.

Göttliches Nichtwissen

„Göttliches Nichtwissen bedeutet, dass du auf eine göttliche Art völlig unwissend über alles im Universum bist. Mit anderen Worten, du wirst demütig und sehr wahrhaftig, wenn du erkennst, dass du keine Ahnung hast, was irgendetwas wirklich ist. Du hast in deinem sterblichen Geist wirklich keine Vorstellung, worum es bei all dem geht." ~ Robert Adams

Wie es bei den meisten spirituellen Praktiken ist, wenn du das ursprüngliche Gewahrsein als Verwirklichung der aufsteigenden Enfoldments des Bewusstseins erkennst und dann mit deiner absteigenden Reise in den Körper weitermachst, kann sich die Perspektive auf dem Weg dramatisch ändern. Mit *der innerkörperlichen* Vereinigung zwischen selbstexistentem Strahlen des Herzens und der Sinnlichkeit des Eros im Becken vereinen sich die Verwirklichung des Pfades und seine Quelle, was in der Realisierung der Großen *Glückseligkeit* (tantrischer Buddhismus) gipfelt. Von hier aus löst sich jedes mal erlernte und gewusste fachliche Können des Practitioners auf und wird zurückgelassen, und die Sitzung wird in einer Wolke der Unwissenheit oder des Göttlichen Nichtwissens gegeben. Die klassische Landkarte der Tiden verschwindet; es gibt nicht länger einen Zugang zu den individuellen Tiden (Siehe *Fleischwerdung und der Reine Atem der Liebe, S. 237*).

Übergang von der klassischen Biodynamik zur Reise in die Liebe

Nun erfolgt der Übergang von der klassischen biodynamischen Landkarte zu einer kartenlosen Reise in die Liebe.

Die klassische Landkarte des aufsteigenden Lebensstromes der Flüssigen und Langen Tide gipfelt in der Verwirklichung des selbstexistenten Strahlens des Sinusknotens in der Dynamischen Stille. Jenseits der Dynamischen Stille verschwindet die klassische Landkarte der Tiden und gerät in Vergessenheit und die Schritte dieses Pfades werden vielleicht vergessen, weil die gesamte Landkarte des Aufsteigens verschwunden ist. Der aufsteigende Pfad, beschrieben in den Kapiteln 5 – 8, gipfelt in der Realisierung des *Selbst,* eine Vereinigung überlappender Bewusstseinsentfaltungen, die während neutraler Berührung zwischen Practitioner und Klient erscheinen.

Das gemeinsame Teilnehmen von Practitioner und Klient am absteigenden Pfad des Reinen Atem der Liebe erzeugt einen Übergang zwischen dem selbstexistenten Strahlen des Herzens oder *Purusha* und der sinnlichen *angeborenen Glückseligkeit* des Eros im Becken. Dieser Übergang ist das Tor zu einer landkartenlosen fortgeschrittenen Stillness-Touch-Sitzung, gegeben mit freifließender Aufmerksamkeit. Der Practitioner ist da als *Purusha, Shen* oder selbstexistentes Strahlen des Herzens, während er als *angeborene Glückseligkeit* des Eros im Becken ruht, welche das Superleuchten des Reinen Atems der Liebe ausstrahlt. Die Hände sind in neutralem Kontakt mit einem Klienten, der still empfänglich ist. Übertragung geschieht bei neutraler Berührung durch die Gesetze der Schwingungskopplung.

Es gibt keine Notwendigkeit für den Practitioner, etwas anderes 'zu tun', als zu 'sein'.

Wenn du das Ende der aufsteigenden biodynamischen Landkarte der Tiden-Ausdrucksformen des Atems des Lebens realisiert hast, beginnst du die Reise des endlosen, landkartenlosen *absteigenden* Lebensstromes in den Reinen Atem der Liebe. Hier ist Quelle und Verwirklichung eine innerkörperliche Vereinigung des selbstexistenten Strahlens beim Sinusknoten mit Eros im Becken, was reines Bewusstsein und universelle Liebe vereint. Dann ist das Praktizieren von fortgeschrittenem Stillness Touch bemerkenswert einfach:

Sinke in dein eigenes Gewahrsein als selbstexistentes Strahlen, vereint mit Eros.
Bleibe präsent als dieses Gewahrsein mit deinem Klienten
in einem neutralen Handkontakt.
Lasse die Gesetze der Schwingungskopplung für den Rest Sorge tragen.

Für den lange praktizierenden, erfahrenen Practitioner könnte der gesamte Pfad, den klassischen Enfoldments der Landkarte der Tiden Aufmerksamkeit zu schenken, fallen gelassen werden, und die wesentliche Anweisung wäre einfach:

„Sinke in deine eigene Natur."
(Tibetisch 'rang babs': falle einfach, *babs* into yourself, *rang*).

„Sei still und wisse ICH BIN."

17

Zusammenfassung, Wiederholung und das Jetzt

Wiederholung der grundlegenden biodynamischen cranialen Praxis zur Bewusstseinsentwicklung

Ein Practitioner orientiert sich nach innen, zentriert im Sinusknoten, während er in der Sinnlichkeit des Eros im Becken ruht als das ursprüngliche Gewahrsein mit freier Aufmerksamkeit. Du bist einfach präsent als Zustand und währenddessen in neutralem Handkontakt mit dem Klienten. Es gibt keine Suche nach dem „perfekten Kontakt" oder einer Behandlungsabfolge. Vielmehr ruht der Practitioner in Göttlichem Nichtwissen während des Berührens, das schon mit dem Klienten und dem Reinen Atem der Liebe synchronisiert ist.

Nun sind wir bereit, das bisher Abgehandelte zusammenzufassen und alles in den gegenwärtigen Moment zu bringen, als die Evolution der Biodynamik innerhalb der Dynamic Stillness School.

Auf- und absteigender Pfad

Aufsteigender Pfad: Flüssige Tide, Lange Tide und Dynamische Stille

Denke zurück an Kapitel 3, dass die Craniale Welle, welche Sutherland als cranialen rhythmischen Impuls kennzeichnete, die Grundlage für die Ausübung funktioneller craniosacraler Arbeit ist.

Die Craniale Welle ist ausdrücklich per definitionem *keine* biodynamische Tide.

Deine Geschichte ist holographisch kodiert als craniale Wellenmuster, die in deinen Geweben gespeichert sind. Die Bewegungen der Cranialen Welle sind zum größten Teil eine Aufzeichnung all der schmerzhaften Momente, in denen das Leben nicht auf 'meine Weise' gelaufen ist. Mit anderen Worten, jedes Mal, wenn das Ego sich mit dem Fluss des Lebens, dem Tao, gestritten hat, wurde der narzistische Griff des Egos verstärkt, der das Bewusstsein tiefer in der Selbst-Trennung einschloss, und es noch mehr vor der Liebe zurückschrecken ließ. Einige craniosacrale Practitioner lesen deine Vergangenheit, indem sie die Craniale Welle fühlen, und können dir erzählen, wann du eine bestimmte Verletzung erlitten hast. Im Gegensatz dazu dehnt die Potency des aufsteigenden Stromes der Flüssigen und Langen Tide des Atems des Lebens dein Bewusstsein aus, befreit es aus der Ego-Falle des Narzismus und führt dich in Bewusstseinszustände, die in althergebrachten spirituellen Systemen dokumentiert sind.

Aufsteigende Bewusstseinszustände korrelieren mit fraktalen Bewegungen der Ganzkörper-Tide, die auf die craniosacrale Flüssigkeit (CSF) als *Flüssige* oder *Lange Tide* wirkt. Die Tiden gehen mit den aufsteigenden Kräften der Leichtigkeit in Kontakt, die dein Bewusstsein anheben und ausdehnen, weg von dem selbstzentrierten Griff des Egos. Die ganzkörperlichen Ausdrucksformen der Tiden in der CSF sind harmonisch mit dem Puls des Sinusknotens des Herzens verbunden. Stillness-Touch-Practitioner gehen direkt zur Quelle der CSF-Bewegungen der Tiden, das Pulsieren des Sinusknotens des Herzens, was die Verwirklichung der Tiden als sich immer weiter ausdehnender Bewusstseinzustand für den Klienten ermöglicht.

Aufgrund der Gegenseitigkeit zwischen dir und dem Klienten können auch in deinem Körper erweiterte Bewusstseinszustände realisiert werden, während du Stillness Touch gibst. Als Practitioner erkennst du das evolutionäre Potential aller Bewusstseinsfrequenzen, die in der CSF durch die Kraft neutraler menschlicher Berührung pulsieren, so dass diese Erkenntnisse an dich und deinen Klienten wegen der Gesetzmäßigkeiten der Schwingungskopplung übertragen werden. Bewusstseinsentwicklung und die Realisierung sogenannter erweiterter Bewusstseinszustände gehören zum Kontakt mit den ganzkörperlichen Ausstrahlungen der Tiden. Sie sind dein natürlicher Zustand und dein Geburtsrecht.

Absteigender Pfad: Jenseits der Dynamischen Stille hinein in den Reinen Atem der Liebe

Kapitel 6 – 8 stellten die Reise des *aufsteigenden* Lebensstromes zu *Shen*, der Herzstrahlung, die vom Sinusknoten ausgeht, dar. Wenn du neutrale Berührung gibst, während du in *Shen* bleibst, ruft das die Gesetze der Schwingungskopplung auf den Plan, die die Bewusstseinsevolution auf einen Klienten übertragen. Kapitel 9 hat ein Enfoldment eingeführt, das vorher in der Biodynamik noch nicht dokumentiert wurde, den *absteigenden* Lebensstrom, Reiner Atem der Liebe genannt, der zur Verwirklichung der *Fleischwerdung* führt. Graduierte der Dynamic Stillness School haben die Praktiken des absteigenden Lebensstromes gründlich erkundet, der das selbstexistente Strahlen beim Sinusknoten mit Eros im Becken verbindet, und sie haben ein tiefe Vereinigung realisiert zwischen Körper, dem Herzen von Mutter Erde, dem universellen Bewusstsein und der Liebe, die alles erschafft, was ist.

Dieses Portal des Hinabsteigens *in den Körper* zu einer völligen Vereinigung mit Bewusstsein und Liebe ist bekannt als *Fleischwerdung*. Die *Fleischwerdung* des Göttlichen Femininen drückt sich als Reiner Atem der Liebe aus. Der Reine Atem der Liebe beinhaltet alle vorherigen aufsteigenden Bewusstseinsausdrucksformen der Tiden, die das Gewahrsein vom narzistischen Griff des Egos befreit haben, und er verbindet sie alle während des Bewusstseinsabstiegs *in den Körper*, der Fleisch wird, mit der Liebe. Wir beschreiben die Realisierung der *Vollendungsstufe* als ein körperliches Durchtränktwerden mit dem *Superleuchten* der Liebe. Es ist eine ständige Vereinigung mit „dem Allem", die den in dem emotionsgeladenen Körperpanzer gefangenen Eros befreit, der sich freigelassen in das verwandelt, was die Buddhisten *angeborene Glückseligkeit* nennen. *Angeborene Glückseligkeit* erleuchtet alles in dir, was die Bewusstseinsentwicklung behindert oder der völligen körperlichen Vereinigung mit der Liebe entgegensteht.

Eros als persönlicher Wille

Eros ist dein persönlicher Wille.

Erinnere dich, dass jede efferente Handlung die weibliche Natur unterdrückt, die dein persönlicher Wille ist und auch Lebenskraft, Eros, *Prana, Shakti, Chi, …* oder wie auch immer genannt wird. Ein geschwächter Wille behindert deine Fähigkeit, dein Lebensziel zu erreichen. Wenn Efferenz deinen persönlichen Willen schwächt, behindert sie auch die Bewusstseinsentwicklung. Eros als Lebenskraft ist dein Wille, der deinen grundlegenden kreativen Antrieb stärkt, der ein Aspekt der universellen Liebe, des göttlichen weiblichen Willens ist. Du kannst dich nicht mit dem göttlichen Weiblichen vereinen, ohne zuerst deinen Eros befreit zu haben, so dass er zu dir gehört. Wenn dein Eros zu dir gehört, bist du frei, deinen persönlichen

Willen – Eros – auf eine seelenvolle Art mit einem anderen zu vereinen, in tiefer Aufeinanderbezogenheit. Wenn Eros mit Eros sich durch neutrale Berührung verbindet, vereinen sich beide Teilnehmer wieder mit der Liebe, die alles schafft, was ist, mittels der Gesetze der Schwingungskopplung.

Befreiter Eros ermächtigt deinen persönlichen Willen, sich mit der Liebe zu verbinden.

Der befreite Eros befreit die Aufmerksamkeit, und die freie Aufmerksamkeit verbindet sich auf natürliche Weise mit dem Reinen Atem der Liebe, fließt mit ihm und dient ihm. Die darauffolgende Potency deines befreiten Eros weicht den körperlichen Panzer auf und setzt gespeicherte Emotionen, Elektrizität und Schock frei, die in deinem Fleisch gehalten werden und, wenn sie sich lösen, deinen Willen stärken. Eros, die Lebenskraft, *Chi, Prana, Shakti,* die Weisheit des Körpers etc., sind, wie gesagt, alles verschiedene Namen für deinen Willen, sind deine persönliche Kraft. Dein Wille ist schon eins mit dem göttlichen weiblichen Willen, der Kraft, die deinen Körper geschaffen hat, deinen Körper erhält, deinen Körper heilt und deinen Körper bewegt, deine perzeptiven und kreativen Fähigkeiten entwickelt und dein Bewusstsein weiterentwickelt. Dein Eros muss frei sein, damit er zu dir gehört. Dann vereint er sich auf natürliche Weise mit der Liebe. Anders gesagt, wenn dein persönlicher Wille frei vom Zugriff des Egos ist, wird er sich wieder mit dem göttlichen weiblichen Willen verbinden.

Du verwirklichst Liebe als deine persönliche Kraft.

Wenn dein Eros durch ein tägliches Einlassen auf die Praxis der stillen Meditation des absteigenden Pfades einmal freigesetzt worden ist und nachdem der Körperpanzer weich geworden ist und Emotionen aus der Vergangenheit, elektrische Ladung, Schock und Trauma sich aus deinem Fleisch gelöst haben, beginnst du, dich an die zunehmende Potency des befreiten Eros in deinem Körper zu gewöhnen. Dann wird sich dein persönlicher Wille automatisch wieder mit der Liebe vereinen, die alles schafft, was ist. Danach erkennst du nicht nur, was dein Lebensziel ist, du erreichst dieses Ziel auch anstrengungslos, weil dein persönlicher Wille jetzt durch die Liebe ermächtigt wird, die alles schafft, was ist.

Deinen Worten folgen Taten, die von Liebe durchdrungen sind, und für den Rest deines Lebens genießt du es, anstrengungslos deine Gaben auszudrücken, für deren Manifestation du hier bist.

Wenn deinen Worten Taten folgen, bedeutet das, dass deine drei Zentren sich vereint haben.

Der Kopf, das Herz, das Becken – drei Herzen werden zu einem

Wenn die drei primären Körperzentren, Kopf, Herz und Becken, sich entwickeln und als 'drei Herzen' reifen, dann können sie sich vereinigen und zu einem Herzen innerhalb der Fleischwerdung werden. Einige spirituelle Traditionen bestehen darauf, dass aus sieben Herzen eines wird, wobei sie jedes Herz mit den sieben Hauptchakren des Körpers in Verbindung bringen. Obwohl das wahr ist, navigieren wir hier mit dreien:

Kopf: männlich, Denken, Vorstellung, elektrisches Fleisch, Ektoderm, Entladungen, zündet.

Herz: neutral, Fühlen, Inspiration, ausgeglichenes Fleisch, Mesoderm, harmonisiert.

Becken: weiblich, Wille, Intuition, magnetisches Fleisch, Endoderm, empfängt, vereint.

Innere Praktiken, um die drei Herzen zu einem zu vereinen

Praxis: Verweile innerlich als selbstexistentes Strahlen des Herzens, während du im Eros deines Beckens ruhst, in Verbindung mit dem Herzen der Erde, das schon mit dem reinen Bewusstsein und der universellen Liebe verbunden ist. Das befreit jeden im Körperpanzer gefangenen Eros. Der befreite Eros erweicht den Körperpanzer und löst übermäßige Elektrizität, Schock und Emotionalität, die in deinem Fleisch gespeichert sind. Das wiederum stärkt deinen Willen.

Dein persönlicher Wille wird so sehr ermächtigt, dass er sich fortwährend immer wieder mit Eros im Becken verbindet, der mit dem selbstexistenten Herzstrahlen vereinigt ist, und zusammen werden sie eins mit dem pulsierenden Herzen der Mutter Erde und drücken sich als reines Bewusstsein und Liebe des Ganzen aus. Wenn das Becken als Sitz des persönlichen Willens etabliert ist und du dort ruhen kannst, verbindet sich dein Wille wieder mit dem Willen des Göttlichen Femininen, *„nicht mein Wille, aber seiner."*

Das kann zu einer Implosion des absteigenden Lebensstromes im Becken führen und der Boden fällt weg. Das ist ähnlich der Implosion des aufsteigenden Lebensstromes beim Sinusknoten, die zur Realisierung des selbstexistenten Strahlens des Herzens oder *Shen* führt. Wenn jedoch der Boden in deinem Becken wegfällt, vereinigst du deinen Eros für alle Zeit mit dem Reinen Atem der Liebe, der jede Zelle in deinem Körper mit der *Superleuchtkraft der Liebe* durchtränkt. Mitten in der intensivsten körperlichen Vereinigung mit der Liebe gibt es keinen wahrnehmbaren Unterschied mehr zwischen Liebe und deinem Körper. Wir nennen das *Fleischwerdung.*

Fleischwerdung und der Reine Atem der Liebe

Bei der Fleischwerdung durchtränkt die Liebe, die alles schafft, was ist, jede Zelle in deinem Körper; das ist das Ergebnis der Praxis, so still zu sein, dass der absteigende Strom der Liebe für immer den inneren Krieg beendet. Der innere Krieg manifestiert sich aufgrund der typischen Konflikte zwischen den drei primären Körperzentren, im Kopf, Herzen und Becken, die nicht in Harmonie funktionieren und einander bekämpfen, was das innerkörperliche Fließen des Eros blockiert und feine Körperverhärtungen des Zurückschreckens vor der Liebe erzeugt. Bei der Fleischwerdung löst sich der innere Krieg auf. Eros fließt frei und vereint die drei körperlichen Zentren wieder. Wenn Eros sich frei durch die drei Zentren ausdrückt, werden diese zu drei Aspekten des einen Herzens, das den Reinen Atem der Liebe pulsieren lässt:

Wille: Der heilige Puls der Liebe ist *Göttlicher Wille,* der deinen Körper instinktiv bewegt.

Fühlen: Der *heilige Gefühlsinn der Liebe* verbindet dich erotisch mit allem.

Denken: Kosmische Liebe *imaginiert* deine Gedanken: ES denkt.

Obwohl Fleischwerdung ohne Landkarte ist, liefert doch die klassische biodynamische Landkarte der Tiden des aufsteigenden Stromes Einsichten in das grundlegende Mysterium der Fleischwerdung, weil sie die gesamte Landkarte beinhaltet: alle Enfoldments, alle Bewusstseinfrequenzen, die auf- und absteigenden Lebensströme – alle versiegelt in der Dynamischen Stille. Jedes Enfoldment ist ein integraler Aspekt des kartenlosen, grenzenlosen Bereichs und der Dimensionen der Fleischwerdung.

Realisierte Qualitäten des fleischgewordenen Reinen Atems der Liebe

Beides/Und: Du lebst eine vollständige spektrale, paradoxe Existenz: als *beides*, sowohl als begrenztes menschliches als auch als grenzenloses spirituelles Wesen. Jeder Aspekt deines *Selbst* ist mit einbezogen, nichts wird weggelassen, und du bist ohne Mühe in der Lage, mit allem zu sein, so, wie du bist, ohne die Schattenaspekte in dir selbst, in anderen oder im Leben modifizieren oder verändern zu müssen. Du verwirklichst und verkörperst *göttliche Ruhe* als deinen natürlichen Zustand, wo du alles lassen kannst, *wie es ist.*

Alle Enfoldments des Bewusstseins sind in der Dynamischen Stille präsent: Dynamische Stille und alle Bewusstseinsausdrucksformen der Tiden existieren gleichzeitig nebeneinander. In seinem *Roten Buch* nennt Jung das *'Pleroma'.*

Eine sinnliche Verbindung mit allem: Du fühlst dich erotisch verbunden mit der Natur, allen Ereignissen, Orten, Menschen, Zuständen und Dimensionen. Es gibt keine Worte für dieses Ausmaß an absoluter Verbundenheit, die eine erotische körperliche Vereinigung mit allem ausdrückt. Das ist dein gewöhnlicher Bewusstseinszustand bei der Fleischwerdung.

Nichttrennende Materie, die vereint: Statt dass dein Körper in Einzelteile getrennt ist, funktioniert jede Zelle harmonisch in deinem Körper, der von einer mysteriösen, unsichtbaren 'nichttrennenden" Materie durchdrungen ist. Diese nichttrennende, flüssig-kristalline Supersubstanz strahlt *Shen* aus, die *Superleuchtkraft der Liebe,* die dich erotisch mit allem verbindet und dich ganz macht, als Liebe. Es gibt keine Möglichkeit mehr, eine Trennung von der Liebe zu empfinden, es sei denn als eine Ego-Beobachtung des oberflächlichen Erscheinungsbildes der 'Dinge'. Selbst das ist erfunden, weil die Fähigkeit des Egos, zu trennen, verschwunden ist; wenn 'Trennung' vorkommt, basiert sie auf einer Erinnerung der Vergangenheit, als dein Leben unter der Kontrolle der trennenden Sinneseindrücke des Egos war.

Frei: Wenn du unaufhaltsam körperlich mit der Liebe, die alles schafft, was ist, vereint bist, sind deine Aufmerksamkeit und dein Wille frei. Kein Ereignis, keine

Person, innerer psychischer Komplex oder äußere Kraft kann dich zum Handeln zwingen. Dein persönlicher Wille ist komplett frei und du wirst von innen her zu körperlichem Handeln bewegt und das *nur* durch die Liebe.

Der Körper als Liebe: Jede Zelle ist von der Liebe, die alles schafft, was ist, durchdrungen und in sinnlicher Vereinigung mit ihr. Das ist unwiderruflich.

Wenn die Liebe sich bewegt, bewegt sich dein Körper als ihr Ausdruck.

Du bist vollständig frei von deinem Ego-Selbst, versteckten Antriebskräften, Impulsen und psychologischen Komplexen; sie kontrollieren nicht länger deinen Willen, der dich vorher zur Aktion bewegt hat.

Gewöhnlich: Wenn du dich an die Fleischwerdung gewöhnt hast, genießt du vollständige Freiheit von äußeren Einflüssen: Du bist befreit, nicht länger von *unbewussten* Instinkten und Trieben deiner inneren psychologischen Komplexe kontrolliert. Diese Freiheit hast du aufgrund einer unverwüstlichen, unerschütterlichen Realisierung einer unwiderruflichen, alle Zellen betreffenden totalen körperlichen Vereinigung mit der Liebe, die alles schafft, was ist.

Die große Auflösung in das Jenseitige

Dann findet möglicherweise, wie erwähnt, eine weitere Implosion statt, besser beschrieben als äußerste Erschöpfung. Wenn diese totale Erschöpfung sich selbst vervollständigt, löst sie alles auf, was nicht mit der grundlegenden Realität deines natürlichen Zustandes der Einheit in Einklang ist. Sachte und nicht wahrnehmbar verschwindet alles, was du wertschätzt, das Nahe und Liebe, das Vermiedene und Gefürchtete in der dünnen Luft. Was sich noch auflöst, ist die Macht aller Anhaftungen, Verdinglichungen, Persönlichkeitsaspekte des Selbsthasses, ebenso wie dein Stolz über deinen Intellekt, deine 'tiefen und höheren' spirituellen Verwirklichungen, die numinosen Zustände, deine weltlichen Erfolge, Ambitionen, deine Wünsche nach Anhäufung von Wohlstand, sozialem Status, Besitztum, Heim. Mit anderen Worten, alle Kostbarkeiten und alles Abgelehnte – alles, was du zuvor als wesentlich oder verhasst wahrgenommen hast, all dessen Macht über dich löst sich auf.

Du wirst nicht mehr zu einer Bewegung veranlasst,
es sei denn, die Liebe bewegt dich.

Um das noch mal hervorzuheben, diese Auflösung erstreckt sich auf alles, Überbleibsel deiner höheren Bewusstseinszustände mit eingeschlossen. Selbst die Wichtigkeit deines Bewusstseins löst sich auf, und was überbleibt, ist gewöhnliche Einfachheit, die im Buddhismus Sosein oder Tathata genannt wird. Im Zen ist das bekannt als der Zehnte Bulle, oder Zhenrin, die 'echte Person', die wieder auf den Marktplatz geht, ganz normal.

„Dann kam ich zurück von wo ich gewesen bin.
Mein Raum sah genauso aus –
Aber da war Nichts geblieben zwischen
Dem Namenlosen und dem Namhaften."

Leonard Cohen

Alles ist einfach nur, was es ist – so, wie es ist – es gibt keine Fähigkeit, das Leben auf irgendeine Art auszuschmücken.

Du ruhst völlig in Göttlichem Nichtwissen.

In praktischer Hinsicht bedeutet das, dass du keine Extra-Bedeutungen, kosmischen Implikationen, Fantasie, magisches Denken, Glanz oder irgendeine andere spezielle, überlebensgroße Qualität mehr projizieren kannst, noch kannst du exaltierte Behauptungen über synchronistische Ereignisse, erleuchtete Menschen, Orte oder Erfahrungen aufstellen.

Alles hat sich aufgelöst und ist hineinkollabiert in
das im wahrsten Sinne des Wortes Gewöhnliche.

Das ist keine tiefe Gewöhnlichkeit; es ist einfach gewöhnlich.

„Sei still und wisse ICH BIN."

So sei es.

Nachwort

Dr. Sutherland hat vor 70 Jahren öffentlich auf eine nichttuende biodynamische Craniosacral-Arbeit hingewiesen, eine Reise der Vereinigung mit der Liebe, die niemals enden wird. Wir haben die biodynamische craniosacrale Arbeit bis zu ihrem gegenwärtigen Evolutionsstand beschrieben und dargestellt, wie fortgeschrittene craniosacrale Arbeit zur Bewusstseinsevolution praktiziert werden kann. Wie wir schon herausgestellt haben, ist es jedoch so, dass sich das Leben in der weißglühenden Polarität der dynamischen Spannung zwischen den Gegensätzen manifestiert, daher ist es unvermeidlich, dass es eine Schattenseite der biodynamischen craniosacralen Arbeit gibt, die gesehen werden will. Wagen wir es, dem direkt ins Auge zu sehen? Sich mit dem Schatten zu konfrontieren, hält die biodynamische craniosacrale Arbeit am Leben und ihre Evolution auf einem beständigen Kurs.

Es ist unbestritten in den professionellen biodynamischen craniosacralen Kreisen, dass ein Practitioner der nichttuenden craniosacralen Arbeit, wie Dr. Sutherland sie gelehrt hat, einen *lebendigen* Kontakt mit dem Atem des Lebens haben muss. Du kannst deine craniosacrale Arbeit nicht 'biodynamisch' nennen, wenn du keinen *tatsächlichen* Kontakt mit den ganzkörperlich atmenden Tiden hast. Das bedeutet, dass du keine biodynamische Craniosacralarbeit praktizierst, wenn die Potency des Atems des Lebens – die ganzkörperlich atmenden Tiden – während deiner Cranio-Sitzungen nicht in dir und dem Klienten präsent ist.

Du kannst deine Arbeit biodynamisch nennen, aber ohne eine tatsächliche innere Verwirklichung der ganzkörperlich atmenden Tiden ist das eine leere Phrase und ein totes Konzept in deinem Geist.

> Sutherlands biodynamischer craniosacraler Ansatz beginnt mit dem Moment, wo die Stille deinen ganzen Körper durchdringt und die ganzkörperliche Primäre Respiration des Atems des Lebens ausstrahlt.
> Dessen Potency erweckt in dir lebendige Kräfte, die dein Bewusstsein entwickeln.

Evolution des Bewusstseins

Eine tiefe evolutionäre Reise wird in dem Moment in Gang gesetzt, wo die ganzkörperliche Stille die biodynamische craniosacrale Sitzung beginnen lässt. Stille strahlt ganzkörperliche Primäre Respiration aus, Flüssige Tide genannt, die mit der Zeit dein Bewusstsein erweitert, bis du das gewaltige gobale Leuchten der Langen Tide bemerkst. Wenn dein Bewusstsein sich dann weiter ausdehnt, kann es sein, dass dein Gewahrsein sich über den Rand des Bekannten hinausbewegt, hinein in eine unendliche schwarze Dynamische Stille. In der Dynamischen Stille verschwindet das Ego, als der Sinn für ein getrenntes Selbst, wenn die Schwelle zum Abgrund hinein in die schwarze Leere überschritten wird – in das Unbekannte und Unbegreifliche auf der anderen Seite. Das Ego kehrt zurück, verwandelt (transmutiert) zu einem strahlend erwachten *Selbst,* das unwiderruflich mit dem Reinen Atem der Liebe vereint ist, der ursprünglichen jenseitigen Potency, die alles erschafft, was ist.

Dieser tiefe Pfad der Bewusstseinsevolution kann *nur* dann stattfinden, wenn du einen lebendigen Kontakt mit dem Atem des Lebens hast. Die Realisierung ist unmöglich, wenn du dich an der Cranialen Welle orientierst oder die Grenzen verwischst und die drei Typen der craniosacralen Arbeit vermischst. Wenn du dich mit funktionellen Behandlungsmethoden beschäftigst, die Ojektivierung, Efferenz, Orientierung an und Intendieren der Cranialen Welle beinhalten, … verdeckt das die feinen fraktalen Bewegungen des Lebens. Wie bei entgegengesetzten Polen eines Magneten, wird schon *die leiseste Ahnung* efferenter Aktivität des Practitioners die lebendige Potency der Primären Respiration abstoßen und ein falsches Fulkrum im Klienten erzeugen.

Das ist der Grund, warum Dr. Sutherland uns beschwor, *„sei still"*, was, mit seinen Worten ausgedrückt, bedeutet: „Nutze *keine* äußeren Sinneseindrücke" oder „wende keinerlei äußere Kräfte an". „*Du* behandelst nicht"; stattdessen „vertraue der Tide und seiner unfehlbaren Potency."

Ohne sich bewusst zu sein, dass Dr. Sutherlands biodynamische Prinzipien auf Nichttun und Nichtefferenz basieren und *kein* Behandeln beinhalten, kann man leicht dem Glauben verfallen, dass moderne populäre biodynamische Ausbildungen, die funktionelle Methoden verwenden, verwandt sind mit Sutherlands biodynamischen Prinzipien. Wenn du jedoch Sutherlands Original-Definitionen der drei Typen von craniosacraler Arbeit in der osteopathischen Literatur studierst, wie in Kapitel 3 erläutert, wirst du den Beweis darin finden: Wenn funktionelle Methoden angewandt werden, sind sie per definitionem *nicht* biodynamisch, auch wenn jemand sie 'biodynamisch' nennt.

Du erinnerst dich vielleicht, dass zum Beispiel ein Practitioner in funktioneller Arbeit einen Klienten als Objekt betrachtet und efferent in sein craniosacrales System geht, um ihn zu evaluieren und zu diagnostizieren, und sich dabei an der Cranialen Welle orientiert, um Läsionsmuster zu erfühlen. Dann nutzt der Practitioner Efferenz, um Intentionen und Vorschläge als äußere Kräfte einzusetzen, um den Klienten zu behandeln.

Wenn in craniosacraler Praxis funktionelle Methoden verwendet werden, ist dies nicht kompatibel mit Dr. Sutherlands nichttuender biodynamischer craniosacraler Arbeit.

Es lohnt sich, diese Diskrepanz hervorzuheben, zwischen Dr. Sutherlands nichttuenden biodynamischen Prinzipien und den funktionellen von den populären modernen biodynamischen craniosacralen Ausbildungen angewandten Methoden, weil das massive Vewirrung erzeugt hat, sowohl in den Practitionern im Cranio-Bereich als auch in den Klienten. Die Unterscheidungen zwischen funktionellem und biodynamischem Ansatz werden einfach gelöscht, weil eine Gruppe funktionelle Methoden als biodynamisch bezeichnet.

Was für eine Art von craniosacraler Arbeit bietest du an?

Hast du das Gefühl, dass es bedeutsam ist, zu verstehen, welche Art von craniosacraler Arbeit du basierend auf Dr. Sutherlands Definitionen anbietest? Zu der Zeit, als ich meine craniosacralen Studien in den Siebzigern begann, war Klarheit in den zwei Jahrzehnten mit einem von Dr. Sutherlands Studenten wesentlich für die Ausbildung. Mittels Geschichten und Anekdoten brachte Dr. DeJarnette, mein Lehrer, Dr. Sutherlands lebendigen Geist immer in den Klassenraum, wenn er unterrichtete. Daher hat mich diese tiefe innere Verbindung zu Dr. Sutherland veranlasst, bei diesen nichttuenden biodynamischen Prinzipien zu bleiben, was heutzutage noch dringlicher ist.

Wie wurde das Buch „Stillness" zuerst veröffentlicht?

Stillness hat sich durch meine innere Verbindung zu Dr. Sutherland, die von meinem Lehrer Dr. DeJarnette gefördert wurde, selbst geschrieben. Ich saß in Stille mit einem offenen Herzen und einem brennenden inneren Verlangen, die Übertragung von Dr. Sutherland zu empfangen, und dann habe ich alles niedergeschrieben, was kam. Ich habe es als ein Handbuch für Studenten zusammengestellt. Ich hatte nie die Absicht, ein Buch daraus zu machen. Richard Grossinger, Verleger von North Atlantic Books, sah mich in seiner Buchhandlung und fragte mich, was ich täte. Ich sagte, dass ich craniosacrale Arbeit unterrichte. Dann bat er mich darum, ihn zu berühren, also legte ich meine Hand auf seine Schulter. Nach einigen Momenten sagte er: „Du verfolgst keine Spuren in meinem Körper, richtig?" Ich sagte: „Nein, in biodynamischer Arbeit verfolgen wir keine Spuren." „Du hast ein Buch in dir, nicht wahr?" „Alles, was ich habe, sind Unterrichtsnotizen", worauf Richard antwortete: „Ich möchte dein Buch haben."

Ähnlich gibt es direkte innere Übertragung lebendiger Biodynamik, inspiriert von Dr. Ruby Day, Dr. Rollin Becker, Dr. Anne Wales, Dr. Robert Fulford, Dr. Jacques Andreva Duval, Dr. James Jealous, Dr. Zachery Comeaux, Dr. Bernard Darraillans, Dr. Olivier Forteau und vielen anderen biodynamischen craniosacralen Practitionern, um Dr. Sutherlands Impuls weiterzutragen. Diese Practitioner haben über die Biodynamik gewacht und sie am Leben erhalten, jeder auf seine Weise, und alle von ihnen haben gelehrt, dass ein Practitioner in Dr. Sutherlands Biodynamik nicht behandelt oder äußere Kräfte einsetzt und dass er der Tide vertraut.

Lebendige Biodynamik oder ein inertes leeres Nichts?

Wenn die *lebendige* Potency der Primären Respiration im Practitioner *nicht* präsent ist, kann das das ganzkörperliche Atemfeld des Klienten zusammenbrechen lassen, was in beiden ein leeres Nichts erzeugt, des Lebens beraubt. Anschließend werden die Spuren der *falschen Fulkren* innerhalb dieses leeren Nichts abgelegt. Das kann einen biodynamischen Practitioner verwirren, wenn er das leere Nichts mit Stille verwechselt oder denkt, dass die Spuren der falschen Fulkren Teil des innewohnenden Behandlungsplanes sind. Werden wiederholt falsche Fulkren im System eines Klienten erzeugt, lässt das den Practitioner und den Klienten an der grenzenlosen Kraft der Biodynamik zweifeln.

> Obwohl das verwirrend ist, scheint es so, dass die Arbeit in diesem Vakuum über die Jahre die populäre Biodynamik motiviert hat, mehr efferentes 'Tun' zu lehren als jemals zuvor.

Es kann biodynamische Practitioner entmutigen, wenn sie entdecken, dass Dr. Sutherland uns gelehrt hat, 'still zu sein'. Das ist besonders schmerzlich, wenn 'sei still' dem gegenübersteht, wie beschäftigt 'mit Tun' ein solcher Practitioner in einer Sitzung ist. Efferentes Tun trennt den Practitioner vom Genuss eines *lebendigen* Kontaktes mit dem Atem des Lebens, obwohl er oder sie eine tiefe Sehnsucht danach hat. Anschließend haben hunderte dieser biodynamischen craniosacralen Practitioner an unseren Mentorkursen, Stillness-Touch-Kursen oder Postgraduierten-Treffen der Dynamic Stillness School teilgenommen, trotz des Wissens, dass sie all ihre funktionellen Methoden würden aufgeben müssen. Obwohl das wie ein großes Opfer erscheint, feiern diese Practitioner einen lebendigen Kontakt mit der primären Ganzkörperatmung als Belohnung und geben dann biodynamische craniosacrale Sitzungen zur Entwicklung des Bewusstseins. Wenn ein lebendiger Kontakt mit den Tiden dich interessiert, denke über Folgendes nach:

Frage dich selbst: Willst du mit inerten toten Kräften des Atems des Lebens arbeiten?

Das leere Nichts ist ein lebloses Feld der Vergangenheit, in welchem die Craniale Welle und ihre Stillpunkte zu Hause sind; es steht in krassem Gegensatz zu den lebendigen Fraktalen des Atems des Lebens, die aus dem vollen Nichts der Dynamischen Stille ausstrahlen, um Leben zu manifestieren. Dynamische Stille ist die ursprüngliche Potency, die Leben von Moment zu Moment erschafft. Unendliche Stille strahlt das Göttliche Feminine aus und manifestiert alle Schöpfung, was der Grund dafür ist, dass ein biodynamischer Practitioner in Dynamischer Stille ruht. Du realisierst *nur* dann Dynamische Stille, wenn du praktizierst, was Dr. Sutherland geraten hat, *„sei still und wisse ICH BIN"*. Sei still bedeutet, mit dem Objektivieren aufzuhören, efferentes Eindringen in den feinstofflichen Körper des Klienten zur Erforschung des craniosacralen Systems zu unterlassen, Stille nicht vorzuschlagen oder andere Behandlungstechniken zu intendieren.

Innerlich im Nichttun und Nichtwissen zu ruhen ist wesentlich für einen *lebendigen* Kontakt mit der ganzkörperlichen Primären Respiration als Flüssige Tide oder als das globale Atmen der Langen Tide, die von der Dynamischen Stille ausstrahlt, die allmählich in das Jenseitige des Reinen Atems der Liebe führt. Nochmal, um Biodynamik gemäß der Weisung von Dr. Sutherland zu praktizieren, orientierst du dich nicht an der Cranialen Welle, du führst keine äußeren Kräfte hinzu, du testest das Sphenobasilargelenk nicht, du behandelst keine Symptome, du arbeitest nicht mit auf der Cranialen Welle basierenden Trauma-Effekten, du verwendest kein Behandlungsprotokoll oder hegst irgendwelche Absichten, Ziele oder Ergebnisse. Vielmehr 'vertraust du der Tide mit ihrer unfehlbaren Potency', während du verweilst im 'Sei still und wisse ICH BIN'.

Es bleibt nicht viel der Fantasie überlassen, um klar zu verstehen, was Dr. Sutherland und seine Frau Adah damit gemeint haben 'Sei still und wisse ICH BIN'. Dieser bewusste und im Voraus geplante Ratschlag ist für immer eingemeißelt in ihren beiden Grabsteinen, die nebeneinander auf dem Friedhof von Point Pinos in Pacific Grove in Kalifornien liegen. Wenn du so praktizierst, wie Dr. Sutherland es bis zu seinem letzten Atemzug gelehrt hat, ist es eine Biodynamik, die Bewusstseinsevolution zündet. Unten sind die zu erfüllenden Minimalbedingungen angegeben, bevor du verkünden kannst, dass du biodynamische craniosacrale Arbeit praktizierst im Gegensatz zum funktionellen medizinischen Ansatz.

Bedingungen für die Überprüfung einer biodynamischen craniosacralen Praxis

Dic unten angegebenen Bedingungen müssen erfüllt sein, *bevor* du befindest, dass eine Tide präsent sein *'könnte'*:

- Stille durchdringt den ganzen Körper.
- Ganzkörperstille dehnt sich ins Globale aus, in die Unendlichkeit, in alles auf einmal.
- Eine bestimmte Tide drückt sich von einer entsprechenden Tiefe der Stille her aus.
- Ganzkörperliche primäre Atmung geht aus von der ganzkörperlichen Stille.
- Der Atem des Lebens atmet von der Mittellinie, durchdringt den ganzen Körper, dehnt sich über den Körper hinaus bis zum Horizont aus, quillt über den Horizont bis zur Unendlichkeit und von der Unendlichkeit kommt er hinab in die allerkleinsten Zellen, um zu einem *erneuerten* Bewusstsein zu werden, welches alle Enfoldments kombiniert.
- Ein präziser Ebbe- und Flutrhythmus zeigt ein bestimmtes Tiden-Tempo an.
- Die Teile und das Ganze sind gleichzeitig präsent und mit eingeschlossen: *beides/und.*
- Das Bewusstsein dehnt sich unendlich über den Körper hinaus aus *und* ist bezogen auf die Mittellinie der Stille.
- Du nimmst den Körper als sich immer weiter ausdehnende und umfassende Bewusstseinebenen wahr.
- Sinneseindruck *lebendiger* Bewusstseinsqualitäten in Erde, Luft, Feuer, Wasser und Äther und allem als Eines.
- Deine Gemütsverfassung verändert sich mit deiner Wahrnehmung: Bewusstsein dehnt sich aus vom narzistischen Ego hin zum persönlichen Zeugen, zum durch

das *Selbst* Bezeugten, zum *Selbst* Werdenden, zur Vereinigung mit der Liebe, die alles schafft, was ist, und weiter, sich jeder Beschreibung entziehend als beides/*und*, weder noch und alles zugleich.
- Innere Realisierungen sind jeweils spezifisch für jede Tiden-Einfaltung des Bewusstseins.
- Du bemerkst außergewöhnliche transpersonale, sensorische, visuelle, auditive, geschmackliche und olfaktorische und taktile Erfahrungen, die sich verbinden, um zu einem Sinn der *ganzkörperlichen Berührung – spirituellen Berührung* zu werden.
- Du kannst mit zunehmender Intensität Intimität und Paradox sein. *Lebendige* Tiden beginnen in der ganzkörperlichen Stille, die sich global als multidimensionale Fraktale ausdehnt. Du kannst sie nicht in die Existenz denken oder vorstellen. Tiden tauchen nicht dadurch auf, dass man über sie redet, und du kannst nicht in Tiden wechseln, außer als eine Fantasie in einer virtuellen Realität des leeren Nichts.

Die Tiden sind jenseits der Wahrnehmungsfähigkeiten deines Gehirns, nur die Herzwahrnehmung kann die Tiden sinnlich wahrnehmen mittels synchronisierter Schwingungskopplung, *wenn* es dir gelingt, still zu sein.

Dr. Sutherland charakterisierte die Tiden als eine feinstoffliche Substanz, eine unsichtbare Flüssigkeit innerhalb einer Flüssigkeit, und gleichzeitig ist sie extrem kraftvoll. Der Kontakt mit den Tiden als Bewusstseinsverwirklichungen ist so tief, dass du von einer überwältigenden Überzeugung eingeholt wirst und kein Zweifel mehr bezüglich der *lebendigen Präsenz* bleibt. Und zur biodynamischen Praxis gehört noch mehr als das.

Den Teilen folgen, ohne das Ganze zu spüren

Nimm zum Beispiel mal an, dass du dich *nicht* an der Cranialen Welle orientierst, von ihr geleitet wirst oder irgendwelche Absichten diesbezüglich verfolgst. Stattdessen orientierst du dich an der Flüssigen Tide, folgst dem Fluid Drive und der gegenwärtigen Bewegung (motion present). Wenn du jedoch nicht gleichzeitig *auch* mit den Ganzkörperbewegungen der Primären Respiration synchronisiert bist, gehst du in die Falle, unbewusst träge Bewegungen zu erzeugen, die *selbst in einer biodynamischen craniosacralen Sitzung* falsche Fulkren im Klienten hinterlassen.

Wenn du keinen Kontakt mit dem ganzkörperlichen Atmen der Primären Respiration hast und du nur auf örtliche Aktivitäten des Klienten fokussierst, dann folgst du den Fußspuren der inerten Bewegung, welche von sich aus nicht die *lebendige* Potency der Tide als eine *Präsenz* offenbart, die die Kräfte des Lebens, der Gesundheit und der Ganzheit ausdrückt. Potency ist eine feinstoffliche Substanz – eine *lebendige* 'Flüssigkeit in der Flüssigkeit' – und um Potency sinnlich wahrzunehmen musst du still sein und warten, … auf nichts …, bis deine Aufmerksamkeit weich, unfokussiert, unfixiert und frei wird. Dann kann es sein, dass die Potency des Lebens sich dir gnädig zeigt und dein Führer wird. Die freie Aufmerksamkeit wird durch die Potency des Atems des Lebens bewegt, welche sich von der Mittellinie her ausdrückt und die fraktale Bewegung des Lebens in den ganzen Körper verteilt, alle Systeme mit kohärenter gesunder Funktion durchtränkt durch das gesamte körperliche Sein des Klienten.

Du spürst die primäre Atmung in dir selbst als ganzkörperliches Atmen lebendiger Fraktale, die gleichzeitig entlang der Mittellinie auf- und abwallen, sich körperweit in alle Richtungen ausdehnen und wieder zurückziehen. Obwohl die primäre Atmung den Fluid Drive beinhaltet, ist sie davon verschieden. Der Fluid Drive bewegt sich wie der Fluss in einem Ozean der Primären Respiration. Die primäre Atmung ist die globale ganzkörperliche Potency, die unsichtbar den Fluid Drive von Punkt zu Punkt im feinstofflichen Körper des Klienten bewegt, und wenn der Fluid Drive in einem bestimmten lokalen Bereich verweilt, um Inertia zu lösen, wird das die gegenwärtige Bewegung (motion present) genannt, weil es das ist, was die spezifischen inerten Bewegungen im Körper beseitigt.

Inerte Bewegung ist per Definitionem ein sich automatisch wiederholendes Muster, in der Zeit eingefroren, und um sich selbst zu erhalten, entzieht es dem Körper Lebenskraft. Die Potency der Primären Respiration transmutiert leblose inerte Muster und stellt ihren ursprünglichen, sich ständig verändernden fraktalen Zustand wieder her. Die Transmutation verflüssigt im Körper die gelierte Grundsubstanz, die digitale Muster der Cranialen Welle ausstrahlt, und führt sie zurück in eine ganzkörperliche flüssige Matrix, die die fraktalen Informationen, die Lebensbewegung, an die Zellen übermittelt (siehe *Grundsubstanz* im Anhang).

Eine Analogie kann vielleicht diesen unbeschreiblichen, lebendigen, fraktalen Prozess verdeutlichen: Das charakteristische Herumschwimmen eines Fisches, der sich im Aquarium bewegt ist der Fluid Drive; die konkrete wellenförmige körperliche Beweglichtkeit des Fisches und deren Auswirkungen sind die gegenwärtige Bewegung (motion present); und die Bewegung des gesamten Aquariums ist die Primäre Respiration. Wenn du nur auf den Weg des Fisches im Aquarium fokussierst (flüssiger Antrieb) oder nur auf die spezifischen körperlichen Bewegungen (gegenwärtige Bewegung), so interessant sie auch sein mögen, ohne die größere Perspektive, die auch die Effekte der Tidenkräfte auf das gesamte Aquarium mit einbezieht, verlierst du die Sichtweise, die deutlich macht, warum der Körper des Fisches sich so bewegt, wie er es tut, und warum er in eine bestimmte Richtung im Aquarium steuert – die ganze Gestalt wird innewohnender Behandlungsplan genannt. Um den innewohnenden Behandlungsplan zu würdigen, müssen alle drei Aspekte gleichzeitig in deinem Gewahrsein gehalten werden, während du im Neutral im Nichttun und im Nichtwissen ruhst.

Nachdem nun alles gesagt und getan ist, sind wir aufrichtige Practitioner, die dem Fisch helfen wollen, ihn ein bisschen anstubsen wollen und ihn auf seinem Weg leiten wollen, weil wir uns danach sehnen, seine körperlichen Läsionsmuster, die sein Leiden verursachen, zu beheben. Wir sind gut ausgebildet, wir haben Fertigkeiten und wir wissen, wie wir Symptome erleichtern können, schön und gut. Wenn wir aber den Mut haben, still zu sein und zu warten … auf nichts, dann betreten wir das, was Dr. Jealous das mysteriöse metabolische Feld des Lebens nennt, welches sich in einem beständigen fraktalen Fließen als Primäre Respiration bewegt. Diese fraktalen Bewegungen drücken die Blaupause für die Muster der Gesundheit von Moment zu Moment aus, und sie sind nicht vorhersagbar. Diese Lebensbewegung beinhaltet uraltes kumulatives Zellbewusstsein, das in allen lebenden Organismen verwurzelt ist. … Sicherlich wirst du zustimmen, dass es in der Lage ist, das Dilemma des Fisches ohne unsere großzügige, doch fehlgeleitete Mithilfe zu lösen?

Craniale Arbeit zur Symptombeseitigung ist eine wundervolle Modalität, aber nenne sie nicht biodynamisch.

Klienten zu sagen, dass du Biodynamik anbietest, wenn es das nicht ist, verletzt deinen Eid, keinen Schaden zuzufügen.

Ich sehe ein, dass du als Practitioner unschuldig bist: Du wurdest so ausgebildet. Dennoch musst du die Objektivierung und alle efferenten Methoden aufgeben, um biodynamische Craniosacral-Arbeit zur Bewusstseinsevolution zu praktizieren.

Der Wille des Egos vereinnahmt deine Wahrnehmungen

Sei gewarnt, dass das Ego deine Wahrnehmungen vereinnahmen wird, um die Fortsetzung zu verhindern. Eine der üblichsten Methoden, die das Ego anwendet, ist der Zweifel, der eine Art Herabsetzung ist, um dich zu überzeugen, dass dein erweiterter Bewusstseinszustand nicht real ist. Mein Lieblingsbeispiel kommt aus den nichtdualen Traditionen. Ohne eine Miene zu verziehen, wird ein nichtdualer Practitioner sagen: „Der Körper ist nicht real, nur das reine Bewusstsein ist real". Diese Aussage mag wahr sein, wenn du dich ausschließlich dem Pfad von *Shiva* widmest, welcher eine aufsteigende Reise ist und mit der Verwirklichung des *Selbst* als ursprüngliches Bewusstsein endet.

Wenn du jedoch deine Evolutionsreise über deine Identifizierung mit dem reinen Bewusstsein hinaus fortsetzt und dein *Selbst* in deinen Körper hinabsteigen und sich mit *Shakti* vereinen lässt, wirst du dich auf einen weiblichen *absteigenden* Pfad einlassen. Auf diesem femininen Pfad dehnt sich dein ursprüngliches Bewusstsein über die Unendlichkeit hinaus aus und implodiert dann *in den Körper*, um in alle Körperzellen so tief zu inkarnieren, dass das Bewusstsein *verfleischlicht* wird. Das verkörperte *Selbst* vereinigt sich dann mit der Liebe, die hineinströmt und alle Zellen so vollständig durchtränkt, dass der Körper zu der Liebe *wird*, die alles erschafft, was ist. Aus der verkörperten Perspektive ist die nichtdualistische Aussage „der Körper ist nicht real" eine Halbwahrheit, die die andere Hälfte auslässt, nämlich das göttliche femine, kreative Prinzip, das alles in der Schöpfung manifestiert. Diese hypermaskuline Haltung zeigt die Unkenntnis des Göttlichen Femininen, die Angst davor und den Hass. Zu behaupten, dass Shiva die einzige Realität sei, und zu vertreten, dass Shakti nicht real ist, ist eine anspruchsvolle Form, wie das Ego einen erweiterten Zustand vereinnahmt und die Bewusstseinsevolution verhindert.

Hier ist ein weiteres Beispiel: Eine Absolventin der BCST hat an meinem jährlichen Stillness-Touch-Kurs in Kripalu teilgenommen. Danach schrieb sie mir: „Seit ich bei diesem Kurs war, zittert mein Körper in einem ekstatischen ganzkörperlichen erotischen Puls und ich fühle tiefen Frieden, alles gleichzeitig." Meine Studentin erwähnte ihre Wahrnehmung gegenüber einer Frau, die Werbung für Delta-Hirnwellen-Workshops machte. Sie überzeugte die Studentin, dass sie Delta-Hirnwellen erlebt, und hat sie für eine Ausbildung über Delta-Hirnwellen eingetragen. Und weg war sie.

Bei einer anderen Gelegenheit, während eines Stillness-Touch-Kurses für Geburtsbegleiterinnen, öffnete sich eine Frau zum ersten Mal für die Unendlichkeit. Nachdem sie ihre Erfahrung mit der Klasse geteilt hatte, erklärte ein Osteopath allen, dass sie hyperventilierte, und er war gar nicht im Raum, um sie zu beobachten, als sie diese Erfahrung hatte. Ich fragte die Frau nach der Wirkung, die die Erklärung des Osteopathen auf sie habe, und sie sagte, dass sie sich dadurch verrückt fühlte und entschied, dass ihre Erfahrung nicht real war.

Einmal war ich eingeladen worden, 54 BCST-Graduierte in Stillness Touch zu unterrichten. Es war offensichtlich, dass die meisten von ihnen zuvor noch keine regelmäßigen Tiden-Erfahrungen gemacht hatten, bis zu diesem Kurs. Am letzten Nachmittag gab es einen Kreis für Mitteilungen und ein Student nach dem anderen offenbarte seinen tatsächlichen Kontakt mit dem Atem des Lebens. Der Lehrer, der mich eingeladen hatte, hat mir nach dem Kurs Folgendes geschrieben: „Du hast mich vor allen meinen Studenten in Verlegenheit gebracht. Ich hätte dich rauswerfen sollen". Er hat mich für den Kurs nicht bezahlt.

Das nächste Beispiel ereignete sich in einem StillnessTouchKurs mit 50 Graduierten aus unterschiedlichen craniosacralen Schulen. Es gab viele tiefe Öffnungen, darunter einige Studenten, die sich in den Reinen Atem der Liebe öffneten. Am letzten Tag, es waren noch 5 Minuten Zeit, behauptete eine Frau, dass all diese tiefen Öffnungen auf Trauma-Effekte zurückzuführen seien. Dann beschrieb sie ihre Landkarte für Traumalösung, die nichts mit dem zu tun hatte, was während der 3 Kurstage geschehen war.

All diese Beispiele zeigen, wie der Ego-Wille die erweiterten Bewusstseinszustände vereinnahmt und auf eine physische Erklärung reduziert und sie damit abwertet. Die Abwertung erfüllt dich mit Zweifel, du denkst, dass du verrückt bist, du lehnst deine Erfahrung ab, hörst mit deiner Forschung auf und beendest deine evolutionäre Reise.

Ähnlich ist es, wenn du einem Klienten während einer Sitzung erzählst, was geschieht, und so seine Wahrnehmung vereinnahmst. Meistens erlebt der Klient *nicht*, was der Practitioner ihm über das Geschehende erzählt. Es entmachtet schlicht und einfach den Klienten, was unethisch ist.

Die hypermaskuline Hierarchie ist kein biodynamischer Aspekt

Ein erweiterter Bewusstseinszustand ist weder höher noch besser als ein weniger weiter – sie existieren *gemeinsam* nebeneinander. Doch du solltest verstehen, dass es erkennbare Hauptunterschiede gibt. Trotz der Zunahme der populären biodynamischen craniosacralen Ausbildungen ist der Beweis im Pudding. Wenn du dir erneut das Curriculum ansiehst, für das ich weiter oben den Link gegeben habe, wirst du sehen, dass die Ausbildung und praktischen Methoden funktionelle craniosacrale Arbeit sind, *nicht* biodynamische, wie im Detail in Kapitel 14 auseinandergesetzt.

Das funktionelle medizinische craniosacrale Modell hat seine Berechtigung

Lasst mich das zum Abschluss ganz klarstellen: Es ist wunderbar, wenn jemand medizinische craniosacrale Arbeit zur Symptomlinderung anbieten möchte. Funktionelle Arbeit ist nicht weniger wert als biodynamische craniosacrale Praxis zur Bewusstseinsevolution.

Alle craniosacralen Methoden haben ihre Berechtigung im Dienst für den Klienten. Aber vorzugeben, biodynamische craniosacrale Arbeit zu praktizieren, obwohl sie funktionell ist, das ist unethisch.

Es ist sehr wichtig, den Wert der funktionellen craniosacralen Arbeit als eine medizinische Methode zur Symptomlinderung anzuerkennen *und* zu verstehen, dass biodynamische craniosacrale Arbeit eine völlig andere Praktik ist. Die zwei Arten der Craniosacral-Arbeit werden zu bestimmten Zwecken ausgeübt und können leicht voneinander unterschieden werden, indem man sich mit den exakten Definitionen beschäftigt, die sorgfältig von den Begründern der craniosacralen Osteopathie gestaltet wurden, wie in Kapitel 3 dargestellt.

> Per definitionem verwendet die funktionelle craniosacrale Arbeit die Craniale Welle als Führung zur Symptomlinderung, und sie ist ein medinzinischer Ansatz. Im Gegensatz dazu leiten die Kräfte der Tiden der Primären Respiration ausschließlich biodynamische Sitzungen als einen evolutionären Pfad, der Nichtstun beinhaltet und nichtmedizinisch ist. Die zwei Arten der craniosacralen Arbeit vermischen sich ebenso wenig wie Öl und Wasser.

Anhang 1: Tabellen und Übersichten

Tabelle 1: Die drei Arten der craniosacralen Arbeit Ausmaß der vom Practitioner angewandten Interventionen (efferenten Aktivitäten): Wie viel Tun geschieht?	
Biomechanisch	*Starke Intervention* Umfasst eine große Bandbreite extrem fähiger Anwendung präziser physischer Kräfte auf die cranialen Knochen, um Veränderungen in der Beziehung der Suturen zueinander zu erreichen, ohne dafür die Motilität der Cranialen Welle zu nutzen (direkte Methode), bis hin zum Folgen der Motilität der Cranialen Welle, sie in die leichte Richtung verstärkend bis zu ihrem Endpunkt und dort haltend (indirekte Methode), bis ein Stillpunkt eingeführt worden ist, der zu einer ausgeglicheneren Motilität in der Bewegung der Cranialen Welle und so eine Veränderung in den behandelten Geweben verursacht, die dann beginnen, gesünder zu funktionieren.
Funktionell	*Leichte Intervention* Der Practitioner folgt der craniosacralen Welle in die leichtere Richtung ausschließlich in ihrem Bewegungsspielraum. Es gibt keine Verstärkung, kein Halten am Endpunkt oder Einführen eines Stillpunktes. Ein Stillpunkt taucht natürlich auf, durch Warten, bis die Bewegung von innen freigegeben wird und die Gewebe lebendig oder neutral werden. Während eines Neutrals ist der Atem der Klientin damit beschäftigt, den Ausgleich der Gewebe zu unterstützen, was zusammen mit dem Gleichgewicht des autonomen Nervensystems einen Stillpunkt und physiologische Veränderungen im ganzen Körper erzeugt.
Biodynamisch	*Keine Intervention* Der Practitioner spiegelt die gegenwärtige Bewegung, aber bedient sich nicht der Respiration der Klientin. Stattdessen wartet er, bis sich die Klientin natürlich in ein Neutral entspannt, bis Stille sich in den Körperregionen vertieft und über den ganzen Körper ausbreitet. Das ist ein Stillpunkt (nach biodynamischer Definition), wonach die Primäre Respiration als eine zarte atemähnliche Bewegung im ganzen Körper der Klientin erscheint, was eine Potency in den Flüssigkeiten erzeugt, die wiederum inerte Bewegung in kohärente umwandelt, natürlicherweise durch den ganzen Körper und in allen Systemen.

Fortgeschrittene biodynamische Praxis	*Keine Intervention* Hier gibt es absolut keine Efferenz vom Practitioner. Der Reine Atem der Liebe hat die volle Verantwortung: Er wendet sich dem gesamten spektralen menschlichen Wesen zu – von der in den Geweben gespeicherten Geschichte bis hin zum sich entwickelnden Spirit.

	Vom Practitioner angewandte therapeutische Kräfte
Biomechanisch	Bei der direkten Methode werden die Knochen mit cranialen Techniken bewegt, auf der Grundlage genauer Kenntnisse der Bauweisen der Suturen und ihrer Bewegungsradien. Bei der indirekten Methode folgt man der Bewegung der Cranialen Welle und verstärkt sie bis zum Stillpunkt. Beide Methoden sind strukurell-funktionelle Modelle: Veränderungen in der Struktur führen zu Funktionsveränderungen (direkt) oder veränderte Funktion bringt die Struktur wieder ins Gleichgewicht (indirekte Methode).
Funktionell	Man unterstützt die mögliche Bewegung der Cranialen Welle, bis ein Neutral auf natürliche Weise auftaucht, und indem man den Atem des Klienten und ein Gleichgewicht des autonomen Nervensystems nutzt, taucht ein Stillpunkt von selbst auf, in welchem ein dynamischer Austausch zwischen der Potency, den Flüssigkeiten und Geweben erfolgt, der eine neue Funktionsweise erzeugt, die Veränderungen in der Struktur bewirkt.
Biodynamisch	Man kooperiert mit der Primären Respiration (PR), einer Entwicklungsbewegung, die bei der Empfängnis beginnt, den Fötus erschafft und als angeborene Bewegung die gesunde Funktion im Körper erhält. Die PR erzeugt Potency in den Körperflüssigkeiten als eine therapeutische Kraft, die im Neutral erscheint, übergeht in den Stillpunkt, in welchem die Primäre Respiration gesunde Bewegung durch den ganzen Körper atmet.
Fortgeschrittene biodynamische Praxis	Keine Beteiligung seitens des Practitioners.

Beispiele craniosacraler Arbeitsstile	
Biomechanisch	Craniosacral-Therapie (Indirekt), SOT Craniopathy (Direkt)
Funktionell	craniosacrale Osteopathie, Muskel-Energie-Techniken, Zero Balancing, Strain Counter Strain, visionäre Craniosacral Arbeit™
Biodynamisch	biodynamische craniosacrale Osteopathie, craniosacrale Biodynamik, Atem des Lebens – cranial Touch
Fortgeschrittene biodynamische Praxis	Atem des Lebens – biodynamische craniale Berührung (BCT)

Tabelle 2: Craniosacrale Rhythmen (Frequenzen)	
Craniale Welle	Variable Frequenz: 7-14 Zyklen pro Minute Ausdehnung für ca. 4-6 Sekunden, Zusammen-ziehen für ca. 4-6 Sekunden.
Flüssige Tide	Stabile Frequenz: 2½ Zyklen pro Minute Ausdehnung für 12 Sekunden, Zusammenziehen für 12 Sekunden
Lange Tide	Unveränderlicher Rhythmus: Zyklen von 1 Minute 40 Sekunden Ausdehnung für 50 Sekunden, Zusammenziehen für 50 Sekunden.
Dynamische Stille	Keine Frequenz
Der Reine Atem der Liebe	Der Reine Atem der Liebe zeigt ein paradoxes Phänomen, das entsteht aus einer genauen Kombination von frequenzlos, irgendwelche Frequenzen oder alle Frequenzen, welche vereint sind in dem einen Rhythmus als der ganzkörperliche Heilige Puls des Sinusknotens. Dieser eine Rhythmus ist ein alchemistischer Mix, spezifisch für den Bedarf des Klienten. Abhängig von diesem Bedarf kann man sowohl jederzeit alle Arten von Frequenzen wahrnehmen, die sich in jedem Enfoldment ausdrücken, als auch die Dynamische Stille ohne Rhythmus... das ist nicht logisch, auch nicht zu verstehen ..., es ist einfach charakteristisch für den Reinen Atem der Liebe, wenn er den Klienten durchtränkt.

	Tabelle 2a: Ebenen des menschlichen Bewusstseins
Craniale Welle	Rational bis hin zu schaulogisch. (Getrennter Körper und Geist vereinen sich zum Bodymind)
Flüssige Tide	Psychisch (Bodymind-Seele)
Lange Tide	Feinstofflich (Selbst)
Dynamische Stille	Kausal (Reiner Geist)
Reiner Atem der Liebe	Jenseits dessen, was als „nichtdual" bekannt ist ..., alle Ebenen des spektralen Bewusstseins sind vorhanden. Das reicht vom Unendlichen bis hin zu äußerster verkörperter Durchtränkung von dem Reinen Atem der Liebe, den ganzen Weg in den Innenraum jeder Zelle – all dies mag einfach als ganz normal erscheinen. Die Tiefe der wahrgenommenen Ganzheit hat keine Zeit, keinen Raum, keine Distanz, keine Geschichte, kein Enfoldment; was wir 'Evolution' nennen, ist die Bewegung, wie sie ist.

	Tabelle 2b: Merkmale der unterschiedlichen Ebenen
Craniale Welle	Die Präsenz der Craniosacralen Welle (CW) stellt die normale Funktion im modernen Leben dar (indigene Menschen haben keine Craniale Welle). Die CW verschwindet, wenn sich der Klient tief entspannt und auch nach einem Ganzkörper-Stillpunkt. Die Frequenz der Craniosacralen Welle variiert abhängig vom Zustand des Klienten – ob er krank ist, gestresst, verletzt oder traumatisiert usw. Die CW ist beschützend und reagiert auf Stressfaktoren des Lebens. Wie eine Schallplatte spiegelt sie holographisch die Inertia eines Klienten, was von einem Practitioner, der sich für eine derartige Ausbildung entschieden hat, erkannt werden kann.
Flüssige Tide	Die Präsenz der Primären Respiration der Flüssigen Tide erscheint, wenn sich ein Klient in ein Neutral entspannt und nach einem Ganzkörper-Stillpunkt. Primäre Respiration wird als ein zartes Ganzkörper- „Atmen" wahrgenommen, welches den Bodymind des Klienten wieder vereint, ihn mit seiner Mittellinie verbindet, und die inerten Bewegungsmuster des Körpers wieder synchronisiert und sie in gesunde Bewegung umwandelt. Die Arbeit des Practitioners ist die des unterstützenden Zeugens für einen innewohnenden Heilungsprozess, der seine eigene Abfolge und Ordnung hat und das, indem PR, Flüssigkeitsantrieb und die gegenwärtige Bewegung bewusst mit eingeschlossen werden.

Lange Tide	Die Präsenz der Primären Respiration der Langen Tide erscheint, wenn sich die Klientin wieder genügend mit ihrer Bodymind-Seele rückverbunden hat und sich ihre Mittellinie wieder so ausgeglichen hat, dass sie für die globalere Einströmung der Potency der Langen Tide bereit ist. Die inerten Muster werden in der Langen Tide en masse und auf vielen Ebenen gleichzeitig neu organisiert. Klienten berichten über Begegnungen mit dem Selbst – als ein Archetyp; Treffen von erhabenen Gottheiten und die Klienten fühlen sich von einer strahlenden Präsenz gesehen und gehalten, die sie mit bedingungsloser Liebe betrachtet.
Dynamische Stille	Nur die Präsenz der Stille. Eine tiefe Stille kommt buchstäblich von außen in den Raum und durchdringt jeden Aspekt des Klienten und Practitioners. Heilung geschieht hinter dem Vorhang des Bewusstseins in einer Wolke des Unbekannten, dennoch gibt es eine Sicherheit, dass Heilung auf einer sehr tiefen Ebene geschehen ist. Eine tiefe Empfindung der Ehrfurcht für die Stille wird permanent ins Bewusstsein geträufelt, das sich mit der Stille so verbindet, dass es keinen wahrnehmbaren Unterschied zwischen den beiden gibt.
Reiner Atem der Liebe	Der Reine Atem der Liebe ist in der Dynamischen Stille versiegelt, die Komponenten aller Enfoldments enthält. Die gefühlte sinnliche Wahrnehmung kann die Qualität einer Super-Substanz haben, vereinigende Materie oder Materie in flüssiger Bewegung (alle Elemente, alle Ebenen, alles gleichzeitig). Diese paradoxe Präsenz besitzt Intensität und Intimität in spezfischer Kombination von beidem/keinem von beiden/alles/nichts/unendlich/unendlich klein ...und wieder, nicht rational.

Übersicht: Schwachstellen von Therapeuten:
Da sind sie anfällig für ethisches Fehlverhalten

Persönliche Ängste & spirituelle Ängste		**Persönliche Wünsche & spirituelle Sehnsüchte**
Angst, Selbstidentität zu verlieren Angst, Gott als Anderen zu verlieren	7 EINSSEIN	Sehnsucht nach Vereinigung Sehnsucht nach Transzendenz
Angst, Dinge so zu sehen, wie sie sind Angst, Leugnen zu verlieren (als Abwehrmechanismus) Angst, spirituelle Kräfte zu missbrauchen	6 EINSICHT	Sehnsucht nach mystischem Verständnis Sehnsucht nach übersinnlichen Kräften Sehnsucht, den therapeutischen Prozess zu verstehen
Angst vor Bestrafung Angst vor Kritik Angst vor Verantwortung Angst, demaskiert zu werden	5 WAHRHEIT	Sehnsucht, ein Medium für spirituelle Wahrheit zu sein Sehnsucht, integer zu sprechen und zu handeln Wunsch, frei von Konventionen zu sein
Angst vor Intimität Angst vor Abgetrenntsein, Verlassenheit, spirituellem Neid	4 LIEBE	Sehnsucht nach spiritueller Verbundenheit Sehnsucht, mitfühlend zu sein Wunsch nach einem offenen Herzen Wunsch, geschätzt zu werden
Angst vor Kontrollverlust Angst, Macht zu missbrauchen Angst, nichts zu bewirken	3 MACHT	Sehnsucht, ein Heiler zu sein Wunsch, den Klientenprozess zu kontrollieren Wunsch, vom Klienten respektiert zu werden Wunsch nach Ansehen
Angst vor transformativer Energie Angst vor Berührung Angst vor sexuellem Kontakt	2 SEX	Sehnsucht nach regenerativen Energien Sehnsucht nach körperlichem Ausdruck und Verbindung Sehnsucht nach körperlicher Berührung Sehnsucht nach Sexualkontakt
Angst vor Veränderung Angst vor Mangel	1 GELD	Sehnsucht nach Unveränderlichem Sehnsucht, den Geist zu verkörpern Bedürfnis nach Schutz Wunsch nach Sicherheit Wunsch nach Veränderung

Die Ziffern beziehen sich auf die Chakren 1 – 7

In Anlehnung an das „Modell zur Untersuchung anfälliger Stellen" von Kylea Taylor in „Hilfe für die Helfer; Schattenbereiche erkennen und heilende Beziehungen schaffen".

Anhang 2: Einblicke in das Ganze (Glossar)

Anmerkungen zu diesem Glossar

In diesem Anhang habe ich neue wissenschaftliche Erkenntnisse zusammengefasst und in den Kontext der *Biodynamik* gestellt. Diese Information wird an dieser Stelle gegeben, weil sie 1. sehr detailliert ist und 2. weil ich den Lesefluss des Buches nicht durch wissenschaftliche Theorien unterbrechen wollte, die, offen gesagt, eher *Überlegungen über* das Mysterium sind und nicht die tatsächliche Realität abbilden, die man mit der Herzwahrnehmung *körperlich* empfindet.

Etwa zwei Drittel der Einträge erschienen bei der Erstveröffentlichung der englischen Originalausgabe nicht, obwohl sie ein wesentlicher Bestandteil von *Stillness* sein sollten. Viele dieser Erklärungen sind technisch und enthalten zum Teil auch Wiederholungen, bieten jedoch eine schnelle Orientierung und eine gute Übersicht über gebräuchliche biodynamische craniosacrale Termini.

Wenn man darüber hinaus mehr Tiefe wünscht, empfehle ich die Bücher folgender Autoren: Becker, Blechschmidt, Buhner, Carreiro, Grossinger, Ho, Jealous Texte auf CD, Larsen, Lipton, Magoun (nur die erste Auflage), Oschman, Pearce, Pischinger, Sutherland und Wilber. Ich habe die grundsätzlichen *biodynamischen* Begriffe aus den Büchern von Becker, Greenman, Magoun, Johnston, Sutherland und besonders aus den CD-Texten von Jealous entnommen. Ich bin Dr. Jealous für seinen Definitionsversuch eines so undefinierbaren Prozesses sehr dankbar.

Alles in allem stellt dieses Glossar eine lose Zusammenstellung von Definitionen dar, die ich aus vielen Quellen bezogen habe. Ich verstehe sie nur als Hinweise – als Möglichkeiten, über nichtlineare, undefinierbare Ereignisse nachzudenken. Sollten diese Definitionen irgendwelche Fehler enthalten, sind es meine. Dies *ist nur eine Sichtweise, eine Momentaufnahme der Biodynamik und eine kurze Anleitung für die inneren Vorbereitungen, die notwendig sind, um eine bewusste lebendige körperlich gefühlte Beziehung mit dem Atem des Lebens zu entwickeln.* Die Anleitung für die innere Vorbereitung des Praktizierenden stellte bisher im biodynamischen cranialen Feld eine Lücke dar, die zu füllen ich mir zur Aufgabe gemacht habe. So biete ich hier noch ein paar Häppchen zum Nachsinnen; schmökere darin, wie du Lust hast.

Absteigender Strom des Atems des Lebens

Die ab- und aufsteigenden Strömungen sind ein gleichzeitiger fraktaler Prozess. Ich beschreibe sie getrennt nur um der Klarheit willen. In seiner berühmten „Reise der Elritze"[130] charakterisierte Dr. Sutherland eine absteigende Strömung als „longitudinale Fluktuation des Atems des Lebens". Früher glaubte man, sogar in biodynamischen Kreisen, dass bei Inspiration die aufsteigende Strömung beim Steißbein begann, die Wirbelsäule aufstieg, dabei die Schädelgrube von hinten nach vorne füllte und bei der Lamina Terminalis endete. (Außerdem nahm man an, dass bei der Exspiration die Strömung in den Raum hinein verschwindet, nur um dann auf mysteriöse Weise beim Steißbein wieder zu erscheinen für eine weitere Phase der Inspiration.[131]) Jetzt meinen wir, dass die Strömung während der Exspiration nicht im Raum verschwindet; es ist dein Bewusstsein, das zwischen den beiden Phasen hin und her schwankt und dabei verhindert, dass du die ständig gegenwärtige absteigende Strömung wahrnimmst.

Am Höhepunkt der Inspiration richtet sich die Potency des Lebensstroms auf die Lamina terminalis aus; kurz vor dem Wendepunkt zur Exspiration dreht der Lebensstrom seine Polaritäten und Kurven nach hinten um und richtet sich auf die Epiphyse aus, die sich in ständiger Resonanz mit der universellen Leuchtkraft des Atems des Lebens befindet. Der Lebensstrom verbindet sich dann mit der universellen Matrix und beteiligt sich am Prozess der Verkörperung des universellen Spirits in die Materie. Sobald sich dann der persönliche Lebensstrom mit dem universellen durch die Epiphyse synchronisiert und nachdem die Exspiration wirklich beginnt, erfüllt er das Zentrum des Gehirns (die Corona radiata) mit der universellen Leuchtkraft. Leuchtet die Corona radiata dann mit der Präsenz des Atems des Lebens, zündet die Strahlung das neuronale und cerebrospinale System mit Potency, die dann über die drei strukturellen Mittellinien an die Stoffwechselfelder im ganzen Körper verteilt wird. Währenddessen fließt der Strom die frontale Mittellinie ab, und die Potency erfüllt jedes Nervengeflecht, jedes embryologische Segment, jeden Meridian und jedes psychische Zentrum (Chakra).

Das Herz ist ein Hauptdarsteller in diesem Prozess, der Dirigent, der die Verteilung des Atems des Lebens *zum Wohle des Ganzen* orchestriert (z.B. die Evolution des Organismus durch die Zeit). Als solches ist das Herz in einen fraktalen Prozess eingebunden, der alle Signale in beide Richtungen moduliert – von *innen her* als der Bodymind und von *außen her* als der Atem des Lebens – um eine einheitliche und nahtlose Neueinstellung des Organismus zu gewährleisten. Der menschliche Verstand kommt hier nicht mehr mit, aber deine Herzwahrnehmung nimmt direkt daran teil und du kannst das mittels deines Body Felt Sense verstehen. Dieser absteigende Strom ist schwierig wahrzunehmen, weil es in deinem Bewusstsein eine größere Wahrnehmungsveränderung braucht, weg von einer efferenten inneren Haltung zu einem Verweilen in deinem Sinusknoten. Zusammengefasst ist der absteigende Strom des Atems des Lebens die Fortsetzung der aufsteigenden longitudinalen Fluktuation des Atems des Lebens, der während der Inspiration vom Steißbein bis zur Lamina terminalis aufsteigt. Dabei gewinnt er während der Phase der Leichtigkeit an Potency, bis er durch eine Verbindung zu einer universellen Strahlung seine höchstmögliche Kohärenz erreicht. Während der Exspiration, der Verkörperungsphase, die von der Schwerkraft unterstützt wird, ändern sich die metabolischen Funktionen und die zellulären räumlichen Dynamiken, wodurch der Körper seine Gestalt neu organisiert und seine Funktion verändert, um der Infusion des Atems des Lebens entgegenzukommen. Tatsächlich sind die Inspirations- und die Exspirationszyklen gleichzeitig. Zusammen strahlen sie einen fraktalen Prozess aus, der so dynamisch, interaktiv und kohärent ist, dass der Verstand es nicht begreifen kann.

Anlage

Eine bis jetzt nicht entwickelte ursprüngliche Blaupause, die ein Vorläufer für die Entwicklung der einzelnen Organe ist (siehe Blechschmidt 1961).

Anteriorer Duragürtel

Der anteriore Duragürtel, den Dr. Carreiro das anteriore transversale Septum bezeichnet, ist eine anteriore Ausdehnung des Tentorium und eine Fortsetzung der Falx, die den frontalen vom temporalen Gehirnlappen trennt.[130] Das Gefühl des anterioren Duragürtels versorgt dich mit einem Felt Sense der Funktion der reziproken Spannungsmembran, der Kernverbindung und dem Bindegewebesystem. Erlaube mir, abzuschweifen und einige Hintergrundinformationen zu geben.

Der vorher erwähnte Zusammenhang zwischen Gehirn, Hirnhäuten, Suturen und der inneren und äußeren Knochenhaut sorgt für eine Hülle, in der sich die

Knochen *innerhalb* der Duramembran bilden. Das rasche Wachstum des Gehirns drückt die Duramembranen zusammen, wodurch sich gemäß dem Wolff'schen Gesetz (siehe unten) das Mesenchym in Knochen wandelt. Darüber hinaus setzen die Sehnenplatte (Aponeurosis) und alle Muskeln in Kopf und Nacken am Periost an. Das bedeutet, dass das Gehirn, das Membransystem, die Suturen und das Neurocranium als eine Einheit mit den äußeren somatischen Funktionen verbunden sind, die wiederum über die Faszien des Bindegewebesystems mit allen Geweben im ganzen Körper verbunden sind. Dazu kommt noch die Wechselbeziehung durch das zelluläre Bindegewebssystem in jeder Zelle, zwischen den Zellen und mit allen anderen Zellen und so bekommt man eine physische Wechselbeziehung im ganzen Körper – den ganzen Weg von den mit cerebrospinaler Flüssigkeit gefüllten Ventrikeln tief im Gehirn bis hin zu jeder der fünfzig Trillionen Zellen im Körper. Obwohl der anteriore Duragürtel den Anschein erweckt, dass er im Wesentlichen an den kleinen Flügeln des Sphenoids hängt, entwickeln sich diese innerhalb des anterioren Duragürtels und sind darin enthalten – eingeklemmt zwischen den Membranen auf dieselbe Art wie die Schädelknochen. Funktionell verbindet der anteriore Duragürtel die kleinen Flügel des Sphenoids mit der Lamina terminalis. Die Lamina geht nach oben und verschmilzt mit der anterioren Kommissur; die anteriore Kommissur verwandelt sich in die Fornix, die dann zur superioren Kommissur wird, die sich dann als Balken ausbreitet.

Der Balken wächst posterior-medial, um zum Septum pellucidum zu werden, das dann ein kleiner mit cerebrospinaler Flüssigkeit gefüllter Ventrikel wird, die Fissura transversa. Diese öffnet sich posterior in den Raum genau über der Zirbeldrüse beim Ursprung der großen Hirnvene, der funktionelle Ort von Sutherlands Fulkrum. Die Lamina terminalis ist das embryonale Ende des Gehirns und es hängt funktionell mit Sutherlands Fulkrum zusammen, das durch die Kernverbindung mit dem Sacrum und den Durahüllen der peripheren Nerven verbunden ist. Daher öffnet es dir den Blick in eine Vielzahl von Funktionen, wenn du den Tonus und die Motilität des anterioren Duragürtels spürst:

1. Sutherlands Fulkrum und das Bindegewebe im ganzen Körper, somatische und viszerale Systeme – bis hin zur Zellebene.
2. Der dritte Ventrikel (als ein primäres Zündungszentrum des Gehirns), die anderen Ventrikel und der Zentralkanal.
3. Das Notochord als Fulkrum für die körperliche Gestalt, verantwortlich für die embryologischen Teilungen, die zu Myotomen, Sklerotonen und Dermatomen werden.[133]

4. Das Darmrohr als ventrale Mittellinie ist funktionell eine Ausdehnung des Notochords.
5. Das zentrale Nervensystem
6. Die Schädelbasis
7. Die orbito-frontale Schleife, die eine Serie von Bahnen im Frontallappen ist, die den Neokortex direkt mit dem Limbischen System verbinden, welches dann wiederum eine unmittelbare Herzverbindung hat.[134]
8. Der funktionelle Zustand des absteigenden Energiestroms (Siehe für mehr Informationen unter „absteigender Energiestrom" weiter unten).

Meiner Meinung nach ist der signifikanteste Aspekt des anterioren Duragürtels, dass man durch das Gefühl dafür die Funktion des absteigenden Energiestromes sinnlich wahrnehmen kann; und durch das Wahrnehmen der tonalen Qualität des anterioren Duragürtels kann man sagen, wie tief der Klient von kohärenter Potency durchtränkt wurde. Spürt man, dass der Energiestrom des Atems des Lebens frei nach unten fließt, ungehindert entlang der frontalen Mittellinie des Klienten, zeigt es an, dass der Atem des Lebens den Bodymind des Klienten durchdrungen hat (er wird sein Gefühl dieses absteigenden Energiestromes wahrscheinlich als Stille beschreiben, die sanft seinen Körper wie ein großartiger Wasserfall hinunterstürzt. Man überprüft den anterioren Duragürtel durch den Grad, wie frei er in tonaler Übereinstimmung mit der gesunden Bewegung der Primären Respiration schwingt. Im Wesentlichen bedeutet das eine Einschätzung, wie tief nichtduales Bewusstsein deinen Klienten durchtränkt. Eine Möglichkeit des Zugangs ist das Wahrnehmen der Reaktionsfähigkeit des zentralen Nervensystems deines Klienten: Wenn du in ihm einen sich frei bewegenden, auf- und ab- strömenden, longitudinalen und transversalen, fraktalen Fluss wahrnimmst, der vollkommen ungehindert ist, und es keine Reaktionsfähigkeit oder Beschleunigung in seinem Nervensystem gibt, weist das darauf hin, dass dein Klient eine völlständige körperliche Durchtränkung vom Atem des Lebens genießt, das Geschenk des absteigenden Energiestromes.

Diese Funktion des absteigenden Energiestromes wird von der Vermutung unterstützt, dass das Nervensystem – und denk daran, dass das Herz fünfzig Prozent neurologisch ist – die physische Ausdehnung der formativen Kräfte sein könnte, die die ursprüngliche Mittellinie manifestieren, welche den Primitivstreifen erzeugt.[135]

Meine Theorie: Die Wahrnehmung der Qualität des anterioren Duragürtels gibt dir Auskunft über den Zustand des absteigenden Energiestromes, wie er die frontale Mittellinie hinunterfließt. Deine Mittellinie richtet dein Bewusstsein nicht nur unendlich bis zum Horizont aus, sondern gibt dir auch die Fähigkeit, die Richtungen körperlich zu steuern: Es ist der Referenzpunkt für deinen Körper, der dir sagt, was von links nach rechts, von Kopf bis Fuß, von vorne nach hinten, von oben nach unten, von innen nach außen und von außen nach innen ist. Wenn sich außerdem deine Herzwahrnehmung bewusst über die Kontrolle des Nervensystems und des Egos hinausentwickelt hat – durch eine bedingungslose Hingabe an die Lange Tide –, wirst du den absteigenden Energiestrom wahrnehmen, der im Wesentlichen der Pfad der umgekehrten Kundalini ist. Das ist ein regenerierender Energiestrom, der sich manifestiert, wenn deine Wahrnehmung seine nach außen gehende, efferente, egozentrische Ausrichtung eingetauscht hat gegen das Verweilen im Herzen als dein Wahrnehmungsorgan. Wenn man sich in seiner Wahrnehmung mit dem Atem des Lebens verbunden hat, kann man diesen absteigenden Energiestrom entlang der ventralen Mittellinie (embryonales Darmrohr) spüren: beginnend von der universellen Matrix und seiner funktionellen Verbindung zur Zirbeldrüse, weiter zum Inneren des Gehirns und die frontale Mittellinie hinunter bis zum Steißbein. Das heißt nicht, dass der aufsteigende Energiestrom inaktiv ist, weil sich beide Energieströme gleichzeitig als ein multidimensionaler, lemniskatischer, fraktaler Fluss bewegen.

Atem des Lebens

Der Atem des Lebens (ADL) ist die Quelle oder Essenz, die von der Primären Respiration als ihre Ausdrucksform hervorgebracht wird. Er ist ein Ausdruck der Liebe, der aus der Dynamischen Stille kommt. Der ADL hat viele Ebenen der Tiefe. Unkonditioniert geht der Atem des Lebens über die Flüssige und Lange Tide der Primären Respiration hinaus. Unkonditionierter Atem des Lebens ist immer und auch schon überall. Darin können keine gleichbleibenden Frequenzen entdeckt oder zeitlich gemessen werden, weil es polyrhythmisch, polymorph, multidimensional und nicht kausal ist. Es gibt einen Unterschied zwischen den Tidekräften der Primären Respiration und dem unkonditionierten Atem des Lebens. Um den Unterschied zu spüren, ist es nötig, seine Wahrnehmung auszudehnen über jeden Selbstbezug des Egos und dessen Gerichtetheit nach außen hinaus und sich bewusst mit der göttlichen Ganzheit zu verbinden, in der sich der absteigende Strom in dir wahrnehmbar wieder erneuert hat. Der undifferenzierte Atem des Lebens taucht aus der Dynamischen Stille jenseits der Unendlichkeit auf. Wenn er auftaucht und deinen Bodymind berührt, durchtränkt er *als* Geist (Spirit) inniglich und gänzlich auch die begrenztesten Teile und die Bodymind-Seele. Das ist der größtmögliche vorstellbare Akt der Liebe: Eine innigste Umarmung, die dich im tiefsten Inneren deiner Zellen berührt. Diese Umarmung flößt feinstes und dennoch gleißendes Licht, das wie Lava als bedingungslose Liebe fließt, in die Moleküle der körperlichen Materie. Es übermittelt deinem Bewusstsein den ursprünglichen, originalen Abdruck des Göttlichen Plans, der deiner Bodymind-Seele und deinem Geist unwiderruflich das Bewusstsein des Logos schenkt, als die archetypische Göttliche Gestalt oder der Plan, der – als Gesundheit – die Blaupause für die ursprüngliche Ganzheit ist und so, dass dein Leben dessen Ausdruck *ist*. Durch diesen liebevollen Kontakt mit dem undifferenzierten Atem des Lebens wandelt sich dein Un-Behagen (dis-ease) spontan und sofort in Gesundheit, durch alle deine getrennten und daher unbehaglichen Teile hindurch. Der Atem des Lebens verbindet diese Teile wieder liebevoll mit sich als Quelle, egal, wie kaputt sie dir erscheinen. So bringt er bedingungslos die Ganzheit zurück zu den Teilen (erinnere dich, dass die Primäre Respiration die Teile mit dem Ganzen verbindet).

In einer Sitzung spürt man, dass der undifferenzierte Atem des Lebens aus der Dynamischen Stille jenseits der Unendlichkeit fortschreitet und sich unerträglich langsam auf dein Bewusstsein zubewegt, in einer Weise, die Angst, Irritation oder Ungeduld auslösen kann oder den Wunsch, das Warten zu unterbrechen und aus dem Raum zu laufen. Warte, denn an diesem Punkt des Kontaktes mit dem Bodymind des Klienten wird die außergewöhnliche Transmutationskraft den Atem des Lebens direkt in den Fulkren der inerten Kräfte entzünden und sie in gesunde Bewegung umwandeln – den ganzen Weg bis zur molekularen Struktur in den tiefsten Tiefen der Materie. Im Klienten wird man viele gleichzeitige Frequenzen spüren, die sich in mannigfachen Dimensionen zeigen, wie ein glühender Wind, der durch Wolken bläst, die inmitten einer dichten Stille auf dem Wasser treiben. Man nimmt wahr, dass der undifferenzierte Atem des Lebens jedes Molekül in jeder Zelle jeden Lebewesens bewusst und sehr genau kennt. Den undifferenzierten Atem des Lebens spürst du nicht als atemähnliche Bewegungsumfänge der Primären Respiration. Er fühlt sich mehr an wie ein quellendes, strudelndes, flackerndes quicklebendiges Strahlen, das wie Lava langsam fließt, sich den ganzen Weg bis hinab zu den Molekülen der Knochen ergießt und dabei das tiefste Innerste deiner Menschlichkeit mit 'der' Liebe" erfüllt. Das ist Liebe, die um ihrer selbst willen zurückkehrt.

Ein Klient könnte berichten, dass er wahrnimmt, wie seine Zellen zu neuem Leben erwachen wie eine langsam durchwehende Brise, die Ganzheit in die Teile flößt und die von jenseits der Unendlichkeit in die Bodymind-Seele und den Geist (spirit) kommt als ein direkter Kontakt mit dem undifferenzierten Atem des Lebens, der sofortige Heilung entfacht, egal wie kaputt die Teile sind. Das geschieht bedingungslos und ohne Prozess. Die Heilung ist absolut bewusst; der Klient ist sich sicher, dass Heilung geschieht, doch weil völlige Hingabe da ist, gibt es kein Bedürfnis nach Wissen. Er spürt keine Angst, stattdessen fühlt er sich sicher, gesehen, geliebt, berührt und bis in die tiefsten Tiefen jedes seiner Moleküle erkannt. Seine Zellen erwachen buchstäblich mit und *als* Bewusstsein auf. Der erste Ausdruck des *konditionierten* Atems des Lebens ist als Lange Tide bekannt, die sich in unveränderlicher Frequenz manifestiert. (siehe **Lange Tide** und **Flüssige Tide**).

Automatische Verschiebung (Automatic shifting)

Die automatische Verschiebung ist eine spontane, sich niemals wiederholende Eigenbewegung als Antwort auf das An- und Abschwellen der Tide. Aber dies ist ein ziemlich unglücklich gewählter, linearer Begriff, den Dr. Sutherland aus der Terminologie der Automechanik übernommen und in seinen frühen biomechanischen Tagen geprägt hat. Wenn man gesunde craniosacrale Bewegung wahrnimmt, spürt man das freie Verschieben der Fulkren aller Strukturen im Körper als Reaktion auf die Effekte der gesunden Bewegung der Primären Respiration wie das Wiegen des Grases im Wind und die wellenförmigen Bewegungen des Seegrases im Strom der Gezeiten. Idealerweise ist das eine unbestimmte, spontane, dem Fließen ähnliche, kohärente Reaktion auf die wechselnden Tiden der Primären Respiration. Die osteopathische craniosacrale Tradition hält weiterhin an „automatisch" fest – sogar in den biodynamischen Kreisen –, obwohl das aus der Perspektive des Body Felt Sense in die Irre führt, weil sich die Bewegung nicht automatisch anfühlt (was tatsächlich träge oder maschinell implizieren würde). Ich bin mir aber sehr wohl bewusst, dass sich „automatisch" auf das Verschieben/Verändern in den Fulkren bezieht, das automatisch geschieht. Aber ein der Sinneswahrnehmung mehr entsprechender Begriff wäre *spontan sich verschiebendes Fulkrum*, ein Terminus, den ich jetzt in meinen Mentorkursen benutze, um die sehr reale körperliche Verwirrung, ausgelöst durch das Wort „automatisch", zu vermeiden, wenn der tatsächliche körperliche Sinneseindruck „spontan" ist. Dennoch bin ich in *Stillness* bei der Tradition geblieben und habe an dem Wort „automatisch" festgehalten. (Siehe *frei schwebendes, automatisch sich verschiebendes Fulkrum*).

Automatisch sich verschiebendes Fulkrum

Von automatischer Verschiebung, ein ziemlich unglücklich gewählter, linearer Fachausdruck, den Dr. Sutherland in seinen frühen biomechanischen Tagen geprägt hat, spricht man, wenn Fulkren spontan in niemals wiederholenden fraktalen Mustern fließen, die sich an das An- und Abschwellen der Primären Respiration anpassen. Eine viel passendere Beschreibung wäre spontanes Fließen, wie ich das nun in meinen Mentorkursen nenne, um die Verwirrung zu vermeiden, die die Begriffe „automatisch" und „verschieben" hervorrufen. Wie auch immer, in diesem Buch bin ich bei der Tradition geblieben und verwende die Formulierung „automatisches Verschieben".

Behandlungsreaktionen

Behandlungsreaktionen, von denen dein Klient während oder nach einer Sitzung berichtet, sind Anzeichen, dass sich sein Bodymind nicht an die Veränderungen anpassen konnte, die du während der Sitzung eingeführt hast. Es gibt keine Behandlungsreaktionen beim Klienten in einer biodynamischen Sitzung, wenn der Behandler neutral ist, im Nichts-Tun verweilt und der Primären Respiration vertraut, dass sie frei ihre innewohnende Behandlungsfolge ausdrücken wird. (Die Intelligenz der Primären Respiration führt zu kohärenten Veränderungen im System des Klienten, wobei alle fraktalen Anpassungen berücksichtigt werden, die notwendig sind, um die Homöostase zum Wohle des Ganzen zu sichern.) Wenn dein Klient von Behandlungsreaktionen berichtet, zeigt das an, dass du dein Neutral verlassen hast und in ein Tun gerutscht bist, statt damit zu bleiben. Die eingeführten Vektoren verursachen ein Ungleichgewicht in der Homöostase des ganzen Körpers und die Funktionsweise wird verändert. Das beeinflusst die korrigierenden Reflexe, das Gleichgewichts- und Gehörsystem, das vasomotorische System, den Vagusnerv und seinen Einfluss auf das Organsystem; und es stört generell das empfindliche Gleichgewicht zwischen dem sympathischen und dem parasympathischen Nervensystem. Behandlungsreaktionen werden durch die Kampf-oder-Flucht-Reaktion geschlichtet, weil die eingeführten Veränderungen für das feine fraktale Lebensfeld der Primären Respiration zu linear sind. Interferenzsymptome können von Schwindel über Ohnmacht, Desorientierung, Übelkeit, Verlust des Gleichgewichts, Angst, erhöhte Wachsamkeit bis hin zu gesteigerter Spannung im Körper oder mehr Schmerz nach der Sitzung reichen.[136]

Bindegewebe

Das Bindegewebe ist im ganzen Körper zusammenhängend – es ist in jeder Zelle und in jeder Zellorganelle, durch alle Gewebe hindurch. Das Bindegewebe entsteht aus dem Mesenchym, eine omnipotente Substanz, die zur Gewebeschicht des Mesoderms wird. Die Spannungen im Bindegewebe machen die Körpererinnerung aus: Diese Zugkräfte sind Informationen, die als Quantenphotonen von Energie und Licht mit Lichtgeschwindigkeit durch den Körper übertragen werden. Faszien können von einem Punkt im Körper zu irgendeinem anderen verfolgt werden. Sie bauen ein durchgehendes Netzwerk auf, das Muskeln, Knochen, Nerven, Blutbahnen, Lymphgefäße und Organe überzieht; sie reichen bis in die mikroskopischen Kanäle, die alle Zellen auf allen Ebenen verbinden.

Auf der Zellebene ist das Bindegewebe aus festen, doch flexiblen und sich zusammenziehenden Kollagenelementen und Glykosaminoglykanfasern zusammengesetzt, die in der *extra*zellulären Matrix (Grundsubstanz) schwimmen. Diese lebendige Matrix ist die Grundsubstanz – loses Bindegewebe, entstanden aus dem Mesenchym. Innerhalb der *intra*zellulären Matrix gibt es Mikrofilamente, Mikrotubuli und Mikrotrabekel, die mit der äußeren zytoplasmatischen Grundsubstanz kommunizieren. Daher ist die gesamte Körperstruktur mit dem extrazellulären und intrazellulären Bindegewebe über spezifische Mikrostrukturen verbunden, die die Zellmembranen von innen nach außen durchqueren – alles in einer flüssigen Kristallmatrix frei schwebend.

Jede Zelle ist daher explizit mit allen anderen Zellen verbunden. Nicht nur, dass das Bindegewebe das Gerüst für jede Zelle ist, es ist auch das Bezugssystem für den ganzen Körper, einschließlich Lederhaut und Oberhaut. Die Faszienschichten sind durchgängig im gesamten Körper und sind gemäß dem Wolff'schen Gesetz genau niedergelegt, so dass sich die Fasern entlang der Motilitätslinien entwickeln, bedingt durch die Spannungsvektoren der Gravitation im Organismus. Das Wolff'sche Gesetz gilt auch für das zentrale und autonome Nervensystem, die sich innerhalb dieser Faszienschichten entwickeln; infolgedessen wirkt Spannung in den Faszien auf die Funktion des ZNS und ANS.

Noch tiefer gehend finden wir, dass das Bindegewebe imstande ist, auf vielfältige Weise Energie zu übertragen und Informationen zu übermitteln: durch biochemische Elektronen- und Protonenübertragung; durch Osmose; durch thermoelektrische Eigenschaften (neurologisch, vasomotorisch, immunologisch); durch den Puls (Blutfluss, Blutdruck und Pulsschlag) und durch von Druck ausgelöste Reaktion

(Zug und Druck). All diese Funktionen, zusammengefasst und entschlüsselt, werden in Information übersetzt, die zu Veränderungen führen, die im ganzen Körper metabolische und trophische sowie Veränderungen der Gewebegestalt hervorrufen. Das Bindegewebe verändert auch die Form als Antwort auf die gesunde Bewegung der Primären Respiration. Das Sutherland-Fulkrum, geführt von der Primären Respiration, integriert die wechselwirksame (reziproke) Spannung des gesamten Bindegewebesystems.[137]

Biodynamik

Biodynamik bezieht sich auf die fluktuierenden Kräfte in den Flüssigkeiten einer lebendigen Matrix eines Organismus, die während der Entwicklung ein mechanisches Gleichgewicht im Stoffwechsel erzeugen und es dann weiterhin aufrechterhalten, reparieren, verteidigen, heilen, Immunität sichern und die Nährstoffversorgung gewährleisten. Biodynamik erkennt an, dass es eine kinetische wechselseitige Abhängigkeit zwischen den Veränderungen der Position, Gestalt und inneren Struktur der Organanlagen gibt, die eng mit ihrer submikroskopischen Entwicklungsbewegung in Verbindung stehen. (Siehe *Entwicklungs-…* und schaue in die Glossare von Blechschmidts Werken).

Blaupause für Gesundheit

Der Begriff Blaupause für Gesundheit bezieht sich auf das holographische Blaupausenfeld, in dem sich die archetypischen gestaltenden Kräfte als ursprüngliche Bewegung der Gesundheit ausdrücken, hervorgehend aus der Dynamischen Stille. Diese Blaupause ist das elektromagnetische Feld, das die Entwicklungsanweisungen für die Bildung eines Fötus bei der Empfängnis stellt. Das erste physische Anzeichen seiner Präsenz zeigt sich um den 14. – 17. Tag herum, wenn ein unsichtbares Signal überall in der flüssigen Protoplasma-Matrix auftaucht und die ursprüngliche Mittellinie bildet – und mein Vorschlag ist, dass dies das Entstehungsfeld vom kardiogenen Mesoderm ist, welches zu den ersten Schrittmacherzellen wird. Diese Mittellinie manifestiert sich nachfolgend von unten nach oben als Primitivstreifen. Der Streifen wird aus einem Zentrum der Stille gebildet, das ein Fraktal ausstrahlt, bestehend aus einer nichtlinearen lemniskatenförmigen wirbelnden Motilität, welche schließlich das Notochord bildet, um das sich die Blaupause der gesunden Bewegung zur Erhaltung des Körpers während des gesamten Lebens orientiert. In einer Sitzung kommt eine universelle holographische Blaupause als Lange Tide buchstäblich von außen in den Raum und rekonfiguriert den Klienten auf einer Ebene der Potency-Blaupause des Körpers, so dass die inerten Bewegungsmuster sich weiter neu ausrichten und das Bodymind-Hologramm sich wieder mit den gesunden Bewegungsmustern der 'Originalmatrix' oder dem Göttlichen Plan synchronisieren, was oft die Bestimmung des Klienten enthüllt.[138]

Bodymind

Die Einheit deines Körpers mit dem Denken und Fühlen ist das traditionelle Verständnis von Bodymind. Mit anderen Worten, deine körperlichen, psychischen und kognitiven Aspekte funktionieren kohärent als eine Gesamtheit im Gegensatz zur Cartesischen Spaltung von Körper und Geist, die einen inneren Konflikt verursacht. Aber die Konsequenzen von Bodymind gehen viel tiefer.

Bodymind ist die gesammelte Intelligenz, die aus jeder Zelle strömt. *Jede Zelle ist bewusst* und besitzt Bewusstsein, durch die sie Signale aus der Umgebung korrekt wahrnehmen und genau auf das reagieren kann, was ihr begegnet. Eine Zelle muss imstande sein, sorgfältig wahrzunehmen, *was ist,* und entsprechend zu reagieren, um zu überleben. Dr. Lipton sagt, dass das integrale Membranprotein die grundlegende „Einheit von Bewusstsein" ist. Innerhalb deines Körpers gibt es Zehntausende von diesen Proteinen, die Hunderttausende von Bewusstseinseinheiten in *jeder* Zelle produzieren. Die Zellmembran ist daher das Gehirn jeder Zelle und ein Wahrnehmungsorgan, durch das die Zelle ein spezifisches Signal aus der Umwelt wahrnimmt, welches dann in ein Verhalten übersetzt wird, um auf das Signal entsprechend kohärent zu reagieren. Zum Beispiel wird eine Veränderung in der Gestalt und Funktion eines integralen Proteins die Zellposition verändern und dann wird sich seine Gestalt und Funktion ändern, welches die Schöpfung eines neuen Proteins durch DNA-RNA-Übertragung einleitet. Oder es könnte eine Umkehrung in der Polarität der Zellmembran geben, die sich nachteilig auf den Nährstoffzustrom und den Abfallabfluss der Zelle auswirkt, und so weiter. Die Rezeptor-Reaktionsproteine handeln kohärent kombiniert, um jede Zelle mit hunderttausenden von Bewusstseinseinheiten zu versorgen. Wenn man das mit fünfzig Trillionen Zellen multipliziert, kannst du würdigen, wie deine Zellen ein Bewusstseinsfeld erzeugen – einen Bodymind –, das nicht ausschließlich im Gehirn verortet ist.[139] Und da gibt es noch mehr zum Bodymind zu sagen.

Pearce erzählt uns, dass das Gehirn auch durch seine Gliazellen an diesem Bodymind- Wahrnehmungsprozess teilnimmt, die ein besonderes Netzwerk von verzweigten Zellen und Fasern formen, die das Gewebe des zentralen Nervensystems unterstützen, mit eingeschlossen die Auskleidung des Zentralkanals des Rückenmarks und der Ventrikel im Gehirn.[140] Gliazellen hielt man nur für „Hirnklebstoff", der die Neuronen zusammenhält, aber es scheint unwahrscheinlich, dass deine Hirnmasse achtzig Prozent Klebstoff braucht! Wie sich herausstellt hat, sind Gliazellen besonders empfindlich für elektromagnetische Signale. Diese Signale formen kollektiv ein interaktives, holographisches, elektromagnetisches Feld im Gehirn, das zehnmal ursprünglicher ist als das elektrochemische Feld, welches von den Neuronen des Gehirns erzeugt wird. Gliazellen resonieren selektiv und gehen in Schwingungskopplung mit bestimmten Feldern, mitten in einem unendlichen Spektrum von elektromagnetischen Strömungen, und dann übersetzen sie die Frequenzen in elektrochemische Signale, so dass die Neuronen die Informationen erhalten können, auf denen sich dein Weltbild aufbaut. Als Antwort auf diese äußeren Signale gibt es einen Austausch im Fluss der Kalziumionen in den Gap Junctions zwischen Gliazellen und Neuronen, die Informationssignale erzeugen, die selektiv innerhalb der endlosen Hierarchie der Torusfelder in der Umgebung mitschwingen. Dann melden die Gliazellen Information bezüglich ihres inneren Zustandes zurück an diese Torusfelder, zuerst als eine neuronale Reaktion und dann durch die Freisetzung von Neuropeptiden.[141] Durch die Resonanz der Neuropeptide übersetzen Gliazellen die in den elektromagnetischen Feldern enthaltene Information in einen gefühlt sinnlichen Klang, der deine konkrete Erfahrung erzeugt – und jede Zelle in deinem Körper nimmt daran teil und gibt dir dadurch deine gefühlte sinnlich wahrgenommene Welt.[142]

Der nächste Bodymind-Spieler ist das Herz. Erinnere dich, dass, bevor das Herz sich formt, die ersten kardiogenen Zellen im Dottersack im Chorion an der Peripherie des Embryos sind. Diese ursprünglichen Schrittmacherzellen erzeugen ein elektromagnetisches Feld, das den Embryo mit seinem torusförmigen Feld durchdringt und umgibt – mit einer Mittellinie in seinem Zentrum. Dann organisiert ein Primitivstreifen die drei strukturellen Mittellinien, ein Notochord, das Nervensystem und das Verdauungssystem, die sich um das ursprüngliche torusförmige Mittellinienfeld entwickeln, und ein Körper wird innerhalb dieser zusammenwirkenden elektromagnetischen Felder geschaffen. Und denk dran, wir sprechen über einen Embryo, daher ist all das vom elektromagnetischen Feld des Herzens der Mutter eingewickelt. Das elektromagnetische Feld deines Herzens druchtränkt nicht nur jedes DNA-Molekül, jede Zellmembran und Gliazelle in deinem Körper, es dirigiert auch die Funktion, die Gestaltung und die evolutionäre Bestimmung deines Körpers. Das an Neuronen reiche Herz ist mit beiden verbunden, mit dem Körper (Soma) über die Ganglien und mit der orbitofrontalen Schleife des frontalen Cortex, der mit dem limbischen System verbunden ist, dem emotionalen Zentrum des Gehirns. Emotionale Intelligenz übersetzt nonverbales Gestalt-Wissen – die Intelligenz des Herzens oder das „Bauchgefühl" – in einen gefühlten Sinneseindruck (Felt Sense) für das, *was ist*, durch Schwingungsqualität.[143]

Die drei Hauptoszillatoren in deinem Körper sind das Herz, das Gehirn und die Verdauung. Aber man muss zu dieser komplexen Gleichung auch die Zellen und Organe deines gesamten Körpers hinzufügen, weil *alle* Zellen elektromagnetische Felder oszillieren, um die Informationen zu erzeugen, die den Zustand der Körperinnenwelt enthalten – alles das, was du bewusst als *Body Felt Sense* wahrnimmst. Wenn du lernst, deinen Body Felt Sense zu entschlüsseln, versorgt dich das mit einem Navigationsgerät, mit dem du Einblicke in die Qualität deines eigenen Funktionierens gewinnst, ebenso wie über die Qualität deiner Begegnungen aus der Umgebung, während sie dich beeinflussen. Dein Body Felt Sense für die Schwingungsqualität besitzt einen qualitativen Wert, der am einfachsten in ein „Ja" oder „Nein" übersetzt wird. Sinnbildlich gesprochen ist die Schwingungsqualität wie ein Kompass, der immer nach Norden zeigt; ähnlich wird dich dein Felt Sense für die tonale Qualität wissen lassen, ob deine getroffene Wahl in Übereinstimmung mit deiner Mittellinie ist oder nicht.

Dies erfasst nur einen Bruchteil der bekannten Aspekte des Bodymind und es ist klar, dass Bodymind-Bewusstsein unbegreiflich ist, doch durch die Wahrnehmung des Herzens kannst du in direktem kohärentem Kontakt damit bleiben, für immer.

Dynamische Stille

Dynamische Stille wird definiert als die wirkliche ausschließliche *Präsenz von Stille*. Stille, Leere oder Schweigen ist der Grund, aus dem alle manifestierte Schöpfung auftaucht und in den sie wieder zurückweicht. Wenn die Dynamische Stille zu einer stabilen Präsenz wird, *als* deine Wahrnehmung, ist es zu Beginn ein verkörpertes fühlendes Zeugenbewusstsein, wo das Denken nicht länger die ausschließliche Wahrnehmungsquelle ist; das gipfelt dann in der Entwicklung der nichtgetrennten bewussten Verkörperung, wenn man endlich alle Versuche aufgibt, anders zu sein, als man bereits ist. Deine Wahrnehmung wird dann nicht mehr von der Dynamischen Stille getrennt sein – sie wird zu deinem Gewahrsein – und der undifferenzierte Reine Atem des Lebens wird sich weiterhin durch dich ausdrücken, als dein *Bewusstsein.* (Siehe *Arbeitsbuch für Biodynamisch Praktizierende = e-book: Stillness practices German,* Kapitel Vier, und Chetanananda und Hixon).

Efferente Aktivität

Es kann für Practitioner schwierig sein zu erkennen, wenn sie efferent Aktivität anwenden. Efferenz wird vom Denken abgeleitet, vom Objektivieren, Trennen, Planen und Wissenwollen, was im Körper des Klienten vor sich geht. Jede Wahrnehmung, Berührung, Technik, Intention oder vorgefasste Vorstellung von Bewegung, die du auf deinen Klienten anwendest, ist efferent.

So wie die Primäre Respiration die Lungenatmung ablöst, so ist dein Herz als Wahrnehmungsorgan der Wahrnehmung des Gehirns voraus. Obwohl das Herz zehnmal kohärenter als das Gehirn ist, können seine Kohärenzfähigkeiten vom Gehirn aufgehoben und blockiert werden – dein Herz hört auf, ein Wahrnehmungsorgan zu sein, und das auftauchende Feld des Gehirns übernimmt. Dein Gehirn nutzt Efferenz für alle Prozesse, indem es elektromagnetische Signale nach außen in deinen Klienten sendet. Da diese Aktivität nicht aus einem Neutral heraus kommt, steht sie im Widerspruch zu dem innewohnenden Behandlungsplan der Primären Respiration und erzeugt auf diese Weise Interferenzmuster. Efferenz als eine Wahrnehmungshaltung übermittelt einen deutlichen körperlich gefühlten Sinneseindruck an deinen Klienten. Klienten haben von Erfahrungen berichtet, die von fein und angenehm bis hin zu grob und absolut gewalttätig reichten.

Hier sind einige tatsächliche Wahrnehmungen, die von Klienten berichtet wurden: das Gefühl, beobachtet zu werden; der Eindruck, dass es da Augen in den Practitionerhänden gibt, die in den Körper hineinspähen; ein Gefühl von Licht, welches in den Körper scheint, aber nicht zum Klienten gehört; ein schwebendes Licht oder eine Bewusstheit um bestimmte Körperareale herum, unter Ausschluss des Körpers als ein Ganzes; ein Gefühl von Energie, die in den Körper kommt, wie ein Strömen oder Hineingießen, manchmal angenehm, manchmal nicht; der sinnliche Eindruck von Tentakeln, die in den Körper eindringen; ein Gefühl, dass harmonische Muster von etwas unterbrochen werden, das sich strukturierter, fester anfühlt oder von Bewegung durchdrungen ist; Berührung, die sich erdrückend oder erstickend anfühlt; eine höhere Rhythmusfrequenz in der Körpermotilität wahrnehmend; und der Eindruck von Spannung im Solarplexus, die den Körper in Teile zerlegt. Wenn du in Flüssiger Tide bist, hat Efferenz zur Folge, dass der Stille-Fluss der Primären Respiration zum

Stillstand kommt – craniosacrale Bewegung fluktuiert dann schneller oder die Craniale Welle übernimmt und initiiert Stressreaktionen. Die Polarität der Lebensströme kann sich umkehren, oder alle cranialen Rhythmen können abrupt stoppen – ein Abschalten (Shutdown). Schließlich kann ein Klient in die Dissoziation gehen, Behandlungsreaktionen erleiden oder sogar tief traumatisiert werden. Lipton sagt, dass destruktive Interferenzmuster, die nicht in Synchronisation mit den charakterischen Frequenzen eines Atoms sind, „abrupt deren Spin in seiner Bahn stoppen" kann.[150]

Enfoldment

Enfoldment ist schwer ins Deutsche zu übersetzen: Es ist ein bewusster, lebendiger, mehrdimensionaler Prozess, bei dem jeder einzelne Aspekt an der Bildung des Ganzen teilnimmt, während jeder Aspekt eigenständig und dennoch nicht vom Ganzen getrennt ist. Die Aspekte und das sich ständig entwickelnde Ganze koexistieren, kopartizipieren und beeinflussen sich gleichzeitig gegenseitig als Evolution.

Enfoldment wird als sich endlos weiterentwickelnde Kreativität wahrgenommen, inmitten immer tiefer gehender Ausprägungen der allumfassenden Ganzheit. Auch hier offenbart jeder einzelne Aspekt das Ganze, ohne die Auflösung seiner einzelnen Eigenschaften. Es gibt Einzigartigkeit, Ganzheit und keine Trennung.

Die Durchtränkung steht im Zusammenhang mit Enfoldment, Mitatmung bedeutend. Enfoldments atmen mit oder durchdringen sich gegenseitig in nahtloser Wechselseitigkeit – als das Ganze, ohne Hierarchie.

Enfoldment und Durchtränkung wird im Reinen Atem der Liebe verwirklicht. Der Reine Atem der Liebe ist von einem schützenden Siegel der dynamischen Stille umgeben. Dynamische Stille ist unzerstörbares reines Bewusstsein, welches sich in der ursprünglichen Liebe entfaltet, die als Reiner Atem der Liebe da ist.

Im Reinen Atem der Liebe durchdringen alle Elemente, Bewusstseinszustände und Biographien, das, was dir „gegeben ist", jede Zelle. Alle Zellen sind strahlend erwacht und verbunden mit allem ohne ein Gefühl von Trennung. Dies ist verwirrend für ein Ego, das alles trennt, einschließlich der tidalen Enfoldments, denn das Ego betrachtet alle Aspekte als einzelne Ereignisse, die „da draußen" sind. Doch im Reinen Atem der Liebe gibt es keine Abstufungen oder Trennungen; es ist eine nahtlose, vollkommene Vereinigung von allem mit allem.

Ein erfahrener Stillness-Touch-Praktizierender realisiert den Reinen Atem der Liebe als eine maßgefertigte alchemistische Supersubstanz, die genau mit ihrer

Biographie – dem „Gegebenen" – synchronisiert ist. Ich benutze die Analogie einer Kuchenmischung, um Enfoldment verständlicher zu machen: Es gibt die grundlegenden Kuchenzutaten, Mehl, Milch, Eier, Zucker, Backpulver und, je nachdem, welche Art von Kuchen du zubereitest, gibt es spezifische Zutaten, die einzigartig sind und die einen Schokoladen-, Karotten- oder einen Kaffeekuchen ausmachen.

Ebenso hat der Reine Atem der Liebe alle Grundzutaten in sich aufgenommen, wie die vier Elemente, die Tiden-Enfoldments des Bewusstseins und deine „gegebene" Biographie. All diese Aspekte vermischen sich alchemistisch und werden zu einer einzigartigen, spezifisch für dich bestimmten Ausdrucksform, die gewürzt ist mit dem „Gegebenheiten" deiner Geschichte.

Der reine Atem der Liebe ist eine für dich präzise eigene und einzigartige Ausdrucksform von dir und von dem Ganzen.

Erinnere dich an die Informationen in Kapitel 5 – 8, dass die Craniale Welle und die überlappenden, aber doch unterschiedlichen Tiden elementare Enfoldments sind, die das menschliche Bewusstsein ausdrücken. Kapitel 9 stellt ein post-biodynamisches Enfoldment vor, den Reinen Atem der Liebe, der alle zuvor realisierten Bewusstseinszustände vereint und sie zu einem Einzigen verbindet. Nachdem die Dynamische Stille in deinem Körper implodiert ist und der reine Atem der Liebe in dir entsteht, wird er zu einer alchemistischen Mischung aus allen Bewusstseinsbereichen als eine einzige Supersubstanz des Ganzen.

In der Dynamic Stillness School heißt diese post-biodynamische Reise Reiner Atem der Liebe und ist unsere Orientierung. Wir schließen das Bewusstsein für das prebiodynamische Enfoldment mit ein, Craniale Welle genannt, die die neurologisch gesteuerten Gewebeerinnerungen deiner Geschichte sind, und die klassischen biodynamischen Emfoldments der Flüssigen und der Langen Tide, durch die du dein potentielles Selbst verwirklichst. Alle Enfoldments sind versiegelt oder eingefaltet innerhalb einer implodierten, unendlichen schwarzen Leere, die das reine Bewusstsein der Dynamischen Stille in euch ist. In einer innerkörperlichen Dynamischen Stille entsteht eine nicht trennende Substanz, die wir Reinen Atem der Liebe nennen.

Der Reine Atem der Liebe durchdringt deinen unbegrenzt implodierten inneren Körperraum als das Ewig-Weibliche, die göttliche schöpferische Kraft der Evolution, die nie endet. Sie ist die ewige Evolution, die Weisheit des Ganzen. Das Göttliche Weibliche hält eine präzise abgestimmte alchemistische Mischung bereit, die in jedem Moment strahlend wach für die genauen Bedürfnisse ist, was die weitere Entwicklung des Bewusstseins garantiert. Dies geschieht in jedem Menschen, der es wagt, sich dem Reinen Atem der Liebe hinzugeben.

Zusammenfassend lässt sich sagen, dass sich alle Frequenzen des Bewusstseins innerhalb des großen Schutzsiegels der Dynamischen Stille befinden, das mit der einen, nicht trennenden alchemistischen Supersubstanz des Reinen Atemzuges der Liebe vereint ist, wenn du Stille-Praktiken anwendest und auch wenn du Stillness Touch anbietest.

Entwicklungs-...

Blechschmidt wendet diesen Begriff auf viele Aspekte im biodynamischen Prozess an. Zum Beispiel beschreiben *Entwicklungsbewegungen* die konstruktiven, formenden Stoffwechselbewegungen des submikroskopischen Materials, die als kinetische, unabhängige Kräfte agieren, welche die Position, die Form (Gestalt) und die innere Strukture der Organe bestimmen; *Entwicklungsdynamiken* beziehen sich auf die Verteilung der Spannungen, die innerhalb von Entwicklungsbewegungen existieren; *Entwicklungsfunktionen* sind die Summe der kooperativen Leistung der verschiedenen Organe während der Entwicklung.

Entwicklung des Körpers von der Peripherie zum Zentrum

Das Herz ist ein Beispiel, wie das Ordnungsprinzip, das den Körper erschafft, von der Peripherie zum Zentrum hinwirkt. Blut ist eine der ersten Substanzen, die sich in einem Embryo entwickelt. Es entsteht nicht als eine Flüssigkeit als solche, sondern entwickelt sich aus dem Mesoderm als feine Retikulumzellen, die im Dottersack den Embryo umgeben. Wird die erste Blutzelle ein Schrittmacher, setzt sie den Rhythmus des Organismus für den Rest des Lebens fest. Sie sendet ein selbstauftauchendes, torusförmiges fraktales Feld aus, mit dem alle folgenden Schrittmacherzellen in Schwingungsresonanz gehen werden, bis Millionen von Schrittmacherzellen zu einem pulsierenden Feld werden. Diese Schrittmacher versetzen nicht nur alle anderen Zellen im Körper in Schwingung, sondern setzen auch einen Kreislauf in der Peripherie des Embryos in Gang, lange bevor sich das Herz entwickelt. Die Flüssigkeitsströme in der Peripherie des Embryos bahnen Kanäle im Protoplasma. Innerhalb dieser Kanäle häufen sich Blutzellen an und bilden Blutinseln, die entlang der Wände der fließenden Kanäle miteinander verwachsen. Der Druck der Flüssigkeit verflacht die Blutinseln gegen die Wände der Kanäle und entwickelt es zu einem Netzwerk aus Kapillaren, welches die Außenseite umgibt und innen

Blutzellen enthält. Blut beginnt sich durch diese Kapillaren zu bewegen – ein funktionierendes Blutgefäßsystem existiert schon, bevor sich das Herz entwickelt hat.

Die nähere Betrachtung dieses Prozesses zeigt, dass sich innerhalb des Chorions (die äußere Membran des Fötus, die den Embryo umgibt) feine Retikulumzellen zusammenschließen, um Blutzellen zu bilden, die sich als Blutinseln sammeln. Jede zunächst sphärische Blutinsel wird sich abflachen aufgrund der Kompressionskräfte, die von dem Blutstrom innerhalb der Kanäle erzeugt werden, die von den Schrittmacherzellen geschaffen wurden. Die abgeflachten Zellen werden zu Epithelzellen, die diese Kanäle auskleiden, und in den Kanälen bilden die inneren Zellen primitive Blutkörperchen. Die Blutinseln sind das erste physische Anzeichen für die Bildung eines Gefäßsystems. Diese peripheren Zellen bilden Stränge, die dann in der Peripherie der embryonalen Hüllen entlang des Chorions zu allgemeinen Gefäßansammlungen verschmelzen. Die Gefäße haben ihren Ursprung in diesen kapillaren Netzwerken, und sie werden als Einschnitte festgelegt, die durch die strömenden Bewegungen des Blutes von der Peripherie zum Zentrum entstehen, was bestimmte Wege zum zukünftigen Perikard entwickelt, welches im Zentrum entstehen wird. Unterdessen spaltet das Mesoderm die Blutgefäße in zwei Schichten: die innere Höhle, in welcher das primitive Perikard einen schlitzähnlichen Sack bildet. Diese zwei Gefäße bewegen sich von der Peripherie des Chorions am kaudalen Ende des Embryos zum Kopf hin und bilden das Perikard, welches in die Gewebe des Embryos eindringt. Die Faltung des Neuralrohrs als ein Wachstumsprodukt im Mittelhirn führt zu einer Drehung des cranialen und kaudalen Endes des Herzens und der Blutgefäße, die sich aus den Blutinseln bilden. Die Entwicklung der Blutgefäße ist das Ergebnis einer vorausgegangenen Zirkulation – von den Schrittmacherzellen, welche schon schlagen, bevor Gefäße oder ein Gefäßmechanismus vorhanden sind –, die zunächst keine Verbindung zu dem Herzorgan hat. Um die vierte Woche herum führt die Faltung des Gehirns und die Umkehrung des Herzens zu einer Falte im Neuralrohr beim Ursprung des Mittelhirns. Genau unterhalb dieser Biegung liegt die Zirbeldrüse.

Das Herz ist der einzige Ort in deinem Körper, wo das Blut zur Ruhe kommt. Wenn es irgendwo anders im Körper zur Ruhe kommt, wird es verklumpen. Das Blut fließt im Embryo von der Peripherie zur Spitze (Gouverneursgefäß Punkt 20) und dann zum Zentrum hin. Gray konstatiert:

„Grundsätzlich hängen die Bewegungen, die Festlegung der Polarität und die regionalen Differenzierungen des kardialen Mesoderms von dem angrenzenden Endoderm ab. Die Bewegungen des Blutes beeinflussen die kardiale Morphogenese – die

Gewebe des Herzens empfangen die Auswirkungen der Richtungsveränderungen des Blutstromes und das trägt dazu bei, die Muskeln, Bänder, Klappen, Septen, Kammern und das Faserskelett des Herzens zu formen."

Fluid Body

Jealous beschreibt den Fluid Body als ein aufgeladenes Meer von Flüssigkeit, das den Körper durchdringt und sich darüber hinaus ausdehnt. Der Flüssigkeitskörper atmet als ein einzelner Tropfen in drei Dimensionen mit unterschiedlichen Frequenzen als Antwort auf die Primäre Respiration. Jealous stellt die Primäre Respiration als den Geist des Fluid Body dar: Er besitzt eine Intelligenz, die sich um die Mittellinie herum ausrichtet und Anleitungen enthält für die räumliche Dynamik, die für die Bildung eines Fötus gebraucht werden; und nach der Geburt hält er die Gesundheit lebenslang aufrecht. Wenn die Primäre Respiration in einer Sitzung zum ersten Mal erscheint, fühlst du, dass das Körpergewebe deines Klienten zu Flüssigkeit transmutiert wurde. Im Wesentlichen fühlt sich der Körper in allen Teilen flüssig an – Knochen, Muskeln, Organe, Drüsen, Nervensystem und Bindegewebe werden zu einem nahtlosen, flüssigen, protoplasmischen Strömen der sich intelligent bewegenden Flüssigkeit.[144] Der Fluid Body korrespondiert mit der psychischen Ebene des Bewusstseins und entspricht dem, was die anthroposophischen Ärzte den ätherischen Körper nennen.[145]

Fluid Drive

Der Fluid Drive gibt den Schwung für die Behandlungssequenz unter der Führung der Matrix für die gesunde Bewegung, die von der Primären Respiration erzeugt wird, wenn diese ihre Potency konzentriert und sich durch den flüssigen Körper als eine Einheit hindurchbewegt. Das bedeutet in der biodynamischen Arbeit, dass sich deine Wahrnehmung ausdehnt, über das reine Fokussieren auf die Bewegung der Gewebe und ihrer Anteile – z.B. ein individueller Knochen, eine Membrane oder ein Aspekt der flüssigen Fluktuation – hinaus, um dein Bewusstsein dafür zu öffnen, auch inhärente Bewegungen im gesamten Fluid Body des Klienten mit einzubeziehen. Du nimmst wahr, wie die Primäre Respiration den *Fluid Body* als Ganzes beeinflusst, und beobachtest, wie die Potency der Primären Respiration sich selbst konzentriert und sich überall im Körper hinbewegt als *Fluid Drive,* welcher sich als die *gegenwärtige Bewegung (motion present)* durch spezifische lokale Fulkren des Körpers arbeitet. So fungiert die Primäre Respiration als das ganzheitliche Aktivitätsfeld überall im Bodymind; der Fluid Drive ist die konzentrierte Potency, die sich im Körper von Ort zu Ort bewegt; und an jeder Stelle, wo sie verweilt, um die spezifischen lokalen inerten Fulkren aufzulösen, zeigt sich die gegenwärtige Bewegung. Eine Möglichkeit, dies zu beschreiben, wäre die Vorstellung der Primären Respiration als ein See; der Fluid Drive ist der Fluss, dessen konzentrierte Wasserströmungen sich im See der Primären Respiration bewegen, und die vom Fluss gebildeten lokalen Strudel, wie Tümpel der Tide, entsprechen der gegenwärtigen Bewegung.

Form

So wie sie neu von der Biodynamik definiert wurde, ist Form eine bewusste Matrix, die aus der Peripherie auftaucht und sich zum Zentrum oder zur Mittellinie hin bewegt und die Potency dann über den ganzen Körper verteilt. Als formative Kraft ist sie der Vorläufer der Funktion, die nachfolgend die Struktur bildet (den Körper). Diese Intelligenz erscheint in der Flüssigkeit zuerst als Entwicklungsbewegung, die Moleküle umwandelt von Substanz in Gemeinschaften von Zellschichten, Geweben, Organen, Drüsen, die zu einem menschlichen Wesen werden. Die Haupteigenschaft der Form ist ihre instrinsische geometrische Präzision und Proportion, wie Blechschmidt es sagt.[146] (Siehe *Wolff'sches Gesetz*).

Fraktale

Das ist eine ziemlich einfache und dennoch geniale neue Geometrie, die 1975 von Benoit Mandelbrot begründet wurde. Fraktale basieren auf der mathematischen Formel, bei der man mit einer Zahl, z.B. 1, beginnt, sie mit sich selbst multipliziert, 1x1=1, und dann dieselbe Zahl addiert, 1+1=2 und den Prozess dann wieder mit der neuen Summe beginnt (2x2=4+2=6; 6x6=36+6=42) und so weiter, und so weiter ad infinitum.

Fraktale beschreiben die sich immer wieder wiederholenden „sich selbst ähnlichen" Muster des Lebens, eingebettet ineinander. Die Fraktaltheorie anerkennt die Beziehung zwischen den ganzen Mustern und den Mustern all ihrer Teile. Die Natur verwendet lebende fraktale Geometrie, um lebendige Organismen zu kreieren.

Bronchien, Baumzweige, Proteinzweige in der Zellmatrix, die Zellmembran sind alle Ausdrucksformen fraktaler Muster. Eines der grundlegendsten Muster in der Natur, das fraktale lebende Formen erzeugt, ist das Achterform-Lemniskaten-Muster des Lebens, was weiter unten beschrieben wird.[147]

Frei schwebendes, sich automatisch verschiebendes Fulkrum (Suspended automatic shifting Fulcrum – SASF)

Fulkren sind Punkte der Stille, um die herum Bewegungen organisiert werden; daher sind Fulkren Punkte für deine Orientierung. Fulkren sind Hebelpunkte, die jede Aktivität mit Energie versorgen, die räumlich organisiert ist, und sie sind die Tore für die Durchtränkung mit Potency, die Bewegung erzeugt. Das Wissen über Fulkren gehört zum Verständnis, ob normale Funktion präsent ist oder nicht. Die Frage ist, ob das Fulkrum statisch und inert ist oder ob es frei verschiebend, dynamisch und gesund ist?

Ein frei schwebendes, sich automatisch verschiebendes Fulkrum ist wie das zentrale Zahnrad in einer Uhr – alle anderen Zahnräder (Fulkren) beziehen sich darauf, und alle Fulkren zusammen versorgen die Funktion der Uhr mit Energie. So gibt es ein zentrales Fulkrum, das innerhalb eines Feldes mit anderen Fulkren in Beziehung steht und auf dessen Einflussbereich sich andere Fulkren beziehen. Es gibt viele SASF im Körper, sei es in den Knochen, den Geweben, den Flüssigkeiten oder der Potency. Im biomechanischen Modell ist das knöcherne SAFS das Sphenobasilargelenk. Das zentrale Fulkrum (SAFS) im duralen Membransystem ist Sutherlands Fulkrum. Die Lamina Terminalis ist das zentrale Fulkrum (SAFS) für das zentrale Nervensystem. Letztendlich ist der Sinusknoten das frei schwebende, sich automatisch verschiebende Fulkrum für dein gesamtes körperliches Sein. Dies sind Funktionen, wo die besonderen anatomischen Plätze nur eine Richtung zu deiner Orientierung weisen.

Fulkrum

Ein Fulkrum ist ein kraftvoller Punkt der Stille, um den herum sich Bewegung abspielt und durch den der Raum in einer spezifischen Aktivität oder Funktion organisiert wird. Das unendliche Fulkrum ist die Dynamische Stille. Das allerkleinste Fulkrum ist die Leere der Stille, um die die Wolke von subatomaren Partikeln in einer Wolke herumwirbeln, bekannt als Atom. Ein gesundes Fulkrum verschiebt sich automatisch (spontan) mit der Bewegung des Lebens (Primäre Respiration) und ist daher eine Ressource für das Leben. Im Gegensatz dazu bewegen sich inerte Fulkren in starren Mustern, die dem System Leben und Potency abziehen.

Gestaltungsfunktionen

Blechschmidt definiert gestaltende Funktionen als die organische Leistung in den Flüssigkeiten, die sich aus einem räumlich geordneten, submikroskopischen metabolischen Entwicklungsprozess ergibt, der von Anfang bis zum Ende verfolgt werden kann, wenn man die Veränderungen von Position, Gestalt und innerer Struktur der sich entwickelnden Organe beobachtet.[148]

Grundsubstanz

siehe *Matrix*

Herzwahrnehmung

Das Herz kann wegen seines komplexen elektromagnetischen Feldes eine unbegrenzte Bandbreite von Signalen empfangen und diese beantworten. Es gibt viele Aspekte, die dieses Feld produzieren: die sich einzeln drehenden Blutzellen im Herzen und den Blutgefäßen; die Ionenladung in den Körperflüssigkeiten und –geweben; die wirbelnden Raumbewegungen im fließenden Blut und die intrinsische Ausstrahlung des Herzens, die von den Herzzellen ausgeht. Außerdem verbindet sich das Herzfeld kohärent mit dem auftauchenden Feld der Gliazellen, dem von den Neuronen des Gehirns produzierten Feld und dem elektromagnetischen Feld, welches aus den Zellen des gesamten Körpers stammt. Die Kohärenz des Herzfeldes wird durch die Blutbestandteile verstärkt, die die Herzbotschaften mittels chemischer, hormoneller, neurochemischer und elektrischer Ströme zum Körper weitertragen, und dabei auch Druckwellen, Pulsrate, Blutstrom, Temperatur und elektromagnetische Strömungen nutzen. Jede Zelle nimmt aufgrund ihrer zehntausendfach in die Membranen eingebauten Rezeptor-Reaktions-Proteine eine unendliche Menge an Signalen vom Herzen wahr und reagiert entsprechend. Das Herz wiederum empfängt die Antwort der Zellen und reagiert auf ähnliche Weise, ad infinitum. Das erzeugt einen nichtlinearen, holographischen fraktalen Dialog.

Das aus all diesen Aspekten erzeugte elektromagnetische Feld enthält die Information über den genauen Zustand aller Einzelteile und des Ganzen. Wegen der holographischen Natur der fraktalen Muster, die produziert werden, beinhaltet sogar der kleinste Teil dieser Feldinteraktion alle Informationen des gesamten Feldes, wodurch die Kohärenz jeder Körperzelle durch den gesamten Körper hindurch und auch mit der Umgebung gewahrt bleibt. Jede Veränderung im Körper und jedes veränderte Umgebungssignal beeinflusst den Herzzyklus, verändert das elektromagnetische Herzfeld in eine sich stetig wandelnde, elektromagnetische Wellendarstellung ohne messbares Ende. Das elektromagnetische Feld des Herzens strahlt ein torus-förmiges fraktales Muster aus (ein unendliches Spektrum nichtlinearer, multidimensionaler, lemniskatenförmiger, einer Acht ähnlicher Muster), die sich permanent wieder neu ausrichten an einem sich ständig verändernden Mittellinien-Fulkrum.

Die Mittellinie dieses toroidalen Herzfeldes geht vertikal durch das Zentrum des Körpers. Dies ist die primäre Mittellinie, ein unwandelbarer Bezugsstrahl, der immun gegen äußere Einflüsse ist. Der vertikale Schaft der Stille organisiert und erschafft die drei hauptstrukturellen Mittellinien des Körpers: das Notochord, das Darmrohr und das Duralrohr. Die primäre Mittellinie resoniert mit den drei körperlichen Mittellinien. Jeder Inertia im Bodymind verändert die Form und Funktion der strukturellen Mittellinien des Körpers, was die Beziehung zur primären Mittellinie verzerrt und so Spannung erzeugt. So sorgt der andauernde Versuch des Körpers, das ursprüngliche Zentrum zu finden, für Veränderungen in den strukturellen Mittellinien, was wiederum Anpassungen bewirkt, die die gesamte Struktur und Funktion des Körpers verändern, zum Besseren oder Schlechteren.

Die primäre Mittellinie des Herzens reguliert auch den Blutfluss. Wir wissen, dass das Blut spiralförmig strömt, wie durch die spiraligen Bahnen, die sich im Herz und den Blutgefäßen zeigen, belegt wird. (Doppler-Sonographien des Blutstroms bestätigen die spiraligen Wirbel.) Das Blut, welches sich aus verschieden großen Zellen zusammensetzt, orientiert sich auf eine spezifische Weise am Fulkrum der Stille des Herzfeldes. Die größeren roten Blutkörperchen wirbeln am nächsten zur Mittellinie, dann kommen die Thrombozyten und die kleinsten Plasmazellen rotieren in der Peripherie. Jeder Blutbestandteil bleibt getrennt, weil der zentrifugale Effekt der Spiralen dazu führt, dass sie sich mit unterschiedlichen Geschwindigkeiten bewegen; daher strahlt jeder Zelltyp eine andere elektromagnetische Frequenz aus, die Information über den Status des Systems kodiert.

Zusätzlich zu der Herzmittellinien-Orientierung ist jeder Blutbestandteil um sein eigenes Mittellinien-Fulkrum organisiert, das sich auch um eine Achse dreht, was die Form jeder Zelle wandelt. Wenn es kohärent läuft, dehnen sich alle Zellen beständig in Harmonie und mit gleicher Frequenz aus und ziehen sich wieder zusammen. Demgemäß gewährt diese atemgleiche Bewegung den Zellen die Plastizität, sich durch winzige Kapillare zu quetschen, die synchron mit den atmenden Blutzellen atmen. Das Herz ist ein Kuppler, der seine eigene elektromagnetische, pulsierende, spiralisierende, pumpende Aktion mit dem Blutstrom und den Kapillaren phasenreguliert. Indem die individuelle Zellaktivität mit der Gewebebewegung in den Kapillaren synchronisiert wird, erhält das Herz die Kohärenz im Gefäßsystem aufrecht und reguliert und stabilisiert somit das kardiovaskuläre System, und orchestriert die rhythmischen Bewegungen aller Komponenten des Blutflusses aufeinander abgestimmt als eine Einheit. Das Herz überwacht das Blut unablässig, durch die eigenen Rezeptoren in den Arterienwänden und die Rezeptoren in den Bronchialästen – das Herz modifiziert seine Funktion in Synchronie mit der Funktion des Körpers, um das Blut durch den Körper zusammenhängend fließen zu lassen. Der Körper meldet Informationen zurück an das Herz, in Form von elektromagnetischen und Druckwellen-Signalen, sodass alle Zellen des Körpers mit dem Herzfeld sychronisiert bleiben können.

Im Wesentlichen arbeitet der Körper als eine kohärente Einheit. Praktisch gesehen orchestriert das Herz den Atem des Lebens durch den Körper, um eine kohärente Bewegung der Gesundheit zu erzeugen. Wenn die Thorax-Atmung sich mit der Primären Respiration synchronisiert, fühlst du dich, als wenn *du geatmet wirst*. Während du mit den synchronisierten Lungen atmest, spürst du eine sinnlich wahrnehmbare Qualität von Atembewegung ohne Ende. Es fühlt sich an, als ob du mit gleicher Leichtigkeit in das allerkleinste, submolekulare Teil deiner Zelle wie nach außen in die Unendlichkeit atmen könntest. Noch dazu ist deine Wahrnehmung kohärent verbunden mit diesem gefühlten Sinneseindruck, du fühlst also, dass du dich mit den Bewegungsumfängen deines Atems vereinst.

Du spürst, dass dein Herzfeld nicht nur jede Zelle in deinem Körper durchdringt, sondern auch in die Unendlichkeit ausstrahlt und wieder zurückkehrt. Du begegnest ganz direkt der Ganzheit deines Körpers in der Unendlichkeit – das ist die größtmögliche Ausdrucksform der Gesundheit. Du entdeckst auch, dass alle lebenden Organismen einfach ein solches holographisches Torus-Feld haben. Die Erde, zum Beispiel, hat torusförmige magnetische Felder (mit einer Mittellinie, die am Nord- und Südpol endet). Alle Atome, Mineralien, Pflanzen, Organismen, Zellen und Blut – alle produzieren ein individuelles elektromagnetisches Feld. Diese Felder durchdringen sich gegenseitig, vom allerkleinsten bis zum allergrößten. Die in diesen Feldern enthaltene Information ist die Sprache, durch welche die Intelligenz im Universum an alles Lebendige übermittelt wird.

Der ganze Körper ist vom elektromagnetischen Herzfeld eingewickelt, und die Information in dem Feld wird der Welt mitgeteilt und wieder empfangen durch Tonus, Gestalt, Amplitude, Temperatur, Potency etc. Das Blut trägt Informationen des elektromagnetischen Herzfeldes, zusammen mit der Pulswelle des Herzens, den Hormonen, Neurotransmittern, Temperatur (vasomotorisch), Druck usw., was die DNS und RNS instruiert, Proteine zu synthetisieren, die Zelldifferenzierung und Morphogenese bewirken. Während das Herz Botschaften an die Zellen sendet, übersetzt die lebendige Matrix die Signale, welche dann wieder dem Herzen antworten, sodass das Herz sein Feld neu ausrichtet und neue Nachrichten zurück zu den Zellen schickt. Dieses ganze fraktale wechselseitige Gespräch erhält das dynamische Gleichgewicht, in dem, was wir als uns selbst bezeichnen.

Unser Herzfeld ist das Milieu, in welchem wir im Mutterleib Gestalt annehmen, und es wird davon beeinflusst, wie sich das Herzfeld unserer Mutter verhält. Pearce gibt an, dass das Mutterherz die Modellfrequenzen für das Herz des Babys liefert, was entscheidend für seine Entwicklung in den ersten Monaten nach der Geburt ist. Die Stabilität der Mutter, wie sie sich in Bezug auf das Kind fühlt, und die Umgebungsqualitäten, all das wird durch ihr elektromagnetisches Herzfeld an den Embryo übermittelt und ist tief in die Grundsubstanz-Matrix des Embryos eingebettet – ihre Herzbotschaft vermittelt den grundlegenden Ton für die zukünftige emotionale Stabilität des Kindes. Das Kind „geht schwanger, könnte man sagen, mit dieser Art (elektromagnetischer) Sprache. Es ist seine Geburtssprache."[149]

Alle verschiedenen auftauchenden Muster, die aus neurologischen, biomechanischen, biochemischen, biophysischen und elektromagnetischen Aktivitäten hervorgehen, werden durch die Aktivierung und minutiöse Modulation im Herzfeld generiert. Wenn das Herzfeld das dynamische Feld eines anderen lebenden selbstorganisierten Systems berührt, gibt es auch einen Informationsaustausch. So wie individuelle Herzzellen ihre elektromagnetischen Felder in Schwingungskopplung bringen, so tun das auch zwei Herzen. Durch Schwingungskopplung synchronisieren sich zwei unabhängige Rhythmen und werden zu einem neuen resonanten Feld. Die sich ergebende Harmonie in Verbindung mit den Veränderungen der individuellen Felder erzeugt Veränderungen in den physiologischen Funktionen beider Organismen. Wenn jeder Organismus die Informationen des anderen erhalten hat, bedarf es einer dynamischen Wandlung des inneren Milieus, um im Gleichgewicht zu bleiben. Das ist der Grund, warum es sich manchmal, wenn wir einem Lebewesen, einer Pflanze oder einer Person begegnen, so anfühlen kann, als ob wir uns selbst verloren hätten. Das liegt an der Anpassung, die wir vornehmen müssen, wenn eine Begegnung ein neues Zwei-in-einem-Feld entstehen lässt. Dies ist ein kooperativer dynamischer Zustand, der in Harmonie mit der Summe der Teile ist und auch größer als diese. Die Kohärenzkraft ist zwischen zwei Leuten stärker als in einem alleine – das erklärt auch, warum ein Klient einen Practitioner als Unterstützung einer biodynamischen Sitzung benötigt.

Idling – im Leerlauf

Ein anderer automechanischer Begriff, den Sutherland prägte, bezieht sich auf die Potency, wie sie sich in der Mittellinie verdichtet, bevor sie sich selbst in den Flüssigkeiten ausdrückt. Die konzentrischen Kreise in einem Wasserglas beobachtend, die entstehen, wenn man gegen den Tisch stößt, auf dem das Glas steht, bemerkte er, wie die Energie der Potency das Wasser in konzentrischen Kreisen vom Rand in die Mitte bewegt. Das innerste Zentrum des Kreises ist still, doch es befindet sich mit der Potency im Leerlauf. (Siehe Sutherlands *Unterweisungen in der Wissenschaft der Osteopathie*).

Inertes Fulkrum

Der Begriff des inerten Fulkrums bezieht sich auf den Punkt, um den herum Bewegung in einem fixierten Muster geschieht, wie bedingt durch iatrogene falsche Fulkren, durch Stress, Trauma, Emotion oder Widerstand. Inerte Fulkren verschieben sich nicht automatisch mit der Primären Respiration, sondern wiederholen stattdessen fortlaufend dasselbe geometrische Muster, wie festhängend. Diese ungünstige Bewegung aufrechtzuerhalten braucht Energie, die den Ressourcen des gesamten Systems entzogen wird. Als ein Stressfaktor verstärkt sie Symptome und mindert Gesundheit. Vergleiche das mit der Bewegung des Lebens, welche sich niemals wiederholt, flüssig ist, dem System Energie gibt und für gesteigerte Gesundheit sorgt. Gesunde Fulkren sind permanent im Wandel, bewegen sich automatisch mit der Bewegung der Primären Respiration und sind die Quelle ursprünglicher gesunder Bewegung.

Innewohnender evolutionärer Plan (Erkenne dich selbst)

Ich verwende diesen Begriff, um einen mysteriösen universellen Prozess zu beschreiben, der sich selbst aktiviert, nachdem du bewusst und körperlich dem Atem des Lebens erlaubst, die Kontrolle über dein Leben komplett zu übernehmen. Diese Erlaubnis ist vielleicht unsere wirklich freie Wahl. Es ist ein Gelöbnis, deine Gedanken, Gefühle und deinen Willen mit dem Leben in Einklang zu bringen. Wenn du ehrlich bist, wird der Atem des Lebens buchstäblich dein Leben übernehmen und deinen innewohnenden Behandlungsplan initiieren. Sehr ähnlich wie der innewohnende Heilungsplan, den du bei deinem Klienten während einer Sitzung beobachtet hast, ist auch dein innewohnender Entwicklungsplan sehr ökonomisch. Es gibt keine vergeblichen Mühen, und du wirst kein bisschen mehr leiden müssen als notwendig, um dein Bodymind-Seele-Geist wieder mit deiner Bestimmung zu synchronisieren. Doch ist diese immer noch eine Schwelle, die wenige überschreiten.

Warum? Weil du, um erfolgreich zu sein, jedem Widerstand ins Gesicht sehen musst, den du gegen das Erkennen deiner selbst hast – alle Teile, die du vermeidest oder ablehnst, sind anzuerkennen. Bedingungslose Liebe legt diese verachteten Aspekte deiner selbst total offen, und der Prozess kann sehr schmerzhaft sein. Alle bisher entwickelten Fähigkeiten wirst du dafür brauchen und zusätzlich eine große Dosis an Selbstmitgefühl.

Erinnere dich: Deine Bestimmung ist immer in Einklang mit dem göttlichen Plan; tatsächlich *ist* deine Bestimmung der göttliche Plan für dich. Der innewohnende evolutionäre Plan synchronisiert kohärent deine derzeitigen Lebensbedingungen – wie sie sind – mit deiner Bestimmung. Der Atem des Lebens ist deine Essenz (nichts anderes) und drückt sich selbst durch deinen Bodymind in unendlichen Abstufungen des fühlbaren Tons als dein Empfindungsvermögen aus. Wenn du den inneren Krieg beendest, verwandelt sich dein Empfindungsvermögen in ein bewusstes, ganzkörperlich fühlendes, sinnliches Wahrnehmen (whole-body-felt-sensing). Wenn du jedoch den tonalen Qualitäten deines Whole-body Felt Sense nicht bedingungslos erlaubst, da zu sein, so wie sie sind, dann bist du im Krieg mit dir selber.

Dich selbst zu bekriegen färbt deine Gefühle mit den Tönen deines verwundeten Egos, welches sich mit Reaktivität dem freifließenden Empfindungsvermögen widersetzt. So wie Stress die flüssig-kristalline Matrix in ein Gel verwandelt, so verhärtet der Widerstand gegen dein wahres Selbst die spontane Fließfähigkeit deines körperlichen Empfindungsvermögens und hält dich davon ab, deinen Teil im göttlichen Plan zu entziffern. Diese fehlende Übereinstimmung durchdringt deinen Bodymind als Gefühle von Schuld, Scham, Zweifel, Selbstverachtung und Angst, um nur ein paar zu nennen. Wenn diese Gefühle so unakzeptabel werden, dass sie auf andere projeziert werden, auf äußere Ereignisse, auf die Welt insgesamt, dann haben die destruktiven Zyklen des inneren Krieges einen Schneeballeffekt entwickelt.

Du kannst leicht die Ergebnisse dieser kollektiven Haltung in unserer von Kriegen angetriebenen Welt erleben, in unserer Politik und in der feindlich ausgerichteten Vorgehensweise, die die Medizin zur Behandlung von Krankheiten nutzt. Wenn deine Aufmerksamkeit auf irgendeinen Aspekt des inneren Krieges fixiert ist, brauchst du die Potency des Atems des Lebens dafür auf, anstatt ihn zu nutzen, um der Ganzheit, Gesundheit und deiner Bewusstseinsentwicklung zu helfen.

Den innewohnenden evolutionären Plan in Erscheinung treten zu lassen ist anspruchsvoll, nicht nur, weil der Prozess Teile von dir enthüllt, die du hasst, sondern auch, weil er die wertvollsten, zartesten, verletzlichsten Teile von dir offenbart – eine Weltenweisheit, Milliarden von Jahren alt, in der gnostischen Tradition auch als *Sophia* bekannt. Diese überragende Intelligenz lässt bewusstes Leben in der Materie aufkeimen und war seit Anbeginn des Lebens auf der Erde das Bewusstsein in einzelligen Organismen. Dieses Bewusstsein hat sich in die großartige selbstbewusste Kreatur entwickelt, die sich aus einer Gemeinschaft von fünfzig Trillionen Zellen zusammensetzt: du.

Sophia ist die stabile Hauptnavigationsfunktion als dein Whole-body Felt Sense. Wenn du dich erstmal an diesen neuen Weg des Seins, Wahrnehmens und Navigierens gewöhnt hast, geht diese Weisheit dazu über, liebevoll „wieder die Elternschaft zu übernehmen" für deinen konditionierten Bodymind und jedes submolekulare Partikelchen, bis du völlige Synchronisation mit dem Atem des Lebens erreicht hast. All dies ereignet sich gemäß einem präzisen innewohnenden evolutionären Plan, welcher auf deiner Bestimmung basiert und in Übereinstimmung ist mit dem göttlichen Plan oder der holographischen Matrix. Von daher wirst du kein unzumutbares Leiden erleben während dieser Elternschaftsübernahme. Am Ende ist es im Wesentlichen die bedingungslose Liebe, die um ihrer selbst willen zurückkommt – und dieses Selbst, das bist du.

Danach stabilisiert sich deine ganzkörperliche Wahrnehmung als Zeuge und auch als fühlender Teilnehmer und reift als eine vereinte bewusste Verkörperung völlig synchron mit dem Atem des Lebens. Du erreichst die bewusste, körperliche Einsicht, dass dein Gewahrsein (unbegrenzt) und dein Bodymind (begrenzt) zwei Aspekte desselben Mysteriums sind, durch welches Stille sich als Form ausdrückt und das immer zurückkehrt zur Stille. Das führt zu einem tieferen Prozess der Fügung (oder des lediglich ehrfürchtigen Schauens), wenn das Unbegrenzte und das Begrenzte in einem Liebesbund verschmelzen.

Hier beginnt dann die Party: Der Atem des Lebens (*als* dein Gewahrsein) durchtränkt deinen Bodymind gründlich bis in den Kern, und du fühlst, dass alle Bereiche, die du zuvor für zerbrochen, wahnsinnig, gespalten, dissoziert, schwach und nutzlos gehalten hast, bedingungslos geliebt werden, *genau so, wie sie sind.*

Die Tiefe dieser Durchtränkung ist vielleicht die schwierigste Phase, um sich da hinein zu entspannen und nichts zu ändern oder in Ordnung zu bringen, aber wenn du dich hier erstmal wohlfühlst, wird dir deine neue Perspektive helfen, dein Leiden für den Rest deines Lebens zu erleichtern. In der Vergangenheit reagierte ich schrecklich bei Versuchen, die verachteten oder zarten Teile meiner Persönlichkeit und Biographie zu erforschen. Diese Reaktionen bedeuteten, dass ich eine Menge Trümmer in meinem Kielwasser hinterlassen habe, selbst noch beim hilflosen Zuschauen. Aber wenn heutzutage ähnliche Situationen auftreten, bin ich nicht mehr so subjektiv unter Zwang wie zuvor. Also obwohl ich immer noch die Dinge sehr intensiv fühle, reagiere ich nicht unbewusst auf diese schmerzhaften oder empfindsamen Gefühle. Jetzt kann ich mit mir selbst als ein Zeuge sein, tief erleben, wer ich bin, aber ohne etwas auszuagieren – das ist nichtgetrenntes verkörpertes fühlendes Zeugenbewusstsein.

Die unerschütterliche Stille im nichtgetrennten, verkörperten, fühlenden Zeugenbewusstsein versetzt uns in die Lage, verachtungswürdige Aspekte unserer Selbst zu beobachten, als wenn das jemand anderem geschehen würde. Nichtdestotrotz fühlst du alles ganz tief und akzeptierst es, *so wie es ist,* dich selbst eingeschlossen. Mit dieser nun vorhandenen neuen inneren Haltung vermeidest du nichts, was mit dir zu tun hat, und versuchst auch nichts in Ordnung zu bringen. Stattdessen entspannst du, während der Atem des Lebens ungehindert jene Problembereiche durchtränkt und die inerten Aspekte deines Bodymind neu konfiguriert, bis sie sich wieder mit dem Ganzen verbinden. Eine fesselnde Diskussion des nichtgetrennten verkörperten fühlenden Zeugenbewusstseins kannst du bei Saniel Bonders *Waking Down* lesen.

Innewohnender Behandlungsplan

Der inhärente oder innewohnende Behandlungsplan ist das genaue, in der Abfolge festgelegte, geometrische Muster (die Form) der Bewegung, das in Reaktion auf die Primäre Respiration gegenwärtig ist, damit befasst, Inertia aufzulösen. Indem du in unerschütterlicher Präsenz verweilst, mit Händen in Schwingungsresonanz, die genaue Geometrie spiegelnd – in die Richtung, die am Endpunkt der Inspiration gewiesen wird – wirst man durch den innewohnenden Behandlungsplan durch die Intelligenz der Tide geführt. Auf der Ebene der Fluid Tide besteht der innewohnende Behandlungsplan aus der gegenwärtigen Bewegung (motion present) und dem Fluid Drive (fluid drive), kombiniert mit der Bewegung der primären Respiration. Die Definition kann sehr kompliziert werden – das ist meine einfache Interpretation dazu.

Körper *als* Bewusstsein

Wenn du beharrlich mit der nichtdualen Praxis der Biodynamik, wie ich sie lehre, weitermachst, wirst du Fähigkeiten entwickeln, um körperlich durch dieses endlose Mysterium des Körpers als Bewusstsein zu steuern. Dein Körper hat nicht nur ein Bewusstsein, er ist Bewusstsein.

Biodynamik, wie ich sie unterrichte, ist weder konzeptuell, noch ist sie auf einer spirituellen Laune begründet. Der Kernpunkt meiner Lehre ist einfach: Der Körper selbst wird dir die sinnliche Geschichte erzählen, wenn du bereit bist, still genug zu sein, um deinem Herzen das Zuhören zu erlauben. Wenn sich dein Körper völlig entspannt, bis er so tief in Stille versunken ist, dass all seine kontraktilen und inerten Stressmuster gelöst sind, dann wird das *bewusste* elektromagnetische Feld deines Herzens mit dem Feld der Intelligenz verschmelzen, das der kombinierten Intelligenz der fünfzig Trillionen Zellen deines Körpergeistes entspringt. Dann werden alle vom Stress eingenommenen Teile deines Körpers befreit, um zu einem kohärenten Feld zu werden, welches deinen Körpergeist umgehend zurück zur gesunden Funktion dirigiert. Das Leben ist ein Prozess, der die beständig wachsenden Ordnungen des Ganzen mittels Kohärenz organisiert. Und genauso erschafft der Atem des Lebens den Körper, hält ihn gesund und ganz und zündet die evolutionäre Funktion des Bewusstseins.

Lasst uns einen Blick auf den Stoffwechselprozess des Bewusstseins werfen. Die Grundsubstanz, ein flüssiges Meer von Bindegewebe, in dem die Zellen fließen, entsteht aus dem Mesenchym, eine totipotente Substanz, die sich aufgrund der funktionellen Kräfte in verschiedene Gewebe umwandeln kann, entsprechend der jeweils einwirkenden Kräfte. Die Grundsubstanz – Stoffwechselfelder – ist die Umgebung, in der kohärente Kommunikation körperweit zwischen den Zellen geschieht. Diese flüssige kristalline Matrix ist die Verbindung, durch die Lebensinformation von Außensignalen in die Zellen übertragen wird, mittels ihres *bewussten* Wächters, der

Zellmembran. Praktisch bedeutet das, dass die „unfehlbare Intelligenz"[150] des Atems des Lebens die flüssige Grundsubstanz als ihre Matrix oder ihr Medium benutzt, um ihre kohärenten Signale für Gesundheit und Ganzheit allen Zellen im Körper fehlerfrei zu vermitteln. Obwohl der Atem des Lebens durch die Primäre Respiration direkt mit der flüssigen Matrix verbunden ist, ist diese funktionell angepasst durch das elektromagnetische Feld des Herzbewusstseins, das diese Lebenskräfte der Transmutation zum Guten des ganzen Organismus kohärent dirigiert.[151]

Bewusstsein drückt sich selbst im Moment der Empfängnis *bedingungslos* aus als ein sich selbst formendes holographisches Feld, das vom Embryo her ausstrahlt; das Feld kommt dann mit den nötigen Informationen wieder zurück, um sich selbst in ein menschliches Wesen zu organisieren. Inzwischen tritt das einzigartige Signal des Organismus, das Selbsterkennungssystem, zutage, durch das der Embryo seine eigene Wesenheit – Selbst – vom Nicht-Selbst unterscheidet, lange bevor irgendeine physische Struktur oder ein organisches System erscheint. Bevor die Blutzellen Inseln formen, die den Embryo umgeben, und sich dann sammeln, um Blutgefäße zu bilden, beginnen die ersten Schrittmacherzellen zu schlagen und dieser Puls wickelt den Embryo in sein unverkennbares torusförmiges elektromagnetisches Feld, das die embryonalen Bewegungen des Atems des Lebens dirigiert, wenn er von der Peripherie zum Zentrum der Stille strahlt. Das Zentrum der Stille dieses wellenförmigen embryonalen charakteristischen Torusfeldes erzeugt gemeinsam mit dem Atem des Lebens die ursprüngliche Mittellinie, durch die der *explizite* Ausdruck von Bewusstsein nach dem 14. Tag als Primitivstreifen zutage treten wird, aus dem das Notochord hervorgeht. Bemerkenswerterweise setzt sich der Embryo nur zwei Wochen nach der Empfängnis durch und formt das Notochord, um das herum er sich in eine individuelle, erkennbar menschliche Gestalt organisiert. Die Biodynamik behauptet, dass der Körper während der Embryogenese durch die kohärente Kraft der Transmutation erzeugt wird. Diese Kraft ist dem Atem des Lebens innewohnend, weil sein mitschwingendes holographisches Feld auf das flüssige Mesenchym wirkt und es in Bewegung setzt. Und abhängig von der Art der jeweils vorhandenen Gravitationskraft (Verdichten, Dehnen, Saugen, Drehen, Schieben usw.) wird sich das Mesenchym in das Gewebe oder Organ umwandeln, das am besten die Funktion erfüllt, die bereits präszise Entwicklungsbewegungen in der flüssigen Matrix ausdrückt. Daher wird sich das Herz, aus dem Mesenchym hervorgehend, entwickeln, um das bereits zirkulierende Blut zu unterstützen, das von den pulsierenden den Embryo umgebenden Schrittmacherzellen bewegt wird. Und die aus dem Mesenchym entwickelten Hirnhäute werden sich strecken und verdoppeln, um das Gehirn während seines raschen Wachstums in Sektionen zu unterteilen.

Und die Hirnhäute werden sich weiter durch Verdichten und Dehnen in Hirnkapsel und Gesichtsknochen umwandeln. Die Schädelbasis, eine andere Struktur, umgewandelt aus dem Mesenchym, wird geformt, wenn es zwischen dem Gehirn und dem hinabgesunkenen Herzen zusammengedrückt wird; es enthält mehr Knorpel als Schädelknochen, weil es das sich bereits schnell entwickelnde Gehirn besser unterstützt und schützt.

Zahllose Transmutationsbeispiele können während der embryologischen Entwicklung gesammelt werden. Es ist für mich offensichtlich, dass die Entwicklung des Bewusstseins einen menschlichen Körper braucht, um sich selbst ausdrücken und realisieren zu können, und meine Forderung an „wissenschaftliche" Skeptiker lautet, mir irgendwo einen Punkt entlang des menschlichen Körper-Geist-Spirit-Spektrums zu zeigen, wo kein Bewusstsein gefunden werden kann? (Siehe *Bodymind*)

Kohärenz

Kohärenz ist ein nichtlinearer Prozess, der das Verhalten des Organismus im Kontext gestaltet – seine Beziehung zu sich selbst, zu anderen Teilen und zum Ganzen. Das ist ein wichtiges biodynamisches Konzept zum Verständnis von Gesundheit und Krankheit. Einer der Schlüsselpunkte in der Biodynamik sagt aus, dass lebende Organismen ganz sind – eine Einheit – und das Verständnis für den Prozess der Kohärenz unterstützt diesen Punkt. Kohärenz bedeutet, dass jeder Teil zugleich beides ist: eine individuelle unabhängige Einheit ebenso wie Teil eines noch größeren Ganzen. Jeder Teil verhält sich innerhalb seines „Freiheitsgrades" als ein Individuum und ist ganzheitlich verbunden mit allen anderen Teilen, die alle integraler Bestandteil des Ganzen sind – die Verbindung beginnt beim Kleinsten und geht bis ins Unendliche. Daher sind alle Teile gleichzeitig individuell und ganzheitlich mit allen anderen Teilen in Beziehung und formen im Zusammenhang ein vollständiges Ganzes ohne Ende. Was hat Kohärenz also mit dem Im-Neutralsein des Practitioners zu tun? Eine Menge. Hier steht, was Dr. Ho über die Empfindsamkeit des Organismus sagt:

> „Eines der Kennzeichen des lebenden Systems ist, dass es außergewöhnlich empfindlich auf spezifische schwache Signale reagiert, wie zum Beispiel ein Auge ein einzelnes Photon ausfindig machen kann, das auf die Retina fällt, wo die darin enthaltene lichtempfindlichen Zelle ein Akti-

> onspotential aussendet, das eine millionenfache Verstärkung der Energie im Photon darstellt. Diese Sensitivität ist für alle Teile des Systems charakteristisch; kein Teil muss angetrieben oder in eine Aktion gezogen werden, noch muss es einer mechanischen Regulation oder Kontrolle unterworfen werden. Stattdessen hängt die aufeinander abgestimmte Tätigkeit aller Teile von der schnellen gegenseitigen Kommunikation im ganzen System ab … und aufgrund der großen Menge an Energie, die überall gespeichert ist, verstärkt es automatisch schwache Signale, und weil die gespeicherte Energie kohärent ist, sind die erregbaren Zellen und Gewebe bereit, spezifisch und oft mit makroskopischen Aktionen zu reagieren."[152]

Dr. Ho macht deutlich, dass kein Teil angetrieben, gezogen oder einer mechanischen Regulation unterworfen werden muss. Sie führt die Erklärung weiter aus, wie das in das Ganze passt: „Es kann gut sein, dass die ökologische Stabilität und Nachhaltigkeit abhängig sind von der Vielfalt, um die Homöostase aufrechtzuerhalten. Könnte es sein, dass in der „Geophysiologie" des Planeten Erde dieselbe Körperweisheit vorhanden ist wie im Stoffwechsel?"[153] Diese Beziehung zwischen dem Teil und dem Ganzen wird noch weiter von Dr. Ho verdeutlicht: „Wir sind jeder von Moment zu Moment dieselbe erkennbare, klar abgegrenzte Person, obgleich wir ständig Sauerstoff ein- und Kohlendioxid ausatmen, kleine Tode sterben und kleine Wiedergeburten mit unserem Stoffwechsel durchleben. Wir sind im Grunde ein geschlossenes System voll mit gespeicherter Energie, gespeist von einem offenen Kreislauf, eine exotische goldene Blume genährt durch die grüne Zündschnur des Lebens."[154] Wir sind Einzelpersonen, aber wir sind auch etwas Ausgedehnteres.

Dann taucht Dr. Ho in das Allerkleinste:

> „Kohärente Anregungen machen das System nur dann für spezifische Signale empfindlich, wenn das System auf das Signal eingestimmt ist oder mit ihm mitschwingt. Die ganze Zelle ist extrem dynamisch, die Verbindungen zwischen den Teilen genauso wie die Anordnungen des Zellskeletts, der Membranen, und die Chromosomen können alle innerhalb von Minuten umgestaltet werden durch entsprechende Signale aus der Umgebung, wie zum Beispiel die Anwesenheit von Nahrung und Licht, Hormonen, Wachstumsfaktoren, mechanischer oder elektrischer Stimulierung.[155] Die ganze Zelle handelt wie ein kohärentes Ganzes, so verbreitet sich eine Information oder Störung von einem Teil sofort zu allen

> anderen Teilen. Die ganze Zelle und ihre Bestandteile formen ein Tensegrity-System (aufgrund des Beziehungsnetzwerks des Bindegewebssystems), das sich immer als Ganzes deformiert oder verändert, wenn lokaler Stress und Belastung erfahren werden.[156] In einem Experiment, in dem ein magnetisches Feld die Lage eines spezifischen Empfängerproteins an der Zellmembran dreht, erstarrt die ganze Zelle im Widerstand, um zu zeigen, dass mechanische Signale in die Regulierung vieler Zellfunktionen involviert sind."[157]

Dieses letzte Argument veranschaulicht, warum ich so darauf bestehe, sich nicht in die inhärente Weisheit im Körper deines Klienten einzumischen. Alles ist verbunden.

Krieg

Krieg charakterisiert hier westliches Verhalten dem Körper gegenüber aufgrund einer fundamentalen Fehlwahrnehmung, die das moderne menschliche Bewusstsein gespaltet und den Geist (spirit) vom denkenden Verstand (mind) und den Verstand (mind) vom Körper getrennt hat. Der von den Cartesianern propagierte Ismus: „Ich denke, daher bin ich" behauptet, dass das denkende Bewusstsein durch die Leistung des Denkens zum „Ich" wird, und verkündet daher die Sinnestäuschung, dass das Denken von Körper und Natur getrennt und dem Körper und der Natur überlegen sei. Diese Trennung von Körper und Geist wird durch jahrtausende alte religiöse Verdammung der Natur verschlimmert, wo der bedauernswerte Körper als unrein, böse oder dem Geist unterlegen angesehen wird. Manche Religionen behaupten, dass es eine oder mehrere Lebenszeiten braucht, mit Wachsamkeit und sehr harter Arbeit, um diese lästigen Gefühle, Sehnsüchte und Bedürfnisse des Körpers zu läutern, so dass er verfeinert, entwickelt und wertvoll genug werden kann, um mit dem reinen Geist zu sein. Andere Religionen, die sogar heute noch als nichtdual angepriesen werden, behaupten immer noch, dass es für den Körper oder die Natur hoffnungslos sei, solche imposanten Höhen zu erreichen, und daher sei es der beste Weg, den Körper als eine nutzlose Hülle, die man mit sich herumschleppen muss, aufzugeben, während man ihn aus der Haltung des höheren Bewusstseinszustandes für nicht wirklich erklärt: „Ich bin nicht mein Körper.", „ Ich bin nicht meine Gefühle." Das ist dualistischer Nichtdualismus. Aber in welcher Form auch immer verursachen dualistische Fehlwahrnehmungen Krieg und sorgen für seinen

Fortbestand, und in unserem Organismus übersetzt sich das als der Krieg zwischen den beiden Polen: der maskulin denkende Pol des Kopfes und der femin fühlende Pol des Körpers. Wir sind von dieser Fehlwahrnehmung völlig durchdrungen, bis in die Struktur unserer Moleküle hinein, was im Wesentlichen durch die erfundenen Vorstellungen von der Realität verursacht ist. Die evolutionäre Funktion des Atems des Lebens ist nach meiner Meinung die Heilung dieser Sinnestäuschungen – den ganzen Weg hinunter bis in die Moleküle – und vielleicht wird das ein wenig Zeit brauchen. Talbot beschreibt in seinem *Holographischen Universum* die extreme Kraft der Fehleinschätzung: „… am Ende kann der Geist/Körper nicht mehr unterscheiden zwischen den neuronalen Hologrammen, die das Hirn verwendet, um die Wirklichkeit zu erfahren, und jenen, die es (das Gehirn) während der Vorstellung von Wirklichkeit herbeihext. Beide haben eine dramatische Wirkung auf den menschlichen Organismus, einen so kraftvollen Effekt, dass das Immunsystem dadurch moduliert werden kann … und unser lebendiges Fleisch auf unglaubliche Weise neu formt."

Lamina Terminalis (LT)

Die Lamina Terminalis ist buchstäblich das Ende des Gehirns. Ganz am Beginn der embryonalen Entwicklung, bevor sich das Gehirn faltet, war die Lamina Terminalis an der Spitze, lag als Endpunkt des Gehirns am embryonalen anterioren Neuroporus (eine vorübergehende Öffnung des embryonalen Neuralrohrs), welcher zum dritten Ventrikel wird. Das ursprüngliche Herz (Sinusknoten), der Vorderdarm (frontale Mittellinie) und das Zwerchfell waren oberhalb der Lamina Terminalis, bevor sie jeweils zu ihrer entsprechenden Position im Körper abgesunken sind. Die Lamina Terminalis ist das anatomische Fulkrum für die Entwicklung und die Funktion des zentralen Nervensystems (ZNS) und funktioneller Endpunkt des Sutherland- Fulkrums, das an der Vena cerebri magna, der Galen-Vene, entspringt. Deshalb verbinden sich das zentrale Nervensystem, die reziproke Spannungsmembran und die Fulkren der am Steißbein endenden Kernverbindung funktionell bei der LT und stehen miteinander in Kontakt über die Hypophysen-Epiphysen-Achse. Diese Achse verbindet auch die auf- und absteigenden Strömungen des Atems des Lebens zu einem einzigen Ausdruck – diese Verbindung schließt auch ein Bewusstsein mit ein für den Felt Sense des anterioren Duragürtels, der an der Lamina Terminalis (bei der Hypophyse) anheftet und der dritte Ventrikel mit der Hypophysen-Epiphysen-Achse und dem Ursprung des Sutherland-Fulkrums (nahe der Epiphyse) zu einer einzige Funktionseinheit vereint. Der Sinusknoten ist das Fulkrum, wo sich die lemniskatenförmigen Bewegungen der auf- und absteigenden Strömungen zu einem Strom vereinen – und der Status dieser funktionellen nichtdualen Einheit kann über den Felt Sense des anterioren Duragürtels beurteilt werden. Die Hypophyse und die Epiphyse, als eine mehr lokale funktionelle Lemniskate, sind an der Verteilung der Potency der auf- und absteigenden Strömungen durch den Bodymind beteiligt, nachdem sie sich im Sinusknoten funktionell vereint haben. (siehe *Anteriorer Duragürtel*). Die Hypophyse formt gemeinsam mit dem Herzen eine integrierte funktionelle Einheit bezogen auf die tonale Qualität der Wahrnehmungskräfte menschlicher Wärme – die *buddhi*-Kraft. Das sind Herzkräfte, die das konzeptuelle, kühle, objektive Denken wärmen und menschlich machen und die das Denken in ein herzbasiertes 'Fühlen-Denken', in eine ursprüngliche, urtümliche, körperlich gefühlt sinnliche oder animalische Körperlogik verwandeln. Es wurde spekuliert, dass sich mit der Entwicklung der menschlichen Wahrnehmung auch die Hypophyse zu einem bewussten Organ entwickeln wird, das inhärent diese Wärme erzeugt aufgrund seiner Wahrnehmungsverbindung mit dem Herzen, das angewärmtes Denken als eine Funktion des absteigenden Stromes als ein körperlich-sinnliches Wahrnehmen empfängt. Und da gibt es umgekehrt noch eine andere Verbindung, die den aufsteigenden Strom mit einbezieht: Der Sinusknoten durchtränkt das Blut fortwährend mit seiner Herzstrahlung, welche aufwärts zum Innersten des Gehirns zur Zirbeldrüse strömt. Von dort verbindet es sich mit der universellen Strahlung des Atems des Lebens, der dann schneller als Lichtgeschwindigkeit zurückkehrt, um das Innerste des Gehirns mit der universellen Intelligenz des Atems des Lebens zu erfüllen. Daraufhin verteilt die Corona Radiata diese Intelligenz durch den absteigenden Strom, via frontale Mittellinie, im ganzen Körper. (Das ist dem fünften Kapitel *Arbeitsbuch für Biodynamisch Praktizierende = e-book: Stillness practices German* entnommen), Esoterische Anatomie, wo weitere Details zur Hypophysen-Zirbeldrüsen-Verbindung enthalten sind.)

Lange Tide

Der Kontakt mit der Langen Tide als ein Ausdruck des Atems des Lebens flößt der gesamten Bodymind-Seele des Klienten Potency als reine Leichtigkeit ein, und wirkt vielen Dimensionen und Ebenen zur gleichen Zeit. Wenn die Primäre Respiration aufwallt und die Mittellinie hinaufsteigt, dehnt sie sich auch aus und strahlt nach außen, wobei sie die Tonalität der originalen gesunden Bewegung hervorbringt, die daraufhin die ideale geometrische Körperform (Blaupause) wieder herstellt. Zunächst mit Leichtigkeit durchtränkt, erzeugt die Primäre Respiration der Langen Tide Auftriebskraft in allen kontrahierten inerten Bewegungsmustern. Das dehnt den Raum innerhalb der Blaupausen-Ebene des geometrischen Formfeldes, er öffnet sich und entlässt die inerte Bewegung, die nun beginnen kann, frei in dieser Blaupausen-Matrix zu fließen. Das löst die inerten Muster und befreit sie, so dass sie sich in dieser Weiträumigkeit, in der die Schwerkraft außer Kraft gesetzt ist, in jede Richtung bewegen können – die fixierten Fulkren, die inerte Bewegung organisieren, sind dann frei, sich automatisch zu verschieben und unter dem Einfluss der Primären Respiration wieder auf die ursprüngliche Mittellinie auszurichten. Das Fulkrum der Primären Respiration im Körper ist die Mittellinie, von wo aus sie gesunde Bewegung an den Bodymind verteilt. Auf einer höheren Kohärenzebene ist das die Bedeutung der von Dr. Still, dem Begründer der Osteopathie, gegebene Analogie, 'die vertrockneten Felder des Lebens bewässern'. Man stelle sich trockenes, zerknittertes Seegras vor, was wieder ins Meer gelangt. Zuerst wird das Seegras schwimmfähig, was es dem Einfluss der Schwerkraft entzieht. Danach durchdringt aufgrund von Osmose das Wasser die Zellen des Seegrases, die so mit dem Leben spendenden Wasser hydriert werden, was das Seegras wieder in seine ursprüngliche Form zurückkehren lässt. Das Seegras ist nun freischwebend und kann fließend mit den Bewegungen des Meeres mitschwingen, weil es mit dem Ozean wieder zu einer Einheit verbunden wurde. Ähnlich, wie die freischwebenden Fulkren sich zur Mittellinie zurückorientieren, findet auch die gesamte Mittellinie wieder in ihre ideale Position. Dann kann unter dem Einfluss des Atems des Lebens, der von dieser neu geschaffenen ursprünglichen Mittellinie ausstrahlt, die ursprüngliche Form aller Körpersysteme zurückkehren.

Während der Inspiration gibt es eine Durchtränkung der inerten Bewegungsmuster mit strahlendem Leben und Leichtigkeit, was diese befreit, so dass sie Bewegung ausdrücken können, die mit den geometrischen Stoffwechselfeldern der Form übereinstimmt; und bei der Exspiration gibt es geometrische Gestaltänderungen in den Geweben, um die neue Form anzupassen. Das ist eine Zeit-Raum-Verschiebung: Wenn der Bewegungsrhythmus langsamer wird, dehnt sich der Raum aus, mit anderen Worten, wenn die *Zeit abnimmt, nimmt der Raum zu.* Während der Exspiration kehren die Fulkren zu einem idealen Gleichgewicht, bezogen auf die Mittellinie, zurück, was die Gestaltung der Gewebe gemäß dieser neuen gesunden Formvorgaben reorganisiert, die während der Inspiration durch die Potency festgelegt wurden. Die Präzision dieses Prozesses geht weit über das intellektuelle Fassungsvermögen eines jeden hinaus.

Eine Behinderung des Atems des Lebens kann nicht ohne schädliche Konsequenzen bleiben, daher darf man keine Techniken anwenden, keine Vorschläge, Absichten, Visualisierungen oder irgendwelche anderen efferenten Wahrnehmungsaktivitäten, wenn man den Atem des Lebens völlig frei lassen möchte, um diesen wunderbaren Prozess zu vollenden. Jedes Tun, jede Visualisierung, jede Intention oder efferente Aktivität – nimmt etwas von dieser innewohnenden Genauigkeit. Jeder efferente Impuls hinterlässt zunehmend Stressspuren als Störungsmuster in dem Feld der Primären Respiration im Klientensystem und zwingt so die Potency des Atems des Lebens, diesen Stress zu lösen. Das Ausmaß der angewandten efferenten Kräfte – wie beabsichtigen, suchen, Anatomie visualisieren, Stillpunkte vorschlagen oder Techniken anwenden –, entspricht dem Maß, in dem du dem Klienten seinen innewohnenden Behandlungsplan der Gesundheit entziehst. Damit der Atem des Lebens völlig frei ist, bedarf es deiner Mitarbeit und deiner völligen Hingabe an die Bewegung der Gesundheit im Neutral.

Frequenzen der Langen Tide: Eine Frequenz von hundert Sekunden, mit fünfzig Sekunden Inspiration und fünfzig Sekunden Exspiration – das kommt in der Natur im Protoplasma aller lebenden Organismen und in den Menschen so vor. In der Akupunktur bezeichnet Lange Tide die „spezifischen Energien", die an den Hung-Punkten in sehr enger Beziehung zum lymphatischen System stehen – mit einer Bewegung, die sechsmal in zehn Minuten geschieht (ein Hundert-Sekunden-Zyklus).[158] Die Flüssige Tide ist relativ stabil, aber die Lange Tide ist nicht variabel. Die Potency des Atems des Lebens wird direkt wahrgenommen, wenn dein Wahrnehmungsfeld für diese Bewegung offen ist. Diese Bewegung ist die Schöpferkraft von Form und Funktion. Ihr Fulkrum ist die ewig gegenwärtige Dynamische Stille, die aus der Ganzheit hervorstrahlt, welche der ganze Körper in der Unendlichkeit *ist*. Diese Bewegung erzeugt Gesundheit und wiedervereint alle getrennten, bioelektrischen, biomolekularen und biomechanischen Unterteilungen, die wir willkürlich erzeugen, und ist sie einmal vollständig, verbindet sie diese wieder mit dem Ganzen.

Laterale Fluktuation (LF)

Dr. Jealous lässt uns wissen, dass die laterale Fluktuation wegen ihrer multidimensionalen Aspekte und variierenden Funktionen nicht wirklich definierbar ist. Sie wird als eine dreidimensionale Achter-Figur (lemniskatenförmige Bewegung) charakterisiert, die sich um ein zentrales, automatisch sich verschiebendes Fulkrum im Fluid Body bewegt (das ist gesunde laterale Fluktuation). Laterale Fluktuation erscheint unter sehr verschiedenen situativen Bedingungen und hat vielfache Funktionen, die meisten davon noch unentdeckt. Die wenigen bekannten Aspekte beziehen sich auf verschiedene Situationen in verschiedenen cranialen Enfoldments. Z.B. in der Cranialen Welle, wenn die Gewebe beginnen, auf eine automatische mechanische Weise schnell seitlich zu pendeln (fluktuieren), während du eine Technik zur Herstellung des Spannungsgleichgewichts der Membranen anwendest, sagt dir die Intelligenz 'nein'. (Siehe ‚Tonale Übereinstimmung mit der Cranialen Welle', Kapitel 10). Es bedeutet also ein 'Nein', wenn die schnelle, laterale Fluktuation in der Flüssigen Tide erscheint, während man efferente Kräfte auf den Fluid Body anwendet, um eine Spannungsgleichgewicht der Flüssigkeiten zu erreichen (Siehe auch 'Tonale Übereinstimmung mit der Flüssigen Tide', Kapitel 10).

Jedoch erscheint die laterale Fluktuation in einer komplett anderen Situation, die eine völlig andere Bedeutung hat, wenn sie *nach* einem Neutral und *während* einer automatischen Verschiebung eines Fulkrums auftaucht. Das ist laut Jealous eine inhärente Funktion innerhalb des Fluid Body selbst, seitens der neu organisierenden, integrierenden und rebalancierenden Potency in den verschiedenen inerten Bereichen, wo sie durch die Intelligenz in den Fluid Drive verwandelt worden ist – und so bringt diese Art der lateralen Fluktuation alle diese Teile in Harmonie mit dem Ganzen. Eine weitere LF ist eine zentrale Fluktuation, die man am Ende einer Behandlung wahrnehmen kann: Man nimmt LF, die aber nicht schnell ist, im zentralen Nervensystem unter dem Hinterhaupt wahr, die anzeigt, dass die Potency gerade dabei ist, die umgestalteten Gewebebereiche zu integrieren und wieder mit dem Ganzen zu synchronisieren, was sich als laterale Fluktuation und transverse Ganzkörperatmung der Primären Respiration als eine Einheit vollendet. Laut Dr. Jealous stellt das die vestibulären Reflexe und Stellreflexe des Klienten neu ein, so dass dieser sich im Raum orientieren und ohne Behandlungsreaktionen aus der Praxis gehen kann. (Siehe Jealous' CD 'Laterale Fluktuation' für eine exzellente und vollständigere Abhandlung der lateralen Fluktuation und siehe *Lemniskate*).

Lemniskate

In seiner einfachsten zweidimensionalen Form ist eine Lemniskate eine Achterfigur, aber als ein grundlegendes Bewegungsmuster des Lebens entzieht es sich jeglicher Beschreibung.[159] Als ein fundamentales fraktales Bewegungsmuster des Lebens ist die Lemniskate eine Achterfigur, die nichtlinear und multi-dimensional ist, sich beständig wandelnd. Wie ein Möbiusband drückt diese rätselhafte Achterfigur-Bewegung die Muster aus, durch welche die gestaltenden Kräfte lebende Organismen erschaffen. Im Zentrum dieses komplexen Feldes von multiplen Achterfigurmustern ist ein Fulkrum oder ein Punkt der Stille, der sich in fortwährendem Fließen befindet, ständig seine Position verändert, um sich allen äußeren und inneren Einflüssen anzupassen, die seine Funktion beeinflussen. Die äußeren Kräfte treten in dieses fließende Fulkrum ein durch ein unbegrenztes fraktales Feld von Lemniskatenschleifen, die von der Peripherie zurückkommen und das Zentrum mit neuen Informationen berühren, die den Organismus verändern. Die Lemniskate strahlt dann wieder vom Zentrum zur Peripherie mit neuen Informationen, die den veränderten Körper reflektieren. So wird eine sich permanent verändernde fraktale Matrix hervorgebracht, die Informationen zwischen dem Organismus (Zentrum) und dem Atem des Lebens (Peripherie) austauscht.

Du kannst wahrnehmen, dass die Lemniskate die longitudinalen mit den transversen Bewegungsmustern im Fluid Body deines Kliente vereint. Und in deinem eigenen Körper erzeugt das elektromagnetische Feld deines Herzens eine Lemnikate, die ein komplexes holographisches torusförmiges Feld bildet, welches seine Schleifen als undefinierbares Fraktal in die Unendlichkeit ausstrahlt und zurück, buchstäblich unbegreiflich für einen denkenden Geist. Du kannst mit diesem Prozess direkt in Kontakt gehen und ihn wertschätzen mittels deiner Herzwahrnehmung und deines erwachten Body Felt Sense.

Zum Beispiel schauen wir uns das Blut an. Obgleich das Blut, das im Embryo fließt, als eine Strömung erscheint, bewegt es sich tatsächlich wie ein Möbiusband – in zwei getrennten Strömen, die sich um eine zentrale Leere oder einen Wirbel der Stille drehen. Bis zu *einem Drittel des fließenden Blutstroms besteht aus Raum oder Stille,* die das Fulkrum darstellen, welches die Potency liefert, die den Fluss antreiben hilft und die die Lemniskate, die achterförmige Form des Stromes bestimmt.[160]

Ein bedeutsamer Mitspieler bei all diesem ist das Wasser (siehe Wasser, weiter unten, für mehr Informationen.) Das Mesenchym ist die wässrige Matrix, die die „Mutter" dieser Funktionen ist, wie wir sehen werden.

Longitudinale Fluktuation

siehe *Absteigender Strom*

Matrix

Matrix bezieht sich auf Gebärmutter, Mutter oder den Ursprung – die Grundsubstanz, aus der das Leben entspringt, sich entwickelt, formt, nährt und selbst erhält, kommuniziert und bewusst ist. Prinzipiell wird die Zelle nicht länger von der erleuchteten Wissenschaft als ein Behälter mit Wasser, das eine Mischung bestimmter Verbindungen und Substanzen enthält, angesehen, sondern als eine kohärente lebendige Matrix, umgeben von der Grundsubstanz, die für das selbstregulatorische System im Körper verantwortlich ist. Die Matrix ist eine Komposition aus einem flüssigen Substrat, das jede Zelle badet, und auch innerhalb jeder Zelle ist, und stellt das Trägermedium für die globale körperweite Kommunikation bereit. Es verhält sich wie ein Flüssigkristall, der die gesamte Quantenschwingungsinformation mit verschiedenen Geschwindigkeiten simultan durch den ganzen Körper kommuniziert – Licht, Klang, Druck, Spannung, Wellen, Temperatur und so weiter. Die Matrix als Grundsubstanz besteht aus funktionellen Einheiten der Endleitungsbahn oder des Endpunktes der Gefäß- , Bindegewebe- und Lymphstrukturen und der Strukturen des vegetativen Nervensystems. Alle diese Einheiten baden in der Grundsubstanz, durch welche diese funktionellen Strukturen das gesamte Zellmilieusystem regulieren. Die Matrix sorgt für Zellernährung und Müllabfuhr, ist an jeder Phase der Entzündungs- und Abwehrprozesse involviert und ist für alle grundlegenden vitalen Funktionen der Zellen verantwortlich. (Siehe Lipton). Wenn die Grundsubstanz irgendeinem Stress, egal woher, ausgesetzt ist, verwandelt sie sich von einem flüssigen Gleitmittel zu einer mehr viskoseelastischen gelartigen Substanz, die nicht nur Energie verbraucht, sondern auch weniger beweglich und damit auch weniger spontan in ihrer Adaptationsfähigkeit bezüglich Veränderungen in der Matrix ist (demnach wird es in seiner Funktion und Bewegung inert). Die Grundsubstanz ist zusammengesetzt aus Glykosaminoglykanen; Proteoglykan-Dermatinsulfaten, Heparinsulfaten, Keratansulfaten, Hyraluonsäure, Strukturglykoproteinen, netzwerkbildende Proteine, Fibronektin; Chondronektin, Immuntransferfaktoren; Zucker und Wasser. Was gibt es noch zu sagen: „Eine ganze Klasse 'transmembran' verbindender Moleküle oder ‚Integrine' wurde entdeckt … es wurde nun erkannt, dass die zytoplasmatische Matrix auch zur Kernhülle, zur Kernmatrix und zu den Genen eine Verbindung hat." (Siehe Oschman, S. 45-47). Oschman erklärt, dass Integrine die flüssige Grundsubstanz mit Tensegrität versorgen, was eine multidimensionale Elastizität darstellt, die alle Zellen miteinander verbindet, so dass alle Teile als eine Einheit funktionieren können. Die Integrine sorgen für eine integrierte Micro-Skelett-Struktur, die sich vom extrazellulären Bereich durch die interzellulären Komponenten und in die Gene selbst erstreckt. Die Vibrationen in der Matrix übermitteln Informationen, die biochemische Veränderungen in den Zellen bewirken: „Ein Gewebematrixsystem mit Tensegrität ermöglicht eine spezifische Informationsübermittlung durch die Zellen (und durch den gesamten Organismus) durch die direkte Übertragung der chemomechanischen Vibrationsenergie mittels harmonischer Wellenbewegung. (Siehe Oschman, S. 62-67)

Ein wichtiger Mitspieler ist dabei das Wasser. Die Resonanzfunktion der Wasserstoffverbindungen in Wassermolekülen wird gerade erst erkannt. Die Information ist in den Verbindungswinkeln gespeichert, und durch die Frequenz, mit der solche Verbindungen vibrieren, übermitteln sie die Information. Auch können sich Gruppen von Wassermolekülen – eine lose Matrix bildend – miteinander verbinden, die dann Quanteneffekte ausstrahlen, die als Superstrahlung bezeichnet werden. Superstrahlung übermittelt anderen Molekülen Information durch Schwingungskopplung. Dieses Resonanzphänomen der Wassermoleküle ereignet sich zunächst im extrazellulären Bereich und wird dann in die Zellen übertragen, um bei der Funktionsregulierung zu helfen. Homöopathische Medikamente wirken auf die Vibrationsmuster dieser Wasserverbindungsnetzwerke, verändern diese und damit auch die informativen Botschaften, die in die Zellen selbst gesandt werden. Oschman legt nahe, dass die Wassermoleküle, die in dem extrazellulären Bereich vibrieren, ihre Signale mittels Schwingungskopplung direkt in die Zelle übertragen. Durch Änderungen des Vibrationszustandes des Tensegritätssystems, wozu auch Zellen, Zellkerne und Gene gehören, übermittelt die Vibrationsprägung des Wassers auch funktionelle Information. (Siehe Ho, Lipton, Oschman, Pischinger, und siehe *Kohärenz* und *Bindegewebe*).

Mesenchym

Mesenchym ist eine omnipotente Substanz, die in der Lage ist, sich in viele verschiedene Gewebe zu verwandeln, in Abhängigkeit von den Kräften, denen sie ausgesetzt ist. Es ist sehr wichtig, die Rolle des Mesenchyms in der Embryologie zu verstehen. Mesenchym kann mit einer wässrigen Matrix oder einem klaren Teich verglichen werden – es ist eine Mustervorlage, in der sich die Kraft der Primären Respiration mit Leichtigkeit und Schwerkraft verbindet, um alle körperlichen Funktionen einschließlich des Empfindungsvermögens hervorzubdringen.

Deine Chorda dorsalis, gemacht aus dem Mesenchym, ist ein physisches Fulkrum

– der vertikale Referenzstrahl der Stille – für die Gestaltung des Körpers. Wenn sich das Notochord (der Achsenstab) in Segmente teilt, erzeugt es Somiten, die sich dann zu Bandscheiben, Wirbeln, Nerven, Blut- und Lymphgefäßen, Muskeln und den sensorischen Dermatomen der Haut entwickeln. Die Hirnhäute (oder das Membransystem) entwickeln sich auch aus dem Mesenchym und seine Verdoppelungen werden durch das rasche Hirnwachstum verursacht, welches für Dehnung, Kompression und Verdopplung sorgt.[161] Schädelknochen entstehen aus der Durამembran, die sich aufgrund des vom schnell wachsenden Gehirn ausgeübten Drucks zu Knochen verdickt. Spalten öffnen sich in den Schädelknochen, durch die die Nerven und vaskulären Bestandteile hindurchgehen, und dann schließen die Spalten sich wieder, wobei sie Zwischenwirbelkanäle und die verschiedenen Foramina im Cranium bilden. Durch die Dehnung erzeugen die Hirnhäute die Nadeln und Fortsätze in den Schädelknochen – Processus clinoideus des Keilbeins, Christa galli des Siebbeins, Felsenbein im Schläfenbein, usw. Die Schädelbasis, auch aus dem Mesenchym entstanden, wird durch den erhaltenen Druck geformt, wenn es zwischen dem rasch wachsenden Gehirn und dem absteigenden Herzen gequetscht wird, das von unten an das Gehirn grenzt. Die Schädelbasis, die auch aus Mesenchym entsteht, wird durch den auf sie wirkenden Druck erzeugt, wenn sie gequetscht wird, zwischen dem schnellwachsenden Gehirn und dem absteigenden Herzen, das von unten an das Gehirn grenzt. Die Schädelbasis ist der Teil des Craniums, der am stärksten der Spannung widersteht, und weil es das Gehirn unterstützen muss, enthält es eine höhere Knorpeldichte als das membrane Neurocranium.

Das Gesicht, der Vorderdarm, die Hypophyse, die Epiphyse, das Herz und das Zwerchfell werden alle an der Spitze des Notochord gebildet. Ausgehend von der Spitze des Notochord bewegt sich das ursprüngliche Herz nach vorne und hinunter, während das Gehirn wächst und der Kopf Form annimmt. Die Halsschlagadern sind an der Spitze der Pars petrosa des Schläfenbeins beim Keilbein angelegt, wo das Herz in der Mittellinie begann. Das Zwerchfell entstammt dem präsphenoidalen, ventralen Mesenchym, bevor das Herz absinkt.

Mesenchym ist auch die Quelle für das Bindegewebe und es formt praktisch alles: die Muskeln, das Blut, die Blut- und Lymphgefäße, das Herz, Knorpel, Skelettsystem, Urogenitalsystem, die Nieren, die Mesothel-Auskleidungen des Herzbeutels, des Rippenfells und der Bauchfellhöhlen. Nahezu das gesamte Kommunikationssystem im Körper geht aus dem Mesenchym hervor.

Mesoderm erscheint nicht vor dem fünfzehnten Tag. Davor besitzt der Embryo nur Ektoderm und Entoderm. Die elektrische Achse, die durch die Polarität zwischen Ektoderm und Entoderm erzeugt wird, lässt den Primitivstreifen entstehen, der beim Schwanzende des Embryos beginnt und aufwärts strebt. Von der Spitze des Primitivstreifens kommt es zu sehr schnellen Zellvermehrungen. Wenn Zellen von der ektodermalen Schicht einströmen, gehen sie in alle Richtungen zwischen Ektoderm und Entoderm und werden zum intraembryonalen Mesoderm. Bei der Differenzierung in drei Schichten teilt sich dann das Mesoderm in die paraxiale, die intermediäre und die laterale Platte auf, aus denen sich alle oben genannten Strukturen entwickeln.

Beim Heranwachsen des Embryos wird der Primitivstreifen im Steißbein bleiben, um das Zentrum für die Zündung des aufsteigenden Lebensstroms zu werden. Am cranialen Ende des Primitivstreifens ist der Primitivknoten, der zum neuroenterischen Kanal und dem Ort für die Entwicklung des Notochord wird. In Erinnerung an den Mythos über den Lebensbaum macht das Notochord damit weiter, ausgehend von der Spitze des Primitivstreifens einen vertikalen Stab von Mesoderm wachsen zu lassen, wie ein Baumstamm. Dann teilt sich der Stab von der Spitze abwärts, um die embryologischen Segmente der Wirbelsäule, der Bandscheiben, Muskeln und Dermatome der Haut zu bilden – und daraus gedeiht der Körper. Das Notochord verbindet den Dottersack mit der Amnionhöhle, die später den Ventrikeln amniotische Flüssigkeit zuführt, die dann zu cerebrospinaler Flüssigkeit werden. So ist das Neuralrohr – das gebildet wird, wenn das Ektoderm von außen „Haut" wölbt und sie zur Bildung eines Innenrohrs nach innen bringt – mit dem Darmrohr verbunden, das die Eingeweide auskleidet, das Entoderm. Das Gehirn und der Darm scheiden ähnliche Hormone hinsichtlich Schmerzkontrolle aus.

Metabolisches Feld (Stoffwechselfeld)

Das Stoffwechselfeld ist ein aktiver Bereich in der flüssigen Matrix, wo räumlich geordnete Stoffwechselbewegungen von submikroskopischen Teilchen stattfinden. Die Entwicklungsbewegungen bestehen aus Stoffwechselbewegungen innerhalb der Stoffwechselfelder. (Siehe Blechschmidt 1961).

Mittellinie

Die Mittellinie ist eine senkrechte Linie der Stille mit einem bioelektrischen Feld, welches als ein kraftvoller Referenzstrahl erscheint, um den die holographische

Matrix alle Funktionen und Strukturen während der embryologischen Entstehung, der Erhaltung und Heilung, Wahrnehmungsfähigkeit und Bewusstwerdung ausrichtet. Die Mittellinie widersetzt sich jedoch genau genommen jeglicher Beschreibung, weil sie sich auf viele Weisen manifestiert. Energetisch ist sie eine nichtlineare, multidimensionale, zentrale Achse oder eine zentrale Stille innerhalb des torusförmigen Herzfeldes, welche die Herzwahrnehmung steuert. Körperlich gibt es drei Mittellinien-Zentren, um die herum sich Entoderm, Mesoderm und Ektoderm zum Darmrohr, zu Notochord und Neuralrohr entwickeln. Die Endpunkte für alle drei strukturellen Mittellinien und die ursprüngliche Mittellinie sind der dritte Ventrikel und das Steißbein.[162]

Dr. Jealous sagt, dass die Mittellinie der organisierende Punkt der Stille für die Tide ist, bevor sie sich im ganzen Körper verteilt. Er weist auch darauf hin, dass eine balancierte Mittellinie der Orientierungspunkt für alle freischwebenden sich automatisch verschiebenden Fulkren ist. Bioelektrische Potentiale sind im Hirnkern (der Schaltzentrale) gespeichert, aber die Ladung wird durch die Potency aufrechterhalten, die in der flüssigen Mittellinie in den Hirnventrikeln und in der Dura des Rückenmarks gehalten wird.[163]

Bei der Empfängnis tritt die erste Mittellinie als Selbsterkennungssystem in Erscheinung, welches möglicherweise aus einer flüssigen Antwort auf die Tide hervorgeht. Dies ist keine bewiesene Tatsache, aber die Anzeichen dafür sind überzeugend: Die ursprüngliche Mittellinie erzeugt den Primitivstreifen, welcher ein Zentrum der Stille enthält, um das herum flüssige Fluktuation geschieht als direkte Antwort auf die Tide. Es wurde schon demonstriert, dass der Primitivstreifen Ströme ausstrahlt, die über den Körper hinausgehen, in den Embryo zurückkehren und die Zellen anleiten, zu wandern und Formen hervorzubringen. Diese Ausstrahlung geht aus der Neuralleiste hervor, was die Möglichkeit eröffnet, dass das Nervensystem eine physische, anatomische Ausdehnung des Quellfeldes der Genese ist – der ursprünglichen Mittellinie. Dieses Quellfeld ist ein Schwerkraftzentrum des Körpers, das schon vor der Bildung des Primitivstreifens existiert und Ströme durch den Körper des Embryos strahlt, während dieser Gestalt annimmt.[164] Erinnere dich auch daran, dass Larsen darauf hingewiesen hat, dass die Fasern, die zum Sinusknoten werden, ihren Ursprung in der Neuralplatte haben.[165] Diese Schrittmacherzellen umgaben zunächst den Embryo und strahlten ein Torusfeld mit einer zentralen Mittellinie der Stille aus. Mein Eindruck ist, dass die zentrale Stille in dem torusförmigen elektromagnetischen Feld das primäre organisierende Fulkrum ist, welches die Bildung des Primitivstreifens, Notochords, Neuralrohrs und der enterischen Mittellinie inszeniert. Diese Theorie wird dadurch untermauert, dass das Herz als Dirigent der körperlichen Funktionen im Verhältnis zur Umgebung bekannt ist.

Andererseits ist das Ei polarisiert, und der Punkt, wo das Spermium eintritt, bildet die organisatorische Achse für den Rest der Zellteilungsaktivität im Embryo. Ist also dieses die ursprüngliche Polarität? Vielleicht bildet dieser ursprüngliche Eintrittspunkt die gesamte Grundlage für alle zukünftige Entwicklung, den Sinusknoten, das Herzfeld, den Primitivstreifen, das Notochord, Duralrohr und Darmrohr mit eingeschlossen? Sei still und wisse. Auch wenn es eine Vielzahl von Mittellinien gibt, besitzt der Körper drei grundlegende strukturelle Mittellinien, die aus den Derivaten der drei Zellschichten hervorgehen. Du kannst jede Mittellinie in einer entsprechenden anatomischen Mittellinien-Struktur wahrnehmen.[166]

1) Ektoderm – Neuralrohr. Das Ektoderm formt die cerebrospinale (posteriore) mit Flüssigkeit gefüllte Mittellinie – die Ventrikel und das Neuralrohr, aus welchem wiederum das Zentralnervensystem, die somatomotorischen, die branchiomotorischen und die präsynaptischen autonomen Neuronen, die Netzhaut und die optischen Nerven sowie die posteriore Hypophyse entstehen. Aus dem Oberflächenektoderm entwickeln sich die Oberhaut des Körpers, Schweiß-, Talg- und Brustdrüsen, Nägel, Haare und Zahnschmelz, Tränendrüsen, Bindehaut, Mund- und Nasenschleimhaut, äußerer Gehörgang, anteriore Hypophyse, Innenohr und Augenlinsen. Aus der Neuralleiste bilden sich die peripheren sensorischen Neuronen, die postsynaptischen Neuronen, alle Ganglien, das Nebennierenmark, die Melanozyten und, eindeutig definiert, gehen aus der Neuralleiste auch die Schrittmacherzellen, craniale und zervikale Knochen und Bindegewebe hervor.
2) Mesoderm – Notochord. Das Notochord ist die vertebrale (anteriore) Mittellinie. Aus ihr entwickelt sich der Nukleus pulposus, das Fulkrum der Wirbelsäule. Mesodermale Paraxialstränge wandeln sich in die segmentierten Somiten, aus denen die Skelettmuskeln, die Knochen und das Bindegewebe, die Dermatome, die posteriore Lederhaut und die Dura entstehen. Aus dem intermediären Mesoderm entwickeln sich die Keimdrüsen, die Nieren, die Harnleiter, die Gebärmutter und ihre Eileiter, die obere Vagina, die Samenleiter, die Nebenhoden und Samenkanäle, die Samenblasen und die Ejakulationskanäle. Die laterale Mesodermplatte formt die ventrale Lederhaut und ihre oberflächlichen Faszien, die Knochen und Bindegewebe der Extremitäten, das Lungen- und Bauchfell und das Binde- und Stützgewebe des Magen-Darm-Traktes. Schließlich bildet das kardiogene Mesoderm das Herz, Blut, Blutgefäße und die Milz.

3) Entoderm – Darmrohr. Das Darmrohr ist die ventrale Mittellinie mit seinem eigenen enterischen Nervensystem und daher eine Verlängerung der Lamina Terminalis und des Notochords (die posteriore cerebrospinale und die anteriore, vertebrale Mittellinie). Das Entoderm bildet die Auskleidungen des Darms, die Schleimhautdrüsen, das Parenchym von Leber und Bauchspeicheldrüse, die Atemwegsschleimhäute des Kehlkopfs, der Luftröhre und des Bronchialbaums, der Schilddrüse, der Mandeln, des Magens und der Gedärme. Aus den Schlundtaschen – Teil des Vorderdarms – entstehen das Epithel des Gehörgangs und Mittelohrs, die Gaumenmandelkrypten, die Thymusdrüse, die Nebenschilddrüsen und die C-Zellen der Schilddrüse. Aus der Kloake werden Blase, Harnröhre und ihre Drüsen, Scheidenvorhof, untere Vagina und Rektum. Die ventrale Mittellinie beginnt beim dritten Ventrikel und verläuft entlang des Darmrohrs abwärts mit funktionellen Verbindungen zum Herzen, Solarplexus, Lendenzisterne (Cisterna chyli), Nabel und Steißbein.

Funktionell ist die Mittellinie ein räumliches Fulkrum für Entwicklung und Funktion aller oben genannten Strukturen. Außerdem gibt es Folgebeziehungen. Zum Beispiel steht der Nabel in Beziehung zur Mittellinie durch das *Hara,* oder *Dantien,* was gemäß der taoistischen Medizin einem Verteilungszentrum für alle aus der Mittellinie ausströmenden Energien entspricht.[167] Auch müssen sich Steiß- und Kreuzbein frei bewegen können, nicht nur weil sie die Fluidität der Lendenwirbelsäule aufrechterhalten, sondern ebenso die Integrität der Mittellinie als ein Ganzes. Das Illiosakralgelenk besitzt einen flüssigkeitsgefüllten Boot-Mechanismus, der die unwillkürlichen Bewegungen der Primären Respiration ausgleicht. Wenn die Integrität dieses Boot-Mechanismus eingeschränkt ist, unterbricht dies die unwillkürlichen Bewegungen in der gesamten Mittellinie und beeinträchtigt ihre Funktion. Wenn das Gleichgewicht und der ursprüngliche Zustand des Boot-Mechanismus wiederhergestellt sind, kann es sich wieder an die Primäre Respiration anpassen, und die gesunde unwillkürliche Bewegung kehrt zurück, die Mittellinie findet wieder in ihr Gleichgewicht.

Dr. Sutherland hat dies gut erfasst und sein Student, Dr. DeJarnette, entwickelte einen vollständigen Behandlungsablauf für diesen Boot-Mechanismus, zum Ausgleich der Mittellinie, unter Verwendung von Beckenblöcken, auf denen der Klient entspannt liegt, basierend auf der Annahme, dass die Korrektur eines Teils die gesamte Mittellinie korrigiert. Behandeln wir ein inertes Fulkrum im sakralen Boot-Mechanismus, vielleicht mittels Dr. Beckers sacralem Dreipunkt-Kontakt: Wenn dein Kontakt in tonaler Übereinstimmung mit dem inerten Fulkrum ist, wird das System mit dem Öffnen der Mittellinie während der Inspiration antworten, und zwar so, dass die Teile sich wieder mit dem Ganzen verbinden und die gesamte Mittellinie sich ausgleicht. Es lohnt sich zu wiederholen, dass alle drei Mittellinien – und auch die Mittellinie des torusförmigen elektromagnetischen Herzfeldes – an zwei anatomischen Endpunkten zusammenlaufen, der Lamina Terminalis und dem Steißbein.

Neutral

Das Neutral ist ein biodynamischer Begriff, der sich wie ehrfürchtige Gelassenheit anfühlt. Neutral zu sein bedeutet zu lernen, mit einem transparenten (klarsichtigen) Auge zu sehen, kein Urteil über etwas zu fällen oder Wünsche oder Abneigungen bezüglich der im Inneren auftauchenden Darstellungsweise zu hegen. Dieses transparente Auge entfernt vorgefasste Muster und Bedeutungen und ermöglicht der wahrhaftigen Bedeutung, in der Wahrnehmung zu erscheinen. Wenn dein Herzfeld wie ein stiller Teich ist, erlaubt es jeglichem Bild, das dir in den Sinn kommt, direkt zu passieren, um im Neutral gehalten zu werden, und dann kann das Bild seine eigene Gestalt annehmen, womit du nicht in Widerstreit gerätst. Du bist sowohl unvoreingenommener Zeuge als auch Teilnehmer. Dieses fühlende Zeugenbewusstsein befreit den Bedeutungsstrom für dich.

Als Hintergrund lass uns Kohärenz wiederholen, deren Konzept uns Dr. Ho brillianterweise gegeben hat. Durch Kohärenz ist das gesamte System für bestimmte Signale empfindlich, aber nur wenn das System auf das Signal eingestimmt ist oder damit in Resonanz geht. Wenn der Klient oder der Practitioner also nicht im Neutral, nicht eingestimmt oder nicht mit den bioelektrischen von der Mittellinie ausgehenden Kräften in Resonanz sind, werden die daraus resultierenden Störmuster die Fähigkeit der Zellen stören, die Signale wahrzunehmen, die aus der Primären Respiration von der Mittellinie her resonieren, und stattdessen werden die Zellen Inertia spüren und müssen dementsprechend reagieren. Das gilt auf der Ebene der Moleküle ebenso wie für den gesamten Organismus als ein Ganzes. Auf der Zellebene ist die ganze Zelle extrem dynamisch, und die Verbindungen zwischen den Teilen, so wie die Konfigurationen des Zytoskeletts, der Membranen und der Chromosome können alle innerhalb von Minuten umgestaltet sein, wenn sie die entsprechenden Signale aus der Umgebung erhalten, wie das Vorhandensein von Nahrung oder Licht, Hormonen, Wachstumsfaktoren, mechanische, elektrische Stimulation oder elektromagnetische Frequenzen. Die ganze Zelle agiert als ein kohärentes Ganzes, so dass eine Information oder eine Störung von einem Teil sofort an alle anderen Teile weitergegeben wird. Die ganze Zelle und ihre Bestandteile bilden ein Tensegritätssystem, das immer als Ganzes deformiert oder sich ändert, wenn an einer bestimmten Stelle Stress und Spannungen erfahren werden. Die gleiche Information wird an alle anderen Zellen und an den gesamten Organismus als Einheit übereinstimmend weitergegeben. (Siehe Ho, S. 122).

Die andere Seite davon ist, wenn du als Practitioner in der Stille deines Neutrals ruhen kannst: Dann bleibt nicht nur die Zellintelligenz frei, sondern du kannst sie auch wahrnehmen und dich kohärent damit verbinden. Andernfalls, wenn du efferent aktiv bist, wird die Primäre Respiration aufgrund der efferenten 'Lärm'-Signale, die die Wellen der Primären Respiration löschen, für dein Bewusstsein nicht zur Verfügung stehen.

Das Neutral ist ein Begriff, den Dr. Sutherland geprägt und Dr. Jealous erweitert hat als Beschreibung des gesamten Tonus der Empfänglichkeit eines Klienten für die gesunde Bewegung der Primären Respiration des Atems des Lebens, welcher einen freien Raum für die Ausdrucksmöglichkeit seiner gesunden Bewegung benötigt. Dieser Freiraum erlaubt einen dynamischen Austausch zwischen den inerten Bewegungsmustern von Krankheit und dem ursprünglichen gesunden Bewegungsmuster, so dass sich die Gesundheit aus der Inertia neu ausdrücken kann. Das Neutral des Klienten markiert einen Zustand ohne Reaktivität, der einen Raum der Freiheit eröffnet, in dem ein Stillpunkt auftauchen kann, so dass der oben erwähnte dynamische Austausch zwischen der Potency des Atems des Lebens und der Inertia geschehen/passieren kann. (Siehe Lipton). Dieser Austausch wandelt inerte dysfunktionale Bewegungsmuster in gesunde Bewegungs- und Funktionsmuster um. Die heilende Absicht des Atems des Lebens kann am besten wertgeschätzt werden, wenn ein Practitioner sinnlich wahrnehmen kann, wann der Klient für diese gesunde Bewegung am empfänglichsten ist – das Neutral. Das ist dann, wenn das Ego des Klienten die Kontrolle aufgegeben hat und er der heilenden Bewegung der Primären Respiration nicht entgegenwirkt oder vor ihr zurückschreckt. Wie Dr. Jealous wortgewandt darlegt, ist das Neutral der Punkt, an dem die wirkungsvollsten Antworten auf die Kräfte der Tiden möglich sind; ein Balancepunkt in den reziproken Spannungen, sei es Membran, Flüssigkeit oder Potency, der frei ist, um sich mit der gesunden Bewegung der Primären Respiration zu verschieben.[168]

Auf die Sinneswahrnehmung bezogen beschreibt er das Neutral als einen Klang (tone) der Homogenität aller Kräfte im Körper, der Seele und dem Geist, der als ein einziges klangliches Gewebe, das überall im Körper des Klienten in Erscheinung tritt, wahrgenommen wird. An diesem Punkt ist der Klient für den Atem des Lebens am empfänglichsten und setzt ihm den geringstmöglichen Widerstand entgegen, so dass dieser den Klienten durchdringen und mit ihm arbeiten kann.

Sinnlich gefühlt nimmst du das Neutral als eine anmutige, fließende, einheitliche Bewegung des Klienten-Bodymind wahr. Es gibt viele Ebenen der Tiefe für den Begriff Neutral und jede geht noch tiefer, wenn man ihr direkt mit der Wahrnehmung begegnet. Die einfachste Definition des Neutrals ist, dass das Bewusstsein unfixiert und von der Ego-Kontrolle frei wird, egal ob es das Neutral des Klienten oder des Practitioners ist. Wenn in der Cranialen Welle ein Neutral auftritt, ist das ein Zeichen, dass der Klient begonnen hat, seine Gewebe (den Körper) der Primären Respiration anzuvertrauen. Ein Neutral in der Flüssigen Tide zeigt an, dass der Klient begonnen hat, zusätzlich zu seinem Körper auch sein psychisches Selbst (den emotionalen Körper, die Seele) der Primären Respiration zu übergeben. In der Langen Tide erblickt das Ego des Klienten eine Präsenz, in der er gehalten ist, und die in ihm eine Sehnsucht vorantreibt, das Kontrollieren aufzugeben und sich dem Willen eines höheren Selbst hinzugeben. Schließlich treibt der Wahrnehmungs- und Körperkontakt mit der Dynamischen Stille das Ego an, sich als ein getrenntes Selbst gänzlich aufzugeben und vollkommen mit dem Geist zu vereinen.

Dr. Jealous sagt in seinem CD-Text, dass unsere Neutrale unter dem Einfluss der Flüssigkeiten die axiale Mittellinie formen, gestalten, verschieben, antreiben und folgerichtig wiederherstellen. In diesem Licht wird Form als eine wirkmächtige Matrix mit einer Stoffwechselfunktion gesehen, die die Entwicklungsbewegungen eher als eine räumliche Dynamik erzeugt, denn als Anatomie. Form verändert sich immer und Zellgestalt ist niemals konstant oder statisch. Du entwickelst hier die Fähigkeit, in tonaler Übereinstimmung mit der Bewegung der Primären Respiration zu bleiben und die gegenwärtige Bewegung im Füssigkeitsantrieb zu unterstützen, während du dir der Unterschiede zwischen den beiden bewusst bist und dennoch allem gleichzeitig deine Aufmerksamkeit schenkst. Im biodynamischen Modell beginnt der Lösungsprozess der inerten Bewegungsmuster im Neutral – vollbracht durch das Spiegeln der gegenwärtigen Bewegung, bis ganz natürlich in allen Bewegungsebenen ein Punkt der einstweiligen Ruhe einkehrt; das wird mit *Warten* bewerkstelligt. Innerhalb dieser Ruhephase der Bewegung bekommen die Gewebe Auftriebskraft und alle Spannungen verschwinden. Das ist das Neutral. Hier gibt es keinen Einsatz des Practitioners. Du wartest an diesem Punkt der vorübergehenden Ruhe, der sich frei in jeder Ebene überall hinbewegen kann und so freien Zugang zu allen Kräften der gesunden Bewegung der Primären Respiration hat. Der inerte Bereich ist offen für eine Veränderung durch die Kräfte der Primären Respiration, die genau weiß, was auf jeder Ebene und in jeder Dimension gebraucht wird, und die in der Lage ist, auf Basis der wahrhaftigen geometrischen Beziehungen der Teile mit der ursprünglichen embryologischen Form – welche in Synchronie mit der Umgebung ist –, die Teile wieder mit dem Ganzen zu verbinden.

Ein Klienten-Neutral kann vom Practitioner auf vielfältige Weise wahrgenommen werden: Man hat vielleicht einen Sinneseindruck von Ruhe, Erleichterung, Entspannung, Schönheit, Eleganz, Verflüssigung, Wärme, Weichwerden, Durchsickern, Öffnen, ein sich automatisch verschiebendes Fulkrum, Ausbreiten, Sinken, Vibration oder Verdichtung. Vielleicht begegnet man Sensationen alchemistischer Töne, die sich wie ein bestimmtes Element anfühlen, und der gefühlte Sinneseindruck dessen kann Qualitäten von Schwere, wie Blei bis hin zu Leichtigkeit, wie Äther aufweisen. Zur Abwechslung spürt man dann vielleicht psychische Qualitäten als Klänge, die sich über verschiedene Bereiche und Ausprägungen erstrecken, etwas, was sich wie eine Verhandlung seitens des Klienten anfühlt, was möglicherweise mit Widerstand, Angst, Schockebenen und Wachsamkeit des Egos beginnt und schließlich doch zum Einverständnis mit zunehmender Entspannung, Vertrauen und Hingabe wird. Die Emotionen des Klienten können auch einen Höhepunkt erreichen und sich in die Tugenden wie Liebe, Friede, Mitgefühl, Freude, Wohltätigkeit etc. verwandeln. Nachdem sich der therapeutische Prozess des Neutrals konsolidiert hat, taucht ein Stillpunkt auf, der sehr dynamisch ist, und während dieser durchdringt, verbreitet er eine Wolke von Stille, die sich durch den ganzen Körper bewegt, bis da ein ruhiger See des Lebens ist, mit Gezeiten. Dann wird, wie Dr. Jealous sagt, die unwillkürliche Bewegung in die berührten Strukturen zurückkehren. Es wird anders sein als zu Beginn.

Hier berichtet eine Klientin über ihre erste Begegnung mit einem ständig sich vertiefenden Neutral: „Zu Beginn war die Behandlung auf mich fokussiert, auf meine Sorgen, Probleme und Ängste darüber, was geschehen würde. Dann begann etwas, sogar schon bevor du mich berührt hast, das sich während deiner Arbeit fortsetzte. Dinge begannen in meinem Körper zu wachsen und wurden wirklich sehr groß (große Geste mit den Armen). Ich fühlte, wie ein paar Dinge sich bewegten und veränderten, dann wurden die Dinge richtig still und ich denke, ich bin eingeschlafen. Ich wurde durch etwas geweckt, jemand stellte mir eine wichtige Frage und ich weiß nicht mehr, was die Frage war, aber ich weiß, dass ich ja sagte. Dann bewegte sich eine große atemähnliche Welle in mich hinein (Handbewegungen zeigen direkt auf die Mittellinie), aus mir heraus (breitet die Arme aus), und das alles passierte durch die Stille. Ich fühle mich jetzt großartig und vollkommen aufgeladen. Ich kann es kaum erwarten, dies noch einmal zu tun." (Siehe Jealous CD, Neutral).

Nichtgetrenntes, verkörpertes, fühlendes Zeugenbewusstsein

Dieser Begriff bezieht sich auf die körperliche Disposition des nichtdualen Bewusstseins, wie von Bonder geprägt. Nichtduales Bewusstsein geschieht, nachdem du dich körperlich an dein Bewusstsein als ganzkörperlich fühlendes Wahrnehmen (whole-body-felt-sensing) gewöhnt und dieses auch stabilisiert hast. Das Bewusstsein wird dann zum nichtgetrennten, verkörperten, fühlenden Zeugenbewusstsein, in dem sich eine Neuorganisierung des Bodymind einstellt, die ein beständiges Erlauben beinhaltet, alles, was geschieht, einfach so zu lassen, wie es ist. Diese Erlaubnis erstreckt sich darauf, wer du bist und was du machst. Wenn du dich innerhalb deiner dazugehörenden Gegensätzlichkeiten stabilisierst, als beides, *als neutraler Zeuge und als fühlender Teilnehmer*, führt dich das schrittweise zu einer nichtgetrennten bewussten Verkörperung und einer völligen Synchronisierung mit dem Atem des Lebens. Zu dieser völligen Synchronisierung gehört die bewusste körperliche Realisation, dass der Atem des Lebens dein Bewusstsein *als* Körper *ist*. Der unendliche Atem des Lebens und der endliche Bodymind sind Teil desselben Kontinuums – es gibt keine Trennung. Das führt dich in einen tieferen Prozess des Erlaubens oder eher noch ehrfürchtigen Beobachtens, wenn das Unendliche und das Endliche in totaler Liebesvereinigung zusammenfinden. Der absteigende Strom des Atems des Lebens beginnt spontan, sich selbst zu regenerieren und liebevoll deine Wahrnehmungskräfte und dein Körperbewusstsein als sein eigenes zu umarmen. Dieser Regenerationsprozess hört nicht auf und hier geht die Party richtig los. Du bezeugst, wie der Atem des Lebens fortfährt, deinen Bodymind bis ins innerste Zentrum gründlich zu durchdringen – vollständig, langsam und komplett – sogar in alle Teile, die du als verletzt, verrückt, gebrochen, dissoziiert, schwach und nutzlos ansiehst. Diese Durchtränkung und Resynchronisierung wird so lange weitergehen, wie du versteckte Fehlwahrnehmungen hegst. Das ist vielleicht die schwierigste Phase, sich da hinein zu entspannen, nicht zu verändern oder zu reparieren, weil sehr unangenehme Themen während dieser Durchtränkung auftauchen. Die Feinsinnigkeit der Erlaubnis vertieft sich immer mehr: Erlaube diesen Teil meines Selbst – und den – und den auch, und so geht es weiter. (Siehe Bonder; das war eine Zusammenfassung von 'Zum Neutral werden' des *Biodynamischen Arbeitsbuches*).

Potency

Potency bezieht sich auf die wahrgenommene kohärente potentielle Kraft innerhalb der Stille, auf welcher Ebene auch immer dein Zugang ist und in welcher Schicht sie auch immer sich manifestieren mag. Potency taucht aus der Stille auf und drückt sich als Primäre Respiration als Flüssige Tide oder Lange Tide aus. Dynamische Stille ist die höchste Potency, doch ihre Wandlungskraft manifestiert sich am vollständigsten als Reiner Atem des Lebens.

Potency Body

Potency Body ist die universelle Ausdrucksform des Körpers des Klienten, die in Erscheinung tritt, nachdem sein Fluid Body sich in der Langen Tide in Potency transmutiert hat. Während die Flüssigkeit im Spannungsgleichgewicht ist, wird sich die Stille vertiefen; wenn sie von außen auftaucht, tritt sie in den Fluid Body deines Klienten ein und verwandelt ihn in Potency. Der Potency Body dehnt sich bis zum Horizont aus, wonach dann die Primäre Respiration in der Langen Tide beginnt. Die dazugehörige Bewusstseinsebene ist das Feinstoffliche und der Potency Body entspricht in der anthroposophischen Medizin dem „Astralleib".

Primäre Respiration

Die Primäre Respiration ist der Träger der archetypischen, ursprünglichen Blaupause des Atems des Lebens. Primäre Respiration erzeugt die funktionelle Matrix oder das Feld, das die gesunde Bewegung beinhaltet, die als Entwicklungsbewegungen die gestaltenden Funktionen sind, die in den Stoffwechselfeldern, die den menschlichen Fötus während der Embryogenese formen, die geometrischen Vorlagen räumlich ordnen. Primäre Respiration gestaltet deinen Körper, erhält deine Gesundheit, Form, Funktion, Wahrnehmungsintegrität, und sie entfaltet deine spirituelle Entwicklung. Während einer Sitzung spürt man die Primäre Respiration in einem Ganzkörper-Stillpunkt als ein ganzkörperliches Atmen, das gleichzeitig aus der Mittellinie des Klienten aufwallt, während es von der Mittellinie des Klienten aus in die Peripherie des Körpers strahlt, und sich in ein nichtlineares, dreidimensionales, transverses lemniskatenförmiges Feld ausdehnt, und dann zieht sich die

Primäre Respiration wieder zurück. In der Flüssigen Tide spürt man die Wirkung der Primären Respiration in den Flüssigkeiten als eine metabolische Protoplasma-Strömung von zwei bis drei Zyklen pro Minute. In der Langen Tide kommt ein leuchtendes, dunstiges ozeanisches Feld der Potency von außen, erfüllt den Raum und geht in den Klienten und den Practitioner – dieser Zyklus dauert hundert Sekunden – fünfzig Sekunden Inspiration und fünfzig Sekunden Exspiration.

Primäre Respiration durchtränkt das System des Klienten mit der Potency der Kohärenz, die die gesunde Bewegung in den kontrahierten, inerten Bewegungsmustern wieder herstellt. Primäre Respiration leitet den therapeutischen Prozess und führt den biodynamisch arbeitenden Practitioner, der der Tide folgt und vertraut.

Reziproke Spannungsmembran (RSM)

Dieser Begriff gehört zum Bereich der Cranialen Welle und bezieht sich darauf, dass sich das dynamische Gleichgewicht der Kräfte im cranialen Durasystem zeigt. Im biomechanischen Modell nennt man es Spannungsgleichgewicht der Membranen, wenn sich die reziproke Spannungsmembran ausbalanciert. Die Anwendung biomechanischer Bewegungstests und Techniken, die die Läsion in die leichtere Richtung bis zur Grenze verstärken und dann die Bewegung am Endpunkt der möglichen Bewegung halten, erzielt ein Spannungsgleichgewicht der Membranen. Ein funktioneller Zugang folgt der möglichen Bewegung, ohne Verstärken oder Halten an der Grenze, bis ein natürliches Spannungsgleichgewicht der Membranen als Auftriebskraft wahrgenommen werden kann – eine Freiheit in alle Richtungen der Bewegung, die neutral ist. Vom funktionellen Neutral, dem biodynamischen Neutral, als einem Gleichgewichtspunkt ausgehend, kann es leicht weitergehen von dem Spannungsgleichgewicht der Gewebemembranen in der Cranialen Welle (Körpergewebe) zu den flüssigen Kräften in dem Fluid Body, als flüssiges Spannungsgleichgewicht, und zu den bioelektrischen Kräften der Potency in dem Potency Body in der Langen Tide als Spannungsgleichgewicht der Potency. Der Kernpunkt im biodynamischen Modell ist es, auf das Spannungsgleichgewicht der Membranen zu warten, bis es sich zu Auftriebskraft entwickelt – ein Neutral – und woraufhin die Potency sich automatisch verschiebende Fulkren erzeugt. Der Stillpunkt kann dann in einem Teil auftauchen, sich über den ganzen Körper ausbreiten und die Primäre Respiration als die wichtigste Bewegungskraft für alle Gewebe, Flüssigkeiten und die Potency enthüllen. Man nimmt direkt wahr, wie die inerten Kräfte ins Gleichgewicht zurückkehren aufgrund der Gestaltungsfunktionen der Primären Respiration, die in den Geweben und Flüssigkeiten Formveränderung bewirken. Obwohl die Membranen zwischen den beiden Gehirnhemisphären des zentralen Nervensystems drei Duraduplikaturen haben, werden sie als eine Funktionseinheit gesehen, wenn sie sich in Reaktion auf die Kräfte der Tide bewegen. Diese bindegewebigen Duplikaturen verteilen die Kräfte der Primären Respiration präzise überall im Körper; wenn sich die durale Spannung ändert, moduliert das die Bewegung, was wiederum bestimmt, wie Trauma durch die craniale Region verteilt wird, und folglich beeinflusst es aufgrund des Wolff'schen Gesetzes (siehe unten) die Wachstumsmuster des Craniums und als Fortsetzung den gesamten Körper.

Schädelbasis

Die Schädelbasis ist auch als medialer axialer Stamm (MAS) bekannt, denn bevor daraus die Schädelbasis wurde, ist er das Fulkrum für die Entwicklung des Membransystems, das das zentrale Nervensystem schützt. Oberhalb des MAS liegt das Neurokranium und darunter das Viszerokranium. Der Mittelachsenstamm geht aus dem Mesenchym hervor, ein omnipotentes Gewebe, das zu verschiedenen 'Gewebeschichten' wird: äußere und innere Knochenhaut, Knochen, Knorpel, Dura, Arachnoidea, und Pia mater. Folglich ist der gesamte Hirnschädel aus demselben Gewebe gemacht, welches durch die einwirkenden Kräfte (z.B. Schwerkraft, Kompression, Dehnen oder Leichtigkeit) funktionelle Unterteilungen des Mesenchyms hervorbringt, und dennoch sind alle Schichten durch Bindegewebe miteinander verbunden. Mesenchym wird zum Beispiel zur Membran, wenn es gedehnt wird; wenn es komprimiert wird, wird es zu Knorpel. Das Mesenchym umgibt das Neuralrohr, so dass das Neuralrohr, wenn es mit dem Gehirn wächst, das Mesenchym mit sich trägt, welches sich funktionell wandelt entsprechend der dort wirkenden Kräfte. Das Notochord ist eine axiale Struktur, die entlang der Mittellinie des Neuralrohres wächst und das Fulkrum für die Entwicklung des Nervensystems darstellt, aber da das Nervensystem wächst und sich wie Widderhörner faltet, wächst es über das Notochord hinaus und wölbt und faltet sich über dessen Spitze. Das wird durch das Hinabsinken des Herzens ermöglicht, ebenso wie der Hypophyse, des Zwerchfells und der Strukturen des Viszerokraniums, die das Gesicht formen. Der Raum zwischen dem Herzen und der Spitze des Notochords wird komprimiert und das Mesenchym, das dort eingeschlossen ist, wird zum Knorpel, der den Stamm der Mittelachse formt, der zur Schädelbasis wird: Siebbein, Keilbeinbasis inklusive Türkensattel zum Schutz der Hypophyse und Hinterhauptbasis. Die Schläfenbeine, obgleich kein Teil des MAS, dienen als Stütze, um die Schädelbasis zu unterstützen und zu stärken; das Jochbein hat dieselbe Stützfunktion für den Gesichtsschädel und für die vordere Schädelbasis beim Siebbein.

Beim Wachsen, Entfalten und Einrollen des Gehirns ist das Mesenchym in dessen Furchen gefangen. Das führt zur Faltenbildung im Mesenchym, die die Sicheln und alle duralen Septen formen. Wie ein Fallschirm umgibt das Mesenchym das Gehirn, und seine Stränge – die duralen Septen – ankern in dem MAS. Gemäß dem Wolff'schen Gesetz spannt sich das Gehirn beim Wachsen wie ein Fallschirm und zieht an den Duragürteln, was die verschiedenen Strukturen, Nadeln und Vorsprünge auf der Schädelbasis formt. Zum Beispiel entstehen die Christa Galli des Siebbeins und die kleinen Flügel des Keilbeins beide aus der Spannung des vorderen duralen Septums (anteriorer Duragürtel). Der Processus clinoideus des Keilbeins und die Spitzen der Pars petrosa des Schläfenbeins rühren von der Spannung im Tentorium her, die Protuberantia interna occipitalis von der Spannung der Falx.

Aufgrund der Gehirnunterteilungen und dessen Organisation rund um das Notochord formen die duralen Septen einen fünfzackigen Stern, was von hinten gesehen werden kann. Es ist leicht zu erkennen, wie das Gehirn, die Dura und der Schädel sich um den Körper des Keilbeins ausrichten und sich um diesen geformt haben – den funktionellen Endpunkt des Notochords, die Lamina Terminalis, und Sutherlands Fulkrum. (Dies ist eine Zusammenfassung gemäß einer Übersicht von Carreiro, S. 48).

Schrittmacher des Herzens

Der Herzmuskel besitzt eine intrinsische Rhythmik, die es möglich macht, dass der Herzschlag ohne äußere Stimulation im Herzen seinen Ursprung hat und von diesem gesteuert wird. Keine der Komponenten des Reizleitungssystems kann genau gesehen werden, aber ihre Lokalisierung kann wahrgenommen werden. Der Sinusknoten oder Schrittmacher liegt in der posterioren Wand des rechten Vorhofes (obere rechte hintere Wand des Herzens nahe der Wirbelsäule). Der Sinusknoten initiiert den Herzkreislauf, indem er einen elektrischen Impuls erzeugt, der sich über beide Vorhöfe verbreitet und sie zu einer gleichzeitigen Kontraktion veranlasst. [169]

Kent Van De Graff, *Concepts o Human Anatomy*

Der Sinusknoten ist das zentrale Fulkrum, durch das der Atem des Lebens in den Körper eintritt.[170] In Sitzungen habe ich wiederholt gespürt, dass der Sinusknoten das Portal für die Lange Tide ist. Wenn die Lange Tide vom Horizont her ausströmt, tritt sie durch den Sinusknoten in die Mittellinie ein. Nach meinem Gefühl ist der Sinusknoten eine Schwingtür für die Potency, die Mittellinie zu betreten und zu verlassen: Während der Inspiration nimmt der Sinusknoten Potency in die Mittellinie auf und verteilt sie im ganzen Körper. Während der Exspiration, wenn sich die Potency zurückzieht, tritt sie durch den Sinusknoten aus, um zur universellen Matrix zurückzukehren.

Hast du Zugang zur nichtdualen Entwicklungsstufe, wirst du spüren, dass dein Sinusknoten mit der Dynamischen Stille in Verbindung steht, und das ist der Treffpunkt für das Menschliche (endlich) und das Sein (unendlich). Oschman berichtet, dass moderne Forscher das Feld gemessen haben, welches durch die vom Sinusknoten ausgehende elektrische Herzaktivität erzeugt wird, und sind zu dem Schluss gekommen: „Das biomagnetische Herzfeld dehnt sich unendlich im Raum aus. Während seine Stärke mit der Entfernung abnimmt, gibt es dennoch keinen Punkt, an dem man sagen könnte, dass das Feld endet.“ [171]

Embryologische Details des Sinusknotens

Nach der Migration vom Eingeweide-Mesoderm in den Primitivstreifen entstehen die zukünftigen Herzschrittmacherzellen als Mesenchymanhäufungen im Dottersack, um Blutzellen zu bilden. Einige Zellen werden zu den ursprünglichen Schrittmacherzellen, die ein elektromagnetisches Feld ausstrahlen und zu pulsieren beginnen, um den Blutkreislauf zu erzeugen und zu erhalten, bevor sich ein Herz bildet. Nachdem die erste Schrittmacherzelle pulsiert, bringt es alle folgenden Zellen in Schwingung, bis es Millionen von Schrittmacherzellen gibt, die als eine kohärente Einheit schlagen und die in ihren harmonischen Oszillationsmustern vollkommen synchronisiert sind. Das erzeugt ein holographisches, torusförmiges, elektromagnetisches Feld, das den Embryo umgibt und im Zentrum eine Mittellinie der Stille aufweist.

Der Sinusknoten ist das Zentrum der Herzwahrnehmung, die ein Wahrnehmungsorgan ist, das dynamisch darauf reagiert, was es sinnlich erfährt. Aufgrund seiner ausgeprägten Kohärenz kann das Herz winzigste Nuancen in der elektromagnetischen Qualität der Pulsationen im Blut wahrnehmen und reguliert den Herzschlag entsprechend. Das ursprüngliche, torusförmige, elektromagnetische Feld, das von den Herzzellen ausstrahlt, durchdringt den Embryo und strahlt auch gleichzeitig in die Umgebung aus. Auf Grundlage der von außen empfangenen Information wird der Sinusknoten reagieren, indem er die Qualität des Feldes ändert, und entsprechend wird der Körper seine Funktion und Form wandeln, gemäß der Anleitung des selbstemergenten Herzfeldes. McCraty sagt: „Das Herz kann für einen dynamischen nichtlinearen harmonischen Oszillator gehalten werden.“ [172] Die Schrittmacherzellen müssen wegen der Wirkung des selbstemergenten Feldes nicht in direktem Kontakt sein, denn jede Zelle sendet ihr eigenes elektromagnetisches Feld aus, das dann mit jeder anderen Schrittmacherzelle in Schwingungsresonanz geht. Der ganze Körper synchronisiert sich kollektiv mit diesem Rhythmus, aufgrund des stark mit Ionen aufgeladenen Feldes der Körperflüssigkeiten.

Wenn sich der Embryo in eine geschichtete Zellscheibe entwickelt, dessen Zellen im Wesentlichen auf einer Ebene sind, wandern die Gefäße, die zum Herzen werden, als ein Zellverbund hinauf über das, was später das Gehirn wird. Wenn sich die Zellen der Neuralplatte aufgrund des raschen Gehirnwachstums falten, sinkt das Herzgewebe unter das Gehirn ab. Das Septum transversum, das zum Zwerchfell wird, und das ventrale Gekröse des Darms sind während dieser Phase oberhalb des Herzens situiert. Aber wenn das Herz absinkt und sich unter der Neuralplatte faltet, folgen ihm das Septum transversum, das das Mesenchymgewebe trägt, und auch alle anderen damit verbundenen Strukturen. Wenn sich also das Mesenchym vorwärts abwärts, von der Spitze der Chorda dorsalis hinunterbewegt, trägt es die Strukturen, die seinem Pfad folgen: die Augen, Viszerocranium (Gesicht), Vorderdarm (Mund), Herz, Zwerchfell und Darmgekröse.

Zusammengefasst umgibt das Herzfeld erstmal den Embryo und leitet die embryonale Entwicklung, wandert dann über das Gehirn, und kommt schlussendlich in der Körpermitte zur Ruhe, um seinen Platz als Dirigent des Lebens einzunehmen.

Selbsterkennungssystem

Das Selbsterkennungssystem ist die erste Funktion nach der Empfängnis, sogar noch vor Erscheinen des Primitivstreifens und früher als das Nervensystem ist es das „Selbst“ des Immunsystems. Das embryonale Protoplasma sendet sein eigenes Signaturfeld aus, das als Bestandteil des Erkennungssystems von Selbst und Nicht-Selbst imstande ist, sofort zu unterscheiden, welche Substanz zum Selbst gehört und welche nicht, ein Virus zum Beispiel. Die geheimnisvolle Vernetzung von Wahrnehmung, Identität und Immunität wartet noch auf gründliche Erforschung. (Siehe Lipton und Pearce).

Sich selbst organisierendes Lebensfeld

Dies ist die uralte angesammelte Zellintelligenz der Primären Respiration, die innerhalb des Fluid Body atmet und deren Einfluss sich über den Körper hinaus ausdehnt. Es ist auch bei anthroposophischen Ärzten als der Ätherleib bekannt. [173]

Selbstregulierungssystem

Das Selbstregulierungssystem ist die Matrix – die flüssige Grundsubstanz –, die innerhalb aller Zellen ist, sie äußerlich umspült und die globale körperweite Interkommunikation, Vernetzung, kohärente Wahrnehmung und Reaktion ermöglicht. Das Selbstregulierungssystem kommuniziert mit Lichtgeschwindigkeit (oder schneller) simultan Quantenschwingungsinformation durch den gesamten Körper verteilt, mittels des Kohärenzprozesses. Verschiedene Autoren haben vorgeschlagen, dass die Quellen für diese Kommunikation sich zusammensetzen aus dem Kohärenzfeld des Herzens, den Gliazellen des Nervensystems, dem Bindegewebe, den Neuropeptiden, der Superstrahlung in den Wasserstoffverbindungen des Wassers, der flüssige Grundsubstanz und dem flüssigkristallähnlichen Verhalten in den Proteinen innerhalb der Zellmembranen der lebenden Organismen.

Shutdown (Erstarrung)

Shutdown ist auch bekannt als Erstarrungsreaktion oder die leere Leere, wenn dem Stillpunkt gegenübergestellt, welcher eine volle Leere ist. Wenn die Erstarrung als Reaktion auftritt, zeigt das an, dass das System des Klienten als Reaktion auf eine wahrgenommene Bedrohung einen Schutzreflex initiiert hat. Vielleicht ist das deshalb so, weil der Practitioner die tonale Übereinstimmung verloren hat, es an Präsenz mangelt oder er zu invasiv und nah war, oder er war zu weit weg und in Dissoziation oder Fantasie verloren. Eines der inneren Anzeichen, dass es einen Shutdown gab, ist das Verschwinden der Tonalität in deinem körperlich sinnlichen Empfinden und stattdessen das Auftreten eines Vakuums oder dass Gefühl einer leeren Leere. Ein äußeres Anzeichen, nebst der Erstarrung selbst, ist das plötzliche Wiedererscheinen der Cranialen Welle, wenn man vorher in Flüssiger Tide war, und dann hört alle Bewegung abrupt auf. Ein häufiger Irrtum des Practitioners ist es, diesen Wechsel von Flüssiger Tide zu Cranialer Welle fälschlicherweise für ein Zeichen zu halten, dass die Behandlung zu Ende ist, oder er missversteht den Shutdown als Stillpunkt und setzt seine efferente Aktivität fort, was den Klienten noch weiter traumatisiert. Möglicherweise dissoziiert er dann, erleidet Behandlungsreaktionen oder die Polaritätsumkehrung des Lebensstromes. Auf Quantenebene ist der Grund für die Erstarrung das destruktiv resonierende Signal seitens des Practitioners, und dieses Signal macht den schon erarbeiteten Spin der Atome im metabolischen Feld zunichte. (Siehe Lipton; und siehe auch *laterale Fluktuation*).

Sinusknoten

Das zentrale Fulkrum in deinem Körper, durch welches der Atem des Lebens in deine Mittellinie eintritt, ist der Sinusknoten. Es verhält sich vergleichbar einer Drehtür, durch die der Sinusknoten die Potency *während der Inspiration zum Körper hin* richtet, während Potency die Mittellinie durchtränkt, die sie dann im Körper verteilt, und *bei der Exspiration orientiert sich der Sinusknoten zur universellen Quelle hin,* von wo aus der Atem des Lebens zu seinem Ursprung in die Dynamische Stille zurückkehrt. Dein Sinusknoten ist mit der Dynamischen Stille verbunden. Larsen sagt, dass anatomisch (embryologisch) die Nervenfasern des Sinusknotens ihren Ursprung in der Neuralplatte haben.[174] Der Sinusknoten ist ein Sinnesorgan, das darauf reagiert, was es sinnlich wahrnimmt. Er macht beides: Er strahlt unendliche Variationen der elektromagnetischen Qualität des Pulsierens des Blutes aus und nimmt diese auch wahr, und reguliert den Herzschlag entsprechend. Moderne Untersuchungen haben den Herzmagnetismus gemessen, der ausgehend vom Sinusknoten von der elektrischen Herzaktivität erzeugt wird, und haben entdeckt, dass „das biomagnetische Feld des Herzens sich unendlich im Raum erstreckt. Während seine Stärke mit der Entfernung abnimmt, gibt es keinen Punkt, an dem man sagen könnte, dass das Feld endet."[175]

Die zukünftigen Herzzellen entstehen als Mesenchymansammlungen, die sich, nachdem sie das viszerale Mesoderm im Primitivstreifen verlassen haben, als Blutinseln lose im Embryo sammeln und an der Peripherie nahe am Chorion einen Saum bilden. Diese Zellen, die als ursprüngliche Schrittmacherzellen zu schlagen beginnen und ein elektromagnetisches Feld ausstrahlen, um die Zirkulation aufrechtzuerhalten, bevor es das Herz gibt, umgeben also den Embryo. Nachdem die ersten Zellen begonnen haben zu schlagen, sind alle danach erscheinenden Zellen synchron durch die Schwingungskopplung, bis es Millionen von entsprechend gekoppelten Zellen gibt, die als eine Einheit schlagen, in ihren harmonischen Schwingungsmustern synchronisiert, so dass sie als ein holographisches elektromagnetisches Feld erscheinen. Dieses elektromagnetische Feld erfüllt den Embryo und es strahlt in die Umgebung aus, um die Signale von dort zu empfangen; basierend auf der Information, die von außen zu den Herzzellen kommt, wird sich das Feld als Reaktion entsprechend verändern, was wiederum den Körper beeinflusst, und demgemäß wird der Körper, wie durch das emergente Herzfeld angeleitet, seine Form verändern. McCraty sagt: „Das Herz kann als ein dynamischer, nichtlinearer, harmonischer Oszillator betrachtet werden." Die Schrittmacherzellen müssen nicht in direktem Kontakt miteinander sein wegen dieser Feldwirkung, in der jede Zelle ihr eigenes elektromagnetisches Feld aussendet, was den gesamten Körper auf ihre Rhythmen einstimmt, aufgrund der stark geladenen ionischen Felder. Dann beginnen die Zellen, sich in der kardiogenen Region zu sammeln, die cranial zur Neuralplatte liegt. Diese Zellen wanderten ursprünglich von ihrer Position im viszeralen Mesoderm des Primitivstreifens nach vorne zum Notochord hin.

Wenn sich der Embryo zu einer mehrschichtigen Zellplatte entwickelt, deren Zellen hauptsächlich in einer Ebene liegen, sammeln sich die Herzgewebe in einem Cluster und kommen oberhalb von dem späteren Gehirn zu liegen. Wenn sich die Neuralplatte faltet, ziehen sich die Herzgewebe unter das Gehirn zurück. Während dieser Phase liegen die Gewebe, die zum Septum transversum werden, das zum Zwerchfell und ventralen Mesenterium des Darms wird, oberhalb des Herzens. Wenn das Herz sich unter die Neutralplatte faltet, folgt das Septum transversum. Die Mesenchymzellen bewegen sich vom Primitivstreifen vorwärts, und die Strukturen, die auf diesem Weg folgen, sind die Augen, das Gesicht, der Vorderdarm, das Herz und das Zwerchfell. (siehe *Schädelbasis*, und Carreiro S. 50).

Stillpunkt

Dieser Begriff ist potentiell verwirrend und enthält viele Ebenen der Tiefe, also folge mir hier: In der Cranialen Welle gibt es einen Stillpunkt am Ende von jedem Zyklus der Flexion oder Extension. Ein Stillpunkt kann auch über einen Bewegungstest und Techniken, die Läsionsmuster verstärken, induziert werden, und wird bei der biomechanischen cranialen Arbeit an der Bewegungsgrenze gehalten. Auf dieser Ebene ist der Stillpunkt lokal und inerte Bewegungsmuster reorganisieren sich dort, wo er zum Einsatz kommt. Ein natürlicher Stillpunkt kann auch in der Cranialen Welle bei der funktionellen cranialen Arbeit auftauchen. Dieser ist vom

Practitioner bewirkt, indem er Absicht oder Techniken verwendet, die der möglichen Bewegung folgen, ohne sie an der Grenze zu halten, was natürlicherweise zum Spannungsgleichgewicht der Membranen führt, welche als Neutral Auftriebskraft bekommen. Es gibt zwei Möglichkeiten, was hier auftreten kann: Der erste Stillpunkt taucht auf und nach einem Neustart des Systems ist der Tonus der Cranialen Welle synchroner. Der zweite Stillpunkt beginnt in einem begrenzten Bereich und breitet sich im ganzen System aus und weicht dann der Primären Respiration der Flüssigen Tide. All dieses taucht von Natur aus auf und ist somit nicht vom Practitioner. Wenn sich der lokale Stillpunkt im ganzen Körper ausbreitet, vertieft das zunehmend das Neutral mit wachsender Potency und sich automatisch verschiebenden Fulkren, die sich immer stärker an der Mittellinie ausrichten und zu einem Stillpunkt im ganzen Körper führen. Dieser Stillpunkt der Flüssigen Tide kann zwei Wege nehmen: Erstens taucht er innerhalb eines Neutrals auf, welches natürlich ohne Einmischung des Practitioners erscheint, ohne Anwendung einer Technik oder einer Intention. Dieser Stillpunkt startet in einem Bereich, durchtränkt den ganzen Körper und breitet sich darin aus. Aus dieser Stille lädt die aufwallende Potency der Primären Respiration Leichtigkeit ein. Leichtigkeit dehnt den Raum aus und verlangsamt die Zeit, so können sich die Fulkren wieder neu zur Mittellinie ausrichten; das ist eine automatische Verschiebung von Fulkren. Durch eine Serie von Spannungsgleichgewichten in den Flüssigkeiten, die sich wie Stillpunkte anfühlen, wird die Mittellinie Schritt für Schritt wieder ausbalanciert. Das wird in den verschiedenen Bereichen etabliert, denen sich die Potency zuwendet, die sich im Fluid Drive von Ort zu Ort bewegt und dabei ganz natürlich inerte Phänomene löst, durch longitudinale und laterale Fluktuation der Primären Respiration des Atems des Lebens, und dazu bedarf es nur der Präsenz des Practitioners.

Ein anderer Stillpunkt in der Flüssigen Tide führt direkt in die Lange Tide (Zyklus von 100 Sekunden). Dieser Stillpunkt taucht auf, wenn sich das Neutral genug vertieft hat, und die Potency im Fluid Drive einen ausreichenden Anteil der Mittellinie eingerichtet hat, dass es einem Klienten möglich ist, sich der Langen Tide zu öffnen. Dieser Stillpunkt kommt von außen, vom Horizont, und die Lange Tide geht daraus hervor, auch von außen. Zuletzt gibt es DEN Stillpunkt – Dynamische Stille – die Quelle aller Stillpunkte. Aus diesem Stillpunkt, der von jenseits des Horizonts auftaucht, geht der undifferenzierte Atem des Lebens hervor – die unbenennbare, unbedingte, undifferenzierte, polyrhythmische, multidimensionale Quelle der Gesundheit.

Tide

Die Tide ist die *Kraft* innerhalb der Dynamiken der Flüssigkeiten, die, vom Atem des Lebens kreiert, gesunde Bewegung bewirkt, wie die Kraft der Gezeiten im Meer, die das Wasser bewegt, aber nicht das Wasser oder seine Bewegung ist. Die Tide wird fälschlicherweise als die Bewegung in den Flüssigkeiten bezeichnet oder als Synonym für den Atem des Lebens oder die Lange Tide, aber es bezieht sich auf die bewegende Kraft.

Tidenkörper/Gezeitenkörper.

Siehe *Potency Body*

Unwinding

Ein überforderter Klient kann in ein Abschalten gehen (Reaktion des Einfrierens), ähnlich wie bei einem Opossum, das sich tot stellt. Er kann sich von seinen körperlichen Empfindungen dissoziieren oder ausdrückliche Dissoziation aufweisen, die durch entkörperte grobe Bewegungen gekennzeichnet ist, die sich mechanisch wiederholen, manchmal auf eine wilde Art und von heftigen Gefühlsausbrüchen begleitet. Das ist in der biomechanischen craniosacralen Arbeit als *Unwinding* bekannt, das als tiefgehender therapeutischer Prozess angepriesen wird.

Aber in der Biodynamik ist diese Bewegung eine Reflexreaktion des autonomen Nervensystems auf Stress, als sympathischer Schutzmechanismus. Wenn Unwinding *während der Primären Respiration* passiert, ist es ein Hilferuf, der das Unvermögen des Klienten zugibt, mit etwas zurechtzukommen, was ihm begegnet und was in sein System eingeführt wurde.

Unwinding ist kein Tabu an sich, aber es ist ein Warnsignal, dass Überforderung bevorsteht und dein Klient Gefahr läuft, retraumatisiert zu werden. Unwinding geschieht, weil der Behandler unbewusst Druck ausübt oder den Klienten anleitet, etwas geschehen zu machen, und es ist oft unschuldig. Aber es gibt Behandler, die beim Unwinding sehr geschickt sind und öffentlich damit angeben, den Klienten „geknackt" zu haben, und dabei meinen, einen Unwindingprozess bei ihm getriggert zu haben.

Wenig überraschend ist es, dass ich die aggressivsten Rückmeldungen von diesen Behandlern erhalte, die mit meiner Haltung dem Unwinding gegenüber überhaupt nicht übereinstimmen, aber es macht keinen Sinn, mit einem Behandler zu diskutieren, der nie über die „efferente Schwelle" hinausgekommen ist.

Offen gesagt, bin ich mit dieser Meinung nicht alleine, es ist eine einvernehmliche biodynamische Tatsache, die sich selbst als solche nur dann enthüllt, wenn du aufhörst, deinem Klienten *etwas zu tun* und damit beginnst, *mit ihm zu bleiben.* Das einzige Mal, als ich Unwinding in einer biodynamischen Sitzung gesehen habe, war, als der Klient bereits für diese Ausdrucksform konditioniert war, und selbst da, wenn man nicht darauf eingeht, ebbt es von selbst ab. Sonst habe ich noch nie Unwinding in einer biodynamischen Sitzung gesehen.

Verkörpertes, fühlendes Zeugenbewusstsein

siehe *Whole-body-felt-sensing*

Wasser

Ein weiterer wichtiger Mitspieler bei der Interkommunikation innerhalb der flüssigen kristallinen Matrix des Körpers ist Wasser. Die Resonanzfunktion der Wasserstoffverbindung in Wassermolekülen lagert Informationen in den Kanten der Verbindungen und durch die Frequenz, mit der solche Verbindungen vibrieren, übermitteln sie spezifische Informationen. Auch verbinden sich Gruppen von Wasserstoffverbindungen und bilden eine lose Matrix, die Quanteneffekte aussenden, Superstrahlung genannt. Die Superstrahlung überträgt durch Entrainment (Schwingungskopplung) Information auf andere Moleküle. Dieses Resonanzphänomen von Wassermolekülen findet zu Beginn im extrazellulären Bereich statt und wird dann über die Zellmembranproteine in die Zellen übertragen, um ihnen bei der Funktionsregulierung zu helfen. Homöopathische Medikamente interagieren mit den Vibrationsmustern dieser Wasserverbindungsnetzwerke und verändern sie, wobei sie selbst die informativen Nachrichten verändern, die sie an die Zellen senden. Oschman schlägt vor, dass die Wassermoleküle, die in den extrazellulären Bereichen vibrieren – die Grundsubstanz – ihre Signale durch Entrainment direkt in die Zelle übertragen. Die Vibrationsprägung des Wassers überträgt auch Information in Beziehung zur Funktion mittels Veränderungen im Vibrationszustand des Tensegrity-Systems, Zellmembran, die Zellkerne und die Gene mit eingeschlossen. Mesenchym ist die wässrige Matrix, die die „Mutter" dieser Funktionen ist, wie wir oben sahen.

Whole-body-felt-sensing – Ganzkörperlich gefühltes sinnliches Wahrnehmen

Die Herzwahrnehmung nutzt die *Präsenz der Stille* im gesamten Körper, durch die das Herz die Realität wahrnimmt, wie sie ist; das wird auch verkörpertes fühlendes Zeugenbewusstsein genannt. Ganzkörperlich gefühlte Sinneswahrnehmung taucht von Natur aus auf, schrittweise, wenn man seine nach außen gerichtete efferente Aufmerksamkeit zurückzieht in den dritten Ventrikel und in eine neutrale Haltung – den Ort der Freiheit – hineinentspannt. Wenn du dann deine Aufmerksamkeit ins Herz sinken lässt, wirst du anfangen, *mit* deinem ganzkörperlichen Gefühlssinn wahrzunehmen, ein ruhiges, aktives Zuhören mit dem ganzen Körper, während sich deine Aufmerksamkeit an der Mittellinie als dein Bezugspunkt der Stille ausrichtet, von wo aus du körperlich sinnlich die Bewegung der Primären Respiration des Atems des Lebens wahrnimmst. Ruhst du im Herzen und verweilst in Stille, lässt das den Atem des Lebens vollkommen frei, so dass er sich in vollem Umfang ausdrücken kann. Verweilen im Neutral ist ein anderer Ausdruck für ein entspanntes Bewusstsein der ganzkörperlichen Sinneserfahrungen. Wenn du im Herzen verweilst, entdeckst du genau, wie efferent, nach außen gerichtet, übermäßig positiv gepolt oder, wie Bonder es formuliert, 'hypermaskulini' du bist, was dich zu der Frage führt, was es braucht, um diese hypermaskuline Haltung abzubauen. Wie verhält sich das Hypermaskuline? Es hält wachsam seinen getrennten Selbstsinn als Ego aufrecht und bewahrt beharrlich sein Identitätszentrum im Kopf, um das Fühlen der Gefühle „da unten" im Bauch zu vermeiden. Die Methoden dafür: Denken, Benennen, Objektivierung, Entfremdung, Dissoziation, Kontrolle, Kritisieren, Bedürfnis nach Wissen, und, wann immer es sich nicht gut anfühlt, wird es das Leben mit der Anwendung von Techniken und Rezepten, die das Leben verbessern sollen, verändern, und dadurch isoliert es sich selbst von der multidimensionalen, nichtlinearen sinnlichen Erfahrung der Realität. Der Weg, diese hypermaskuline Haltung abzuschwächen, ist nicht das Herumtüfteln oder Verändern deines Tuns oder der Art und Weise, wie du es tust – das ist hypermaskulin, sagt Bonder. (siehe *Herzwahrnehmung, nichtgetrenntes verkörpertes fühlendes Zeugenbewusstsein* und *Krieg*)

Wolff'sches Gesetz

Das Wolff'sche Gesetz besagt, dass jede Änderung der Form und der Funktion eines Knochens oder in der Funktion des Knochens zu Veränderungen in seiner inneren Architektur und in seiner äußeren Form führt. Daher geht ein Wandel in der Bewegung, das ist die Funktion, einem Wandel der Form voraus. Form wurde zunächst als physische Anatomie betrachtet, wurde dann aber von Blechschmidt holistisch neu definiert. Er sagt, Form ist ursprüngliche Funktion, welche die Mikroentwicklungsbewegungen sind, die der physischen Form vorausgehen und diese doch auch erschaffen. Diese Definition für Form hat sich in der Biodynamik entwickelt, weil wir eine äußere wirkende Intelligenz erkannt und wahrgenommen haben. Daher entsteht Form als ein Resonanzfeld außerhalb des Organismus. Sie manifestiert sich aus der Stille, zuerst als Potential, aber dann drückt sich die Form als ein Feld aus, das im ganzen Körper resoniert als eine holographische Planmatrix. Ihre Pulsationen erzeugen zentripetale Bewegungen, die sich von der Peripherie zum Zentrum Richtung Mittellinie fortsetzen, während die Muster mehr und mehr Form ausdrücken. Diese fraktalen Muster in den Flüssigkeiten erscheinen chaotisch, dennoch führen sie auf eine intelligente Weise die Ursprungsidee aus – das Abbild der Form –, als ein ordnendes Prinzip, das für die Entwicklungsbewegungen in den metabolischen Feldern verantwortlich ist. Diese räumlich geordneten Entwicklungsbewegungen erzeugen exakte Stoffwechselfelder, welche die Gussformen für Gestaltbildung, innere Struktur und Lokalisierung jeder Zelle im Körper darstellen.

Dies ist ein absteigender Prozess: Das Potential beginnt in der Stille, von wo aus sich die Potency dann als ein auftauchendes Intelligenzfeld ausdrückt, das Mikrobewegungen in den Flüssigkeiten in der Peripherie erzeugt, die dann ins Zentrum wandern. Diese Aktivität ruft eine Molekülaggregation hervor, die zu Substanzen verschmelzen, die dann zu Geweben werden, die die Organe bilden. Daher tragen diese ursprünglichen Signale die Idee eines ordnenden Prinzips, welches eine Blaupause ausstrahlt, und dann bilden sich Organe als Reaktion auf das Signal. Der gesamte Körper entsteht als Reaktion auf Signale, die aus den funktionellen Bewegungen dieser peripheren Holo-Bewegungen ausgestrahlt werden.Ein *Holon* ist ein offenes, sich selbst regulierendes System, das beides anzeigt: die autonomen Eigenschaften des Ganzen und die abhängigen Eigenschaften der Teile. Zuerst ist da Stille, die ein resonierendes holographisches Feld ausstrahlt und so mächtige Signale erzeugt, die zu Strömen und trophischen Stoffwechselbewegungen in der Peripherie werden. Alle Organe entstehen auf diese Weise, von der Peripherie zum

Zentrum hin; es ist so, als ob eine Idee oder ein Eindruck einer Blaupause als holographisches Feld auftaucht, das geometrische Ordnungsprinzip enthaltend, und sich von der Peripherie zum Zentrum hin bewegt und so die Organe als Reaktion auf eine schon stattfindende Funktion formt. Embryogenese ist bis zur sechsten Woche nicht vom zentralen Nervensystem oder durch die Genetik moduliert. Die formativen Kräfte haben ihren Ursprung an der Peripherie innerhalb der Potency des formativen Feldes, welches dann die Flüssigkeiten beeinflusst und sie mit funktioneller Bewegung durchtränkt. Dann treffen die Flüssigkeiten ihre eigenen Entscheidungen, die die Entwicklungsbewegungen erzeugen, die die Gestalt der metabolischen Felder festlegen und sich in die Organe entwickeln, um sich an die schon bestehende funktionelle Bewegung anzupassen.

Die Kräfte der Embryogenese erschaffen den Körper und werden dann zu den Kräften der Erhaltung, Heilung und Wahrnehmungintegrität (wie wir sinnlich wahrnehmen, denken, fühlen und lernen). Wenn die Wahrnehmungskräfte von der egoistischen Identifizierung als ein getrenntes Selbst befreit sind, werden die gleichen Kräfte zu Kräften der spirituellen Entwicklung, wodurch du ein nichtgetrenntes, nichtduales Bewusstsein oder Ganzheit entwickeln kannst. Waldorf-Erziehung und anthroposophische Medizin basieren auf der Kontinuität der Kräfte der körperlichen Gestaltung, Gesundheit, Wahrnehmungsintegrität und des Bewusstseins.

Zündung

Traditionellerweise wird gesagt, dass die Zündung im dritten Ventrikel stattfindet innerhalb der Thalamuskerne, die als neurologisches Zentrum oder als Schaltpult des Zündungssystems fungieren (dieses System erhält die Kraft der Potency in der Cerebrospinalflüssigkeit aufrecht). Obwohl ich damit übereinstimme, dass der dritte Ventrikel der Ort für die Zündung des zentralen Nervensystems ist, glaube ich, dass der Sinusknoten die ursprünglichere Zündungsquelle des Körpers ist. Einfach ausgedrückt zündet der Atem des Lebens die Lebenskraft in den Körper hinein vom Sinusknoten aus. Zündung geschieht viele Male im Verlauf der menschlichen Entwicklung: Bei der Empfängnis ist sie da; sie geschieht erneut um den siebzehnten Tag herum, wenn sie den Primitivstreifen manifestiert (und die drei strukturellen Mittellinien, die sich um den Primitivstreifen herum bilden); ungezählte Male während der Bildung des Fötus ist die Zündung aktiv; dann bei der Geburt, wenn der erste Atemzug mit dem Zwerchfell geschieht; es ist die Kraft, die für das Erwachen verantwortlich ist; sie wird bei inniger Begegnung mit der Natur wahrgenommen, manifestiert sich als Selbstverwirklichungen und gibt dem Geist die Kraft, den Körper beim Tode zu verlassen.

Während einer Sitzung wirst du die Zündung fühlen, wenn der Atem des Lebens als ein Lichtschein deine Wahrnehmung erhält. Klienten berichten dann, dass sie sich in diesem Moment zutiefst wieder aufgeladen fühlen. Dr. Jealous beschreibt Zündung als das Einströmen der Kraft des Atems des Lebens in die Stoffwechselfelder der Organismen. Zündung produziert die Energie, die für trophische und metabolische Prozesse gebraucht wird; für Heilung, Immunität und Wahrnehmung; für die Integrität des Bewusstseins und seine kontinuierliche Entwicklung. Zündung ist die Kraftquelle während eines Neutrals, wo es die automatische Verschiebung von Fulkren im Verhältnis zur Mittellinie bewirkt; auch erzeugt es die Bewegung in den sich automatisch verschiebenden freischwebenden Fulkren, was die Kraft für Bewegung, Funktion, Form und Struktur ausdrückt – eine räumliche Dynamik, die aus diesem Lebensfeuer erschaffen wird. [176]

Wenn die Mittellinie zündet, um es mit den wundervollen Worten von Dr. Jealous zu sagen, strahlt die Kraft in die Organismen hinein und lädt das gesamte Wesen auf. Daher sind alle Bewegungen im gesamten Körper Effekte der Primären Respiration. Zündung, so Dr. Jealous weiter, spiritualisiert Materie, bewegt sich über die Wasser des Lebens, atmet in den feuchten undifferenzierten Lehm (Mesenchym), um Form hervorzubringen. Deshalb bildet die Primäre Respiration ihre Blaupause, wenn sie sich durch das Mesenchym bewegt, welches sich dann selbst in die notwendigen Gewebe verwandelt.

Zündung spiritualisiert oder befähigt das individuelle Bewusstsein zu Gewissen und Mitgefühl. Diese spirituelle Intelligenz ist Milliarden Jahre alt und ist keine menschliche, vom Ego abgeleitete Intelligenz, welche eine polarisierte Überlagerung ist, die sich selbst vom Geist absondert und vor diesem schützt. Zündung ist der Funken, der ein inneres Feuer erzeugt, welches wiederum Licht, Liebe und Leben erschafft. Die Zündung bringt die Primäre Respiration hervor und deren Potency flößt den Verletzungen wieder Leben ein.

Die Ursache der Zündung ist ein Mysterium, weil Primäre Respiration akausal und nicht linear ist. In der Embryologie taucht die menschliche Form nicht aus der linearen Zeit auf, sondern aus einer mysteriösen Fähigkeit, die für den Verstand nicht fassbar ist – wie ein Fraktal, das immer neue, sich selbst ähnelnde Muster erzeugt, die dann wieder die nächsten Muster generieren, welche auf all dem Vorherigen aufbauen, um eine einzigartige Schöpfung hervorzubringen.

Wichige Abkürzungen

ADG: Anteriorer Duragürtel (siehe Glossar)
BCT: Biodynamic Cranial Touch – Biodynamische craniale Berührung, wie von Charles Ridley gelehrt, äquivalent mit der Kurzbezeichnung Stillness Touch

Unbedingt zu unterscheiden von:
BCST: Biodynamic Craniosacral Therapy – Biodynamische craniosacrale Therapie
CW: Craniale Welle
IBP: der inhärente (innewohnende) Behandlungsplan (siehe Glossar)
LT: Lamina Terminalis (siehe Glossar)
RAL: Reiner Atem der Liebe

Stichwortverzeichnis

H

I

J

O

P

R

S

T

U

V

W

Z

Fußnoten

Vorwort

1 Sutherland, A., *With thinking fingers* (Kansas City, MO: Cranial Academy, 1962), 91, dt. Ausgabe IV-78. Sutherland, *Collected Writings* (Forth Worth, TX: Sutherland Cranial Teaching Foundation, 1967), 176-177, dt. Ausgabe II-223-224.
2 Sutherland, W., *Collected Writings*, 176, dt. Ausgabe II-223.
3 Ebenda, 176, dt. Ausgabe S. II-223.
4 Sutherland, W., *Teachings in the Science of Osteopathy* (Forth Worth, TX: Sutherland Cranial Teaching Foundation, 1990), 166-167, dt. Ausgabe I-143.
5 McPartland, *The Biodynamic Model of Osteopathy in the Cranial Field*, Explore 1 (2005), 22.
6 Jealous, *The Biodynamics of Osteopathy in the Cranial Field*, (2000-2006), Power Points Nr. 1, Audio CD.
7 Post and Cavalliere, *Unwinding the Belly* (Berkely: North Atlantic Books, 2003), 115.

Kapitel 1

8 Chetananda, *Dynamic Stillness*, 2 Vols. (Cambridge, MA: Rudra Press, 1990).
9 Chogyam, *Roaring Silence* (Boston: Shambala, 2002)
10 ebenda
11 Ho, *The Rainbow and the Worm* (Singapore: World Scientific, 1998), 24.
12 Liptpon, *The Biology of Belief* (Santa Rosa, CA: Mountain of Love, 2005), 127-143, dt. Ausgabe 127-143.
13 Alexander, *The Timeless Way of Building* (New York: Oxford Press, 1977), 500.
14 Petersen, *Segmental Neuropathy* (Toronto: Canadian Memorial Chiropractic College, o.J.). Speransky, *Grundlagen der Theorie der Medizin* (Berlin: Saenger, 1950).
15 Lipton, *The Biology of Belief* (Santa Rosa, CA: Mountain of Love, 2005), 83-89, dt. Ausgabe 83-89; Pischinger, *Matrix and Matrix Regulation* (Brussels: Haug International, 1991), 83-89.
16 Ho, *The Rainbow and the Worm* (Singapore: World Scientific, 1998) 139.
17 Oschman, *Energy Medicine* (Edinburgh: Churchill Livingstone, 2000), 48, dt. Ausgabe 35.
18 Blechschmidt, *The Stages of Human Developement Before Birth* (Philadelphia: W.B. Saunders, 1961), 13.
19 Becker, R., *Life in Motion The Osteopathic Vision of Rollin Becker, DO* (Cambridge, MA: Rudra Press, 1997), 30.
20 Klocek, *Seeking Spirit Vision* (Fair Oaks, CA: Rudolf Steiner Press, 1998), 263.
21 Sutherland, W., *Collected Writings* 132 und 142. Magoun, *Osteopathy in the Cranial Field*, 1st Ed. (Fort Worth, TX: Sutherland Cranial Teaching Foundation, 1951), 15.
22 Blechschmidt, *Biokinetics and Biodynamics of Human Differentiation* (New York: Charles C. Thomas, 1978), xiv.
23 Ebenda, xiii.

24 Lipton, *The Biology of Belief* (Santa Rosa, CA: Mountain of Love, 2005), 62, dt. Ausgabe 62. Grossinger, *Embryos, Galaxies and Sentient Beings* (Berkeley: North Atlantic Boks, 2003), 282.
25 Cotman, *The Neuro-Immune-Endocrine Connection* (New York: Raven Press, 1987), 2. Lipton, "Insight into Cellular Conciousness" http://www.brucelipton.com.
26 Cannon, *The Wisdom of the Body* (New York: W.W. Norton and Company, 1939).

Kapitel 2

27 Pearce, *The Biology of Transcendence* (Rochester, VT: Park Street Press, 2004), 128-152; deutsche Ausgabe: 103-127.
28 Bonder, *Waking Down* (San Rafael, CA: Mt. Tam Awakenings, 1998), 40-48.
29 Saraswati, *Science of Soul* (New Delhi: Yoga Niketan Trust, 1964).
30 Bonder, 25.
31 Lipton, 86-87, deutsche Ausgabe 84-85.
32 Ebenda, 86-87, deutsche Ausgabe 84-85.
33 Jung, *The Psychology of Kundalini Yoga* (Princeton, NJ: Princeton University Press, 1996), 191. Woodman, *Dancing in the Flames* (Boston: Shambala, 1996).
34 Bonder, 84-98.
35 Larre, *Rooted in Spirit: The Heart of Chinese Medicine* (Barrytown, NY: Station Hill Press, 1995), 6-26 und 174-176.
36 Buhner, *The Secret Teachings of Plants* (Rochester, VT: Beear & Company, 2004), 71-88.
37 Ebenda 71-88.
38 Lipton, 86-87, deutsche Ausgabe 84-85; auch online unter http://www.brucelipton.com/article/insight-into-cellular-consciousness
39 Saraswati.
40 Bonder, 104-108.
41 Bonder, 25.
42 Cohen, *The Voice of Heart.* An Intimate Invitation (ohne Ort, 2006)
43 Jensen, ed., *C. G. Jung, Emma Jung, and Toni Wolff* (San Francisco: The Analytical Psychology Club of San Francisco, 1982), 25-26.

Kapitel 3

44 Jealous, *The Biodynamics of Ostheopathy,* „An Introductory Overview".
45 Magoun, *Osteopathy in the Cranial Field,* 3 Ed. (Fort Worth, TX: Sutherland Cranial Teaching Foundation, 1976), 13-21, dt. Ausgabe,
46 Carreiro, *An Osteopathic Approach to Children* (Edinburgh: Churchill Livingstone, 2003), 48-51, dt. Ausgabe 55-59.
47 Chaitow, *Cranial Manipulation*: Theory and Practice (Edingburgh: Churchill Livingstone, 1999), 82-85, dt. Ausgabe 156-159.
48 Pick, *Cranial Sutures* (Portland, OR: Eastland Press, 1999)
49 Greenman, *Principles of Manual Medicine* (Baltimore: Williams & Wilkins, 1989). Johnston, *Functional Methods* (Indianapolis, IN: American Academy of Osteopathy, 1994).
50 Sutherland, W., *Teaching in the Science of Osteopathy,* 166-167, dt. Ausgabe I-243.
51 Chaitow, 273-289, dt. Ausgabe 381-397.
52 Milne, *The Heart of Listening* (Berkely: North Atlantic Books, 1995).
53 Jealous, *The Biodynamics of Osteopathy,* „An Introductory Overview".
54 Lipton, *The Biology of Belief,* 86-87, dt. Ausgabe 84-85. Lipton, „Mind Over Genes: The New Biology," http://www.brucelipton.com/article/mind-over-genes-the-new-biology.
55 Blechschmidt, *The Ontogenetic Basis of Human Anatomy* (Berkely: North Atlantic Books, 2004), 229, dt. Ausgabe.

56 Chaitow, 27, dt. Ausgabe 27-30.
57 Sills, *Craniosacral Biodynamics*, Vol. 1 (Berkeley: North Atlantic Books, 2000), 313.
58 Shea, *Craniosacral Biodynamics* (North Palm Beach, FL: Shea Publishing, 2004), 251.
59 Stone, *Polarity Therapy* (Sebastopol, CA: CRCS Publications, 1986). Upledger, *Craniosacral Therapy* (Seattle: Eastland Press, 1983).
60 Sills, 345.

Kapitel 4

61 Jealous, *The Biodynamics of Osteopathy*, „Balanced Membranous Tension, nos. 1 and 2", and "The Patient's Neutral, no. 1"
62 Ho, 116.
63 Lipton, *The Biology of Belief*, 87, deutsche Ausgabe 88. Lipton, „Insight into Cellular Consciousness," http://www.brucelipton.com/article/insight-into-cellular-consciousness.
64 Taylor, *The Ethics of Caring* (Santa Cruz: Hanford Mead Publishers, 1995), besonders die Zeichnung an der Innenseite des Rückendeckels, „Caregiver's Vulnerabilities", gewährt Einblick in das, was Neutral meint.
65 Lipton, *The Biology of Belief*, 117-118, deutsche Ausgabe 116-117.
66 Jealous, *The Biodynamics of Osteopathy*, „An Introductory Overview". Sutherland, W., *Teachings in the Science of Osteopathy*, 5, deutsche Ausgabe.
67 Psalm 46:10.
68 Sutherland, W., *Teachings in Science of Osteopathy*, 285, deutsche Ausgabe I-49.
69 Bonder, 86.
70 Ebenda, 104.
71 Milne, 201-202, dt. Ausgabe Band 2, 56-57.

Kapitel 5

72 Wilber, Ken *The Collected Works. Volume Four: Integral Psychology: Transformations of Consciousness; Selected Essays.* (Boston: Shambala, 1999), 627-645.
73 Wilber, Ken *The Collected Works. Volume Six: Sex, Ecology, and Spirituality: The Spirit of Evolution.* Boston: Shambala, 2000, 266, deutsche Ausgabe 319.
74 Hugh Milne, persönliches Gespräch am 6. September 2003.
75 Greenman, 119.
76 Siehe „Lemniskate" in Anhang 2.
77 Jealous, James *The Biodynamics of Osteopathy* „Rebalancing and Side Effects no. 1 and 2".
78 Mary Ellen Moore, persönliches Gespräch am 14. Mai 2005.
79 Levine *Waking the Tiger: Healing Trauma* (Berkeley, CA: North Atlantic Books, 1997). Jealous, *The Biodynamic of Osteopathy*, "Rebalancing and Side Effects, nos. 1 and 2."
80 Abrams, *The Spell of Sensuous* (New York: Pantheon, 1996). Lipton, *The Biology of Believe* (Santa Rosa, CA: Mountain of Love, 2005), 83-86, deutsche Ausgabe 84-87. Lipton "Mind over Genes" http:www.brucelipton.com/article/mind-over-genes-the new-biology.
81 Lipton, *The Biology of Believe* (Santa Rosa, CA: Mountain of Love, 2005), 83-86, deutsche Ausgabe 84-87. Lipton "Mind over Genes" http:www.brucelipton.com/article/mind-over-genes-the new-biology.
82 Milne, 112-117, deutsche Ausgabe Band 1, 136-143.
83 Buhner, 17-32.
84 Milne, 10-11, 79, 104, deutsche Ausgabe Band 1, 27-28, 101, 128.
85 Wilber, Volume Six, 287, deutsche Ausgabe 346.

Kapitel 6

86 Bamford, Washing the Feet", Parabola 10, no. 3 (August 1985).
87 Tagore, *Gitanjali: A Collection of Indian Songs* (New York: McMillan, 1971), Trophe nr. 69, 85.
88 Milne, 106-122, deutsche Ausgabe Band 1 130-146.
89 Lipton, *The Biology of Belief*, 86, deutsche Ausgabe 84. Lipton, "Cellular consciousness," http://www.brucelipton.com/article/insight-into-cellular-consciousness.
90 Sutherland, *Collected Writings*. Sutherland, Teachings in the Science of Osteopathy.
91 Magoun, 81-89.

92 Schopenhauer, *Basis of Morality* (London: Allen and Unwin, 1915).
93 Woodman, *Dancing in the Flames* (Boston: Shambala, 1996), 190-197.
94 Jealous, *The Biodynamics of Osteopathy*, „Balanced Membranous Tension, Nr. 1 und 2".
95 Morgenstern, *Turning Inward* (Spring Valley, NY: Mercury Press, 1999), 102, deutsche Ausgabe 93.
96 Sutherland, W., *Teachings*, 166-167, dt. Ausgabe I-143-144.
97 Ebenda, 166-167, dt. Ausgabe I-143-144.
98 Ebenda, 166-167, dt. Ausgabe I-143-144.
99 Abrams, *The Spell of the Sensuous*
100 Wilber, *Volume Six*, 301, deutsche Ausgabe 360.

Kapitel 7

101 Jung, 45-47, deutsche Ausgabe 101-103.
102 Bamford, *Rediscovering Sacred Science* (Edingurgh: Floris Books, 1994).
103 Wilber, *Volume Six*, 301-309, deutsche Ausgabe 360-370.
104 Singh, *Naam or Word* (Tilton, NH: Sant Bani Press, 1974), 23.
105 „The Unity of Consciousness", http://plato.stanford.edu/entries/consciousness-unity.
106 Seifritz, *Protoplasm of a Slime Mold: The "Stuff of Life"* (no date). Video.
107 Jealous, *The Biodynamics of Osteopathy in the Cranial Field*. "Perceptual Studies Nr. 3"
108 Pearce, *The Biology of Transcendence* (Rochester, VT: Park Street Press, 2004), 128-152, deutsche Ausgabe: 103-127.
109 Wilber, *Volume Six*, 309, deutsche Ausgabe 369.

Kapitel 8

110 Bonder, 104-108.
111 Free-John, *The Enlightment of the Whole Body* (Middletown, CA: The Dawn Horse Press, 1978), 208.
112 Anonym, Meditations on The Tarot (New York: Amity House, 1985).
113 Almaas, *Inner Journey Home: The Soul's Realization of the Unity of Reality* (Boston: Shambala, 2004), 436.
114 Ebenda, 380.

Kapitel 9

115 Almaas, *The Pearl Beyond Great Price* (Boston: Shambala, 1988), 468.
116 In den letzten Szenen des Films *„Die Farben des Paradieses"* sind die Auferstehungskräfte wunderschön dargestellt. Der Film porträtiert außergewöhnlich den Unterschied in der Lebensqualität, abhängig davon, ob du das Ego oder den Atem des Lebens als dein Führungsprinzip wählst. Michael Murphy, *The Future of the Body* (Los Angeles: Tharcher Putnam, 1992), S. 201-213 Anonym, *Meditations on the Tarot* (New York: Amity House, 1985), Brief XX, 553-589.

117 Anonym, S. 577.
118 Der Isenheimer Altar wird gezeigt unter: http://www.musee-unterlinden.com/de/collections-du-musee-unterlinden/isenheimer-altar/
119 Rilke, *Das Marien-Leben* (Frankfurt a.M: Insel, 1999).
120 Murphy, 201-213.
121 Wilber, Band VI, 317, deutsche Ausgabe 378.
122 Ray, *Instructable Truth* (Boston: Shambala, 2000), 351-355.
123 Murphy, 201-213.

Kapitel 10

124 Post und Cavaliere, *Unwinding the Belly* (Berkely: North Atlantic Book, 2003) 115.
125 Suzuki, *Zen Mind, Beginner's Mind* (New York: Weatherhill, 1974)
126 Milne, 206-213.
127 Levine, 15-16, 95-97.
128 Lipton, *The Biology of Belief*, 117.
129 Jealous, „CV4, Nr. 1-4" und „EV4, Nr. 1".

Anhang 2

130 Sutherlands Gesammelte Werke S. 233-246.
131 Ebenda S. 233.
132 Carreiro 48-57
133 Cochard, *Netters Atlas der menschlichen Embryologie* (Teteroro, NJ: Icon 2002), 46-48
134 Pearce 44-45 und 144
135 Matsumoto, *Hara Diagnosis: Reflections on the Sea* (Brooklyn, MA: Paradigm, 1988), 174-188.
136 Jealous, *Biodynamische Osteopathie*, „Ausgleich der Nebenwirkungen, Nr,. 1 und 2."
137 Oschman, Pischinger
138 Original Matrix ist geprägt von Dr. Jealous.
139 Lipton, 82-94.
140 Pearce, 67-70.
141 Für Karl Pribrams Einblicke in das holographische Gehirn, siehe die Website, http://karlpribram.com
142 Pert, *Molecules of Emotion* (New York: Touchstone, 1997).
143 Pearce 55-71.
144 Jealous, The Biodynamics of Osteopathy, "The Fluid Body."
145 Grossinger, *Embryogenesis* (Berkeley: NAB 2000, 794)
146 Blechschmidt, Biokinetics and Biodynamics of Human Differentiation.
147 Lipton, 195-198
148 Blechschmidt, The Stages of Human Development Before Birth.
149 Buhner, 92–93. Klocek. Lowndes, Enlivening the Chakras of the Heart (Edinburgh: Floris Books, 1999).
150 Sutherland, W., *Unterweisungen*, 166-169.
151 Ebenda, 34-35.
152 Ebenda, 92
153 Ebenda, 59
154 Ebenda, 89
155 Ebenda, 116
156 Ebenda, 122
157 Pearce, 124; Lipton, 82-86.
158 Holding S. 9

159 "Lemniscate," http://www.answers.com/topic/lemniscate-1.
160 Ralph Marinelli, et al, "The Heart is not a Pump," http://www.rsarchive.org/RelArtic/Marinelli.
161 Carreiro, 48–57.
162 Pearce, 57–58.
163 Jealous, The Biodynamics of Osteopathy, "Midline, no. 1."
164 Matsumoto, 174–188.
165 Larsen, 174.
166 Cochard, 46–48.
167 Holding, "The Involuntary Mechanism of Neurotransmitters," 5.
168 Jealous CD Text: Neutral.
169 Van de Graff, *Concepts of Human Anatomy and Physiology* (New York: Mc Graw-Hill, 1999(, S. 457
170 Larre, S. 6-26, 174-175.
171 Oschman, S. 29.
172 M.Atkinson, R.McCarty und W.A.Tiller, „Head-Heart Entrainment: A Preliminary Study",https://www.heartmath.org/research/research-library/basic/head-heart-entrainment-preliminary-survey/ http://www.heartmath.org/research/research-papers/HeadHeart/index.html
173 Grossinger, S. 794.
174 Larsen, S. 174
175 Oschman, S. 29 – dt. Fassung 2. Aufl. S. 22
176 Jealous, The Biodynamics of Osteopathy, "Ignition System, nos. 1 and 2."

Bibliographie

Abram, David *The Spell of the Sensuous: Perception and Language in a More-Than-Human World*. New York: Pantheon, 1996. *Im Bann der sinnlichen Natur: Die Kunst der Wahrnehmung und die mehr-als-menschliche Welt*. Klein Jasedow: ThinkOya 2012.

Adams, George und Wicher, Olive *The Plant Between Sun and Earth and the Science of Physical and Ethereal Spaces*. Boulder: Shambala, 1982. *Die Pflanze in Raum und Gegenraum: Elemente der neuen Morphologie*. Stuttgart: Freies Geistesleben, 1960.

Alexander, Christopher *The Nature of Order: An Essay on the Art of Building and the Nature of the Universe*. Four Books, Berkely: The Center for Environmental Structure, 2004.

Alexander, Christopher *The Timeless Way of Building*. New York: Oxford Press, 1977.

Almaas, A-Hameed *Inner Journey Home: the Soul's Realization of the Unitiy of Reality*. Boston: Shambala, 2004.

Almaas, A-Hameed *The Pearl Beyond Great Price: Integration of Personality into Being, an Object Relations Approach*. Boston: Shambala, 1988.

Anonymous. *Meditations on the Tarot: A Journey into Christian Hermeticism*. New York: Amiry House, 1985.

Adyashanti. *The Impact of Awakening: Excerpts from the Teaching of Adyashanti*. Palo Alto, CA: Open Gate Sangha, 2000.

Bamford, Christopher; Critchlow, Keith; Macaulay, Anne *Rediscovering Sacred Science*. Edinburgh: Floris Books, 1994.

Bamford, Christopher "*Washing the Feet*." Parabola 10, no. 3 (August 1985).

Becker, R. *Life in Motion: The Osteopathic Vision Philosophy of Rollin E. Becker*, DO. Ed. Rachel Brookes, M. Cambridge, MA: Rudra Press 1997. *Leben in Bewegung: Stille des Lebens*. Pähl: Jolandos, 2007.

Bentov, I. *Stalking the Wild Pendulum*. Rochester, VT: Destiny Book, 1998. *Auf der Spur des wilden Pendels: Abenteuer im Bewusstsein*. Reinbek bei Hamburg, Rowohlt, 1988.

Blechschmidt, Erich *The Beginnings of Human Life*. New York: Springer Verlag, 1977. *Vom Ei zum Embryo*. Reinbek b. Hamburg: Rowohlt, 1970.

Blechschmidt, Erich; Gasser, Raymond F. *Biokinetics and Biodynamics of Human Differentiation: Principles and Applications*. New York: Charles C. Thomas, 1978.

Blechschmidt, Erich *The Ontogenic Basis of Human Anatomy*. Berkeley: North Atlantic Book, 2004. *Anatomie und Ontogenese des Menschen*. Heidelberg: Quelle und Meyer, 1978

Blechschmidt, Erich *The Stages of Human Development Before Birth*. Philadelphia: W. B. Saunders, 1961. *Die vorgeburtlichen Entwicklungsstadien des Menschen: Eine Einführung in die Humanembryologie*. Basel: Karger, 1960.

Bonder, Saniel *Great Relief*. San Rafael, CA: Mt. Tam Awakenings, 2004.

Bonder, Saniel *Waking Down*. San Rafael, CA: Mt. Tam Awakenings, 1998.

Brookes, Denis *Lectures on Cranial Osteopathy: A Manual for Practitioners and Students*. Wellingborough, Northamptonshire: Thorsons Publishers Limited, 1981.

Buhner, Stephen Harrod *The Secret Teachings of Plants: The Intelligence of the Heart in the Direct Perception of Nature*. Rochester, VT: Bear and Company, 2004.

Campbell, Camille *Meditations with Theresa of Avila*. Santa Fe: Bear and Company, 1997.

Cannon, Walter Bradford *The Wisdom of the Body*. New York: W. W. New York and Company, 1939.

Carreiro, Jane Elizabeth *An Osteopathic Approach to Children*. Edinburgh: Churchill Livingstone, 2003. *Pädiatrie aus osteopathischer Sicht: Anatomie, Physiologie und Krankheitsbilder*. München: Elsevier, Urban & Fischer, 2004.

Chaitow, Leon *Cranial Manipulation: Theory and Practice*. Edinburgh: Churchill Livingstone, 1999. *Kraniosakrale Manipulation*. München: Elsevier, Urban & Fischer, 2010.

Chetanananda, Swami *Dynamic Stillness*. Two Volumes. Cambridge, MA: Rudra Press, 1990.

Chogyam, Ngakpa and Dechen, Khandro *Roaring Silence: Discovering the Mind of Dzogchen*. Boston: Shambala, 2002.

Cochard, Larry R. *Netter's Atlas of Human Embryology*. Teterboro, NJ: Icon, 2002.

Cohen, Neil Steven *The Voice of Heart: An intimate invitation*. Booksurge Publishing. 2006 (mittlerweile erschienen)

Cotman, Carl W. *The Neuro-Immune-Endocrine Connection*. New York: Raven Press 1987.

Free-John, Bubba *Enlightenment of the Whole Body: A Rational and New Prophetic Revelation of the Truth of religion, Esoteric, Spirituality and the Divine Destiny of Man*. Middletown, CA: Dark Horse Press, 1978.

Gasser, Raymond F. *Atlas of Human Embryos*. New York: Harper and Row, 1975.

Greenman, Philip E. *Principles of Manual Medicine*. Baltimore: Williams and Wilkins, 1989. *Lehrbuch der osteopathischen Medizin: Grundlagen und Konzepte, Techniken und Methoden, klinische Integration und Korrelation*. Heidelberg: Haug, 1998.

Grossinger, Richard *Embryogenesis: Species, Gender, and Identity*. Berkeley: North Atlantic Books, 2000.

Grossinger, Richard *Embryos, Galaxies, and Sentient Beings*. Berkeley: North Atlantic Books, 2003.

Hauschka, Margarethe *Rhythmical Massage*. Spring Valley, NY: Mercury Press, 1990. *Rhythmische Massage nach Dr. med. Ita Wegman: Menschenkundliche Grundlagen*. Boll über Göppingen: Margarethe Hauschka-Schule, 1984[3].

Hixon, Lex *Mother of the Buddha's: Meditation on the Prajnaparamita Sutra*. Wheaton, IL: Theosophical Publication House, 1993.

Ho, Mae-Wan *The Rainbow and the Worm*. Singapore: World Scientific, 1998. [http://www.reinhard-eichelbeck.de/Was%20ist%20Leben.html#leben]

Holding, Richard „The Involuntary Mechanism and Neurotransmitters." May, 2003. http://www.arkinternational.co.uk/cranial%20may%202003.htm.

Jealous, James *The Biodynamics of Osteopathy in the Cranial Field*. 2000-2006 Audio CD series. *Biodynamische Osteopathie im cranialen Feld*. Ein interaktiver Audiotext von James Jealous D.O. übersetzt und gesprochen von Tom Esser MSc.D.O. http://www.jamesjealous.com/medien/audio-cds/

Jensen, Ferne and Mullen, Sidney (ed.) *Jung, Emma Jung, and Toni Wolff: A Collection of Remembrances*. San Francisco: The Analytical Psychology Club of San Francisco, 1982.

Johnston, William L. *Functional Methods. (a manual for palpatory skill development in osteopathic examination and manipulation of motor function)* Indianapolis, IN: American Academy of Osteopathy, 1994.

Jung, Carl Gustav *The Nature Writings of C. G. Jung*, ed. by Meredith A. Sabini, Berkely, CA: North Atlantic Books, 2002.

Jung, Carl Gustav *The Psychology of Kundalini Yoga. (Notes of the Seminar given in 1932)* Princeton, NJ: Princeton University Press, 1996. *Die Psychologie des Kundalini-Yoga*. Nach Aufzeichnungen des Seminars 1932, hg. v. Sonu Shamdasani. Zürich, Walter, 1998.

Kern, Michael *Wisdom in the Body. The Craniosacral Approach to Essential Health*. Berkely: North Atlantic Books, 2005. *Die Weisheit im Körper. Der biodynamische Ansatz der Craniosakral-Therapie*. Übersetzt von Laura Waldschütz. Richard Pflaum Verlag, 2010.

Klocek, Dennis *Seeking Spirit Vision. Essays on developing imagination*. Fair Oaks, CA: Rudolf Steiner Press, 1998.

Larre, Claude and Elisabeth Rochat de la Vallee (Translateers from Chines and Commentators) *Rooted in Spirit: The Heart of Chinese Medicine*. Barrytown, NY: Station Hill Press, 1995.

Larsen, Williams J. *Human Embryology*. New York: Churchill Livingstone, 1977.

Lipton, Bruce H. *The Biology of Belief. Unleashing the Power of Consciousness, Matter & Miracles*. Santa Rosa, CA: Mountain of Love, 2005. *Intelligente Zellen. Wie Erfahrungen unsere Gene steuern*. Koha Verlag 2006.

Lipton, Bruce H. Various articles at http://brucelipton.com.

Lowndes, Florin *Enlivening the Chakras of the Heart. The Fundamental Sprititual Execises of Rudolf Steiner*. Edinburgh: Floris Books, 1999. *Die Belebung des Herzchakra. Ein Leitfaden zu den Nebenübungen Rudolf Steiners*. Stuttgart, Freies Geistesleben 1996.

Lusseyran, Jacques *Against the Pollution of the I*. New York: Parabola Books, 2000. *Gegen die Verschmutzung des Ich*. Stuttgart, Freies Geistesleben, 1972.

Mc Partland, J. Forward to Chaitow, L. *Cranial Manipulation Theory and Practice*. Edinburgh: Churchill Livingstone, 1999.

McPartland, John M. and Skinner, Evelyn „*The Biodynamic Model of Osteopathy in the Cranial Field.*" New York: Explore, 1 (2005) siehe auch http://www.icsb.ch/en/med/pdf/McPartland-Biodynamics.pdf

Magoun, Harold Ives *Osteopathy in the Cranial Field*. 1st Edition, Fort Worth, TX: Sutherland Cranial Teaching Foundation, 1951.

Magoun, Harold Ives *Osteopathy in the Cranial Field*. 3rd Edition, Fort Worth, TX: Sutherland Cranial Teaching Foundation, 1976. *Osteopathie in der Schädelsphäre*. 2. dt. Ausgabe, komplett überarbeitete Neuauflage. Pähl: Jolandos, 2009.

Maharshi, Ramana *The Collected Work of Ramana Maharshi*. Ed. Arthur Osborne. York Beach, ME: Samual Wiser, Inc., 1977.

Maharshi, Ramana *Talks with Ramana Maharshi: On Realizing Abiding Peace and Happiness*. Carlsbad, CA: Inner Directions, 2000. *Gespräche des Weisen vom Berge Arunachala*. München: Lotos, 2010.

Manaka, Yoshio with Kazuko Itaya and Stephen Birch *Chasing the Dragon's Tail: The Theory and Practice of Acupuncture in the Work of Yoshio Manaka*. Brookline, MA: Paradigm, 1995. *Manakas Quantensprung: Essenz und Praxis der Akupunktur. Jagd auf den Drachenschwanz*. Uelzen: Med.-Literarische Verlagsgesellschaft, 2004.

Matsumoto, Kiiko and Stephen Birch *Hara Diagnosis: Reflections on the Sea*. Brooklyn, MA: Paradigm, 1988.

Milne, Hugh *The Heart of Listening: A Visionary Approach to Craniosacral Work*. Berkeley: North Atlantic Books, 1995. *Aus der Mitte des Herzens lauschen: Eine visionäre Annäherung an die Craniosacralarbeit*. 2 Bände. Petersberg: Via Nova 2007[2] und 2009[2].

Morgenstern, Christian *Turning Inward: A Verse Sequence*. Spring Valley, NY: Mercury Press, 1999. *Einkehr: Gedichte*. München: Piper, 1910.

Murphy, Michael *The Future of the Body: Explorations into the Further Evoltuion of Human Nature*. Los Angeles: Tarcher Putnam, 1992. *Der QuantenMensch: Ein Blick in die Entfaltung des menschlichen Potentials im 21. Jahrhundert*. Wessobrunn: Integral, 1996.

Oschman, James L. *Energy Medicine: The Scientific Basis*. Edinburgh: Churchill Livingstone, 2000. *Energiemedizin: Konzepte und ihre wissenschaftliche Basis*. München, Elsevier, 2009.

Petersen, A. *Segmental Neuropathy: The First Evidence of Developing Pathology*. Toronto: Canadian Memorial Chiropractic College, no date.

Pick, Marc G. *Cranial Structures: Analysis, Morphology & Manipulative Strategies*. Portland, OR: Eastland Press, 1999.

Pischinger, Alfred *Matrix and Matrix Regulation: Basis for a Holistic Theory in Medicine*. Brussels: Haug International, 1991. *Das System der Grundregluation. Grundlagen einer ganzheitsbiologischen Medizin*. Stuttgart: Haug, 2010[11].

Pearce, Joseph Chilton *The Biology of Trenscendence: A Blueprint of the Human Spirit*. Rochester, VT: Park Street Press, 2004. *Die Biologie der Transzendenz. Eine Blaupause des menschlichen Geistes*. Freiamt: Arbor, 2004.

Pert, Candance B. *The Molecules of Emotion: The Science Behind Mind-Body Medicine*. New York: Touchstone, 1997. *Moleküle der Gefühle: Körper Geist, Emotionen*. Reinbek bei Hamburg: Rowohlt, 1999.

Post, Allison and Cavaliere, Stephen *Unwinding the Belly: Healing with Gentle Touch*. Berkeley: North Atlantic Books, 2003.

Prendergast, John J., Fenner, Peter, Krystal, Sheila *The Sacred Mirror: Nondual Wisdom and Psychotherapy*. St. Paul, MN: Paragon House, 2003.

Ray, Reginald A. *Indestructible Truth: The Living Spirituality of Tibetan Buddhism*. Boston: Shambala, 2000.

Rilke, Rainer Maria *The Life of the Virgin Mary*. Berkeley. Universität of California Press, 1947. *Marien-Leben*. Frankfurt a.M, Insel, 1999.

Sannella, Lee *The Kundalini Experience: Psychosis or Trenscendence*. Lower Lake, CA: Integral Publishing, 1987. *Kundalini-Erfahrung: Psychose oder Transzendenz*. Lower Lake, CA: Integral Publishing, 1989.

Saraswati, Swami Yogesvarananananda *Science of Soul: A Pratical Exposition of Ancient Method of Visualisation of Soul*. New Delhi: Yoga Niketan Trust, 1964.

Schwenk, Theodor *Sensitive Chaos: The Creation of Flowing Forms in Water and Air*. London: Rudolf Steiner Press, 1965. *Das sensible Chaos: Strömendes Formenschaffen in Wasser und Luft*. Stuttgart, Freies Geistesleben, 1962.

Seifritz, W *Protoplasm of a Slime Mold: „The Stuff of Life."* (no date). Video.

Shea, Michael *Craniosacral Biodynamics*. North Palm Beach, FL: She Publishing, 2004.

Sheldrake, Rupert *A New Science of Life: The Hypotheses of formative causation*. Los Angeles: Tarcher, 1981. *Das schöpferische Universum. Die Theorie des morphogenetischen Feldes*. München: Meyster, 1983.

Singh, Kirpal *Godman: A Complete Study of the Supreme Mystics and Their Hallmarks*. Tilton, NH: Sant Bani Press, 1974. *Gottmensch*. Bern: Origo-Verlag, 1987

Singh, Kirpal *Naam or Word*. Tilton, NH: Sant Bani Press, 1974. *Naam oder das Wort*. Bonn – Berlin; Eigenverlag, 1970.

Sills, Franklyn Craniosacral Biodynamics, Two Volumes. Berkeley: North Atlantic Books, 2000.

Speranksy, Aleksej Dimitrievic *A Basis for the Theory of Medicine*. New York: International Publishers, 1943. *Grundlagen der Theorie der Medizin*. Berlin: Saenger, 1950.

Stone, Randolph *Polarity Therapy*. Sebastopol, CA: CRCS Publications, 1986. *Polaritätstherapie: Ganzheitliches Heilen durch harmonischen Energiefluß*. München, Hugendubel, 1989.

Sutherland, Adah Strand *With Thinking Fingers: The Story of William Garner Sutherland*, Kansas City, MO: Cranial Academy, 1962. *Das große Sutherland Kompendium: Die Schädelsphäre. Einige Gedanken. Unterweisungen in der Wissenschaft der Osteopathie. Mit klugen Fingern*. 2. Aufl. Pähl: Jolandos, 2012.

Sutherland, William *Collected Writings*. Ed. Adah Sutherland and Anne L. Wales. Forth Worth, TX: Sutherland Cranial Teaching Foundation, 1967. *Das große Sutherland Kompendium: Die Schädelsphäre. Einige Gedanken. Unterweisungen in der Wissenschaft der Osteopathie. Mit klugen Fingern*. 2. Aufl. Pähl: Jolandos, 2012.

Sutherland, William *Teachings in the Science of Osteopathy*. Ed. Anne L. Wales. Forth Worth, TX: Sutherland Cranial Teaching Foundation, 1990. *Das große Sutherland Kompendium: Die Schädelsphäre. Einige Gedanken. Unterweisungen in der Wissenschaft der Osteopathie. Mit klugen Fingern*. 2. Aufl. Pähl: Jolandos, 2012.

Suzuki, Shunryu *Zen Mind, Beginner's Mind: Informal Talks on Zen Meditation and Practice*. New York: Weatherhill, 1974. *Zen-Geist, Anfänger-Geist. Unterweisungen in der Zen-Meditation*. Zürich: Theuseus, 1975.

Tagore, Rabindranath *Gitanjali: A Collection of Indian Songs*. New York: McMillan, 1971.

Taylor Kylea *The Ethics of Caring: Honoring the Web of Life in our Professional Healing Relationship*. Santa Cruz, CA: Hanford Mead. 1995. *Hilfe für die Helfer: Schattenbereiche erkennen und heilende Beziehungen schaffen*. Freiburg im Breisgau: Bauer, 1997.

Trevino, Haven *The Tao of Healing: Meditations for Body and Spirit*. Novato, CA: New World Library, 1999.

Upledger, John *Craniosacral Therapy*. Seattle: Eastland Press, 1983. *Lehrbuch der Kraniosakral-Therapie*. Heidelberg: Haug, 1994.

Van de Graaff, Kent M. and Fox, Stuart Ira *Concepts of Human Anatomy and Physiology*. New York: McGraw-Hill, 1999.

Waddell, Norman *The Unborn: The Life and Teachings of Zen Master Bankei 1622-1693*. San Francisco: North Point Press, 1984. *Die Zen-Lehre vom Ungeborenen: Leben und Lehre des großen japanischen Zen-Meisters Bankei Eitaku (1622-1693)*. Bern: Barth, 1988.

Welwood, John *Toward a Psychology of Awakening. Buddhism, psychotherapy, and the path of personal and spiritual transformation*. Boston: Shambala, 2000. *Psychotherapie und Buddhismus: der Weg persönlicher und spiritueller Transformation*. Freiburg im Breisgau: Arbor-Verlag, 2010.

Whicher, Olive *Projective Geometry: Creative Polarities in Space and Time*. London: Rudolf Steiner Press, 1971. *Projektive Geometrie: Schöpferische Polaritäten in Raum und Zeit*. Stuttgart: Freies Geistesleben, 1977.

Wilber, Ken *The Collected Works. Volume Four: Integral Psychology: Transformations of Consciousness; Selected essays*. Boston, Shambala, 1999. *Integrale Psychologie: Geist, Bewußtsein, Psychologie, Therapie*. Freiamt: Arbor, 2001.

Wilber, Ken *The Collected Works. Volume Six: Sex, Ecology, and Spirituality: The Spirit of Evolution*. Boston: Shambala, 2000. *Eros, Kosmos, Logos: Eine Jahrtausend-Vision*. Frankfurt am Main: Fischer-Taschenbuch-Verlag, 2001.

Woodman, Marion and Dickson, Elinor *Dancing in the Flames: The Dark Goddess in the Transformation of Consciousness*. Boston: Shambala, 1996.

Über den Autor

1973 erhielt Charles Ridley eine craniosacrale Sitzung, die sein Bewusstsein für 30 Tage erweiterte. Diese Erfahrung veränderte seine Einstellung zum Leben und er erkannte, dass craniosacrale Arbeit sein Leben bestimmen würde. Er begann craniosacrale Arbeit bei Dr. DeJearnette zu lernen, der in seinen Kursen die Impulse von Dr. Sutherland weitergab.

Charles tauchte in den ersten 25 Jahren als Praktizierender und Lehrer in die biomechanische und funktionelle craniosacrale Arbeit ein. Dann gab es Mitte der 90er Jahre spontan eine Rückbesinnung auf die erste Erfahrung und er fühlte sich von der biodynamischen Vorgehensweise gerufen. Aus den Erfahrungen von Meditationen, von Austauschgruppen mit Kollegen, seiner craniosacralen Praxis und dem Lehren seines biodynamischen Ansatzes begann er ab 1997 sein Buch *„Stillness – BiodynamicCranial Practice and the Evolution of Consciousness"* zu schreiben. Charles saß frühmorgens in Stille und schrieb alles nieder, was während dieser Meditationen zu ihm kam.

Gerade im Austausch mit anderen Praktizierenden wurde ihm immer bewusster, wie herausfordernd und schwer die Begegnung des Egos mit dem Atem des Lebens sein kann, welche Vermeidungsstrategien auftreten. Diese Erfahrungen bestärkten Charles darin, sein Buch *Stillness* zu vollenden. Auf der Grundlage von Stille und innerkörperlich gefühlten Erfahrungen helfen Charles' Stille Praktiken, mit den Egostrategien des Zurückschreckens vor dem Atem des Lebens umzugehen.

Mit *„BiodynamicCranial Touch (BCT)/Stillness Touch"* bietet Charles einen Ansatz des Bewusstseinsabstiegs *in den Körper*, einen eher weiblichen Weg im Gegensatz zu einem oft nach außen und über das Nervensystem aufwärts gerichteten, mehr männlichen Pfad. Aufgrund der Nachfrage von Praktizierenden, wie die Stille-Praktiken in alle Aspekte des Lebens integriert werden können, gründete er seine *Dynamic Stillness School*. Seitdem besuchten hunderte von Studenten die Kurse seiner Schule, in denen Charles und seine Dozenten weltweit seinen nichtmedizinischen Ansatz *„BiodynamicCranial Touch/Stillness-Touch"* zum tiefen Eintauchen in den Atem des Lebens unterrichten. BCT/Stillness-Touch ist eine lebendige Praxis, die sich ständig über das innere Erleben aller Praktizierenden, sowohl in den Kursen als auch im Einzelnen, weiterentwickelt.

Charles lebt – halb im Ruhestand – in Mexiko. Er bietet private Sessions und Mentoring in Mexiko an und unterrichtet zurzeit Postgraduierten-Kurse zur nichtstuenden Biodynamik in Europa sowie *Stillness Touch für Paare.*

http://www.dynamicstillness.com

Weitere Bücher aus dem Verlag Via Nova:

Aus der Mitte des Herzens lauschen

Eine visionäre Annäherung an die Craniosacralarbeit

Hugh Milne

3. Auflage

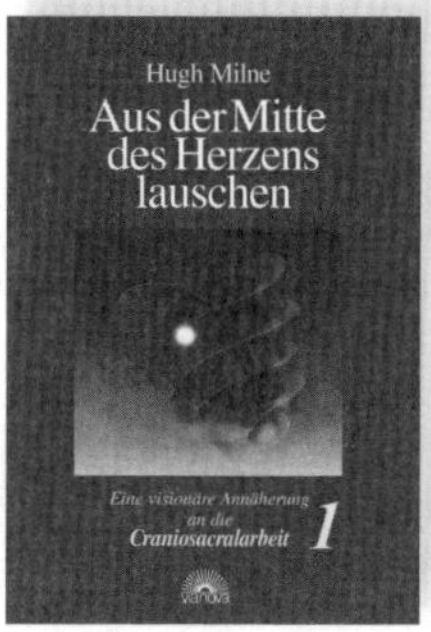

3. Auflage

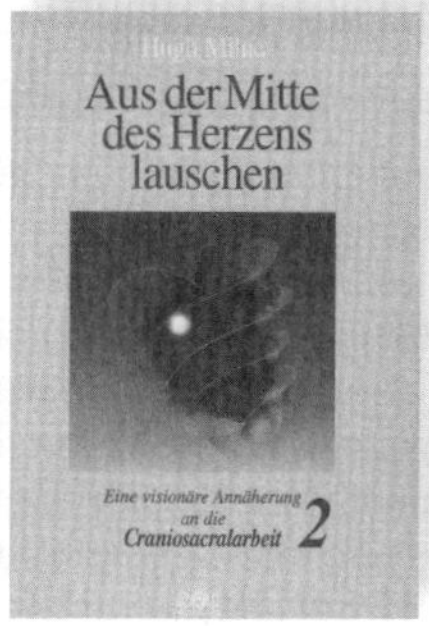

Gebunden, Großformat, 21 x 29,7 cm,
Band 1: 224 Seiten, 46 Graphiken, 9 Fotos ISBN 978-3-928632-54-6
Band 2: 344 Seiten, 238 Graphiken, 125 Fotos ISBN 978-3-928632-62-1

Der Verfasser führt den Leser ein in die Geschichte visionärer craniosacraler Arbeit - ihrer Entstehung, Entwicklung, Philosophie und Praxis. Der Autor erklärt, wie eine Erdung in Meditation, sensitive Berührung und intuitive Wahrnehmung zu einer bemerkenswerten Entfaltung der eigenen Fähigkeiten führen kann. Die schamanischen Wurzeln, die die craniosacrale Arbeit mit allen Formen heilender Berührung teilt - ob Massage, Tiefengewebsarbeit, Energiearbeit oder Handauflegen -, werden genauso dargestellt wie der Auftrag des Heilers, die Entwicklung von Wahrnehmung und Intuition und visionärer Diagnose. Der zweite Band von „Aus der Mitte des Herzens lauschen" enthält Einzelheiten über die Anatomie, Physiologie sowie die Energien und Techniken, die das wesentliche Herzstück visionärer craniosacraler Arbeit ausmachen. „Ein wunderbares Buch. So viele Weisheiten und Bücher in einem Buch." (Betty Balcombe)

Hochsensibel - Was tun?

Set mit 52 Mandala-Karten und Begleitheft

Sylvia Harke

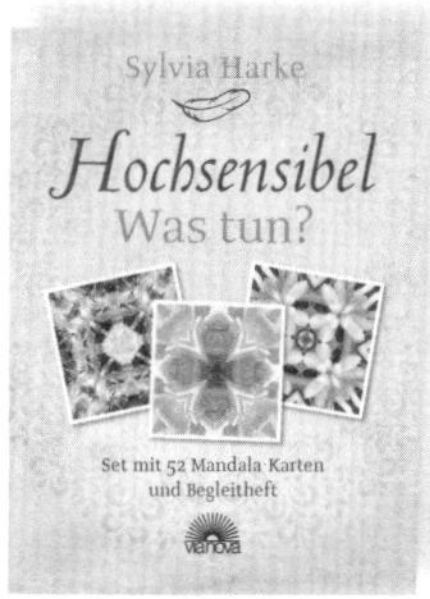

Paperback, 76 Seiten, ISBN 978-3-86616-458-1

Mit ihrem Bestseller „Hochsensibel - Was tun?" hat Sylvia Harke Tausenden von hochsensiblen Menschen die Augen geöffnet über das wahre Wesen ihrer außergewöhnlichen Feinfühligkeit und Begabung. Das hier vorliegende Karten-Set, das speziell auf die Bedürfnisse Hochsensibler abgestimmt ist, kann dabei eine anregende Unterstützung sein. 52 Karten mit positiven Affirmationen sowie hilfreichen Übungen im exklusiven Begleitheft. Eine wunderbare Inspirationsquelle, die allen feinfühligen Seelen kostbare Impulse und hilfreiche Strategien vermittelt, um ihre Hochsensibilität zu bejahen und ein Leben zu führen, das ihren ureigensten Bedürfnissen entspricht.

Den eigenen Platz im Ganzen finden

Persönlichkeitsentwicklung in einer globalisierten Welt

Anna Gamma

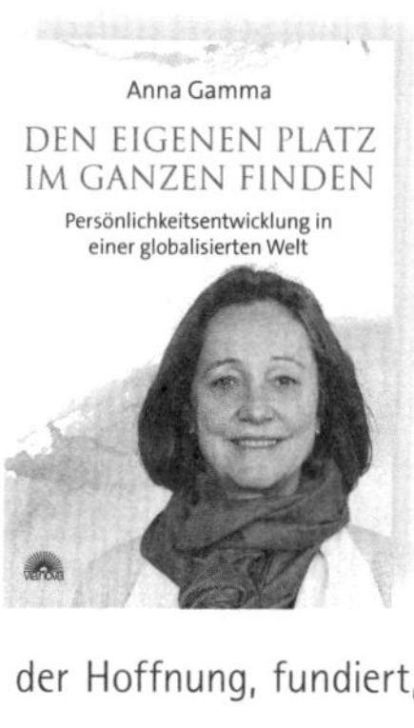

Paperback, 176 Seiten, ISBN 978-3-86616-399-7

Noch nie waren globales und persönliches Geschehen so eng miteinander verknüpft. Immer schwieriger wird es, dabei Orientierung und Zuversicht zu behalten und eine innere Basis zu finden, aus der heraus wir sinnvoll und positiv handeln können. In diesem Buch stellt Anna Gamma zwei Modelle vor, die nicht nur auf der Basis des logisch-rationalen Verstandes entwickelt wurden, sondern auf tiefen spirituellen Erfahrungen beruhen. Zeitgemäße Handlungsmodelle und wegweisende Vorschläge zur Entwicklung der eigenen Persönlichkeit werden dargestellt. So wird aus gefühlter Ohnmacht gelebte Verantwortung, aus innerer Stagnation freudvolles Gestalten, aus empfundener Zerrissenheit kraftvolle Gelassenheit. Ein Buch der Hoffnung, fundiert, realitätsbezogen, zutiefst ermutigend und nutzbringend in Beruf und Freizeit.

Chronisch krank?

Lebens- und Heilungsberichte über die Wirksamkeit der Energiemedizin mittels psychosomatischer Energetik • PSE

Volkmar Schwabe

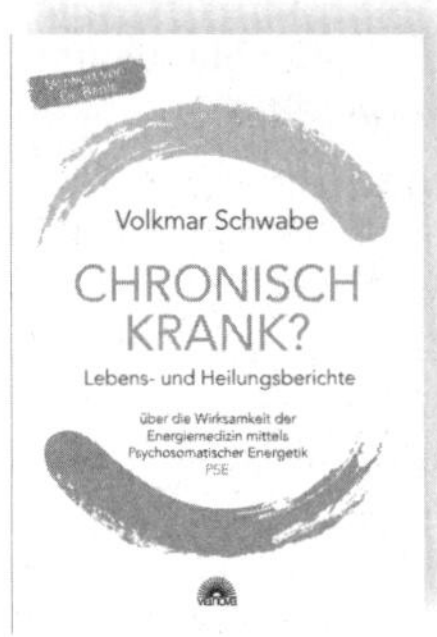

Paperback, 208 Seiten, ISBN 978-3-86616-445-1

In diesem Buch lesen Sie die oft unglaublich erscheinenden und doch vollkommen wahren authentischen Lebensgeschichten ehemals chronisch erkrankter, zumeist verzweifelter Menschen, die durch die ‚Psychosomatische Energetik' (PSE) Heilung fanden. In 15-jähriger Forschungsarbeit aus Elementen der klassischen chinesischen Medizin, des indischen Yoga, des Schamanismus, der modernen Psychoanalyse und der Homöopathie von Dr. med. Reimar Banis entwickelt, wurde die Anwendung des PSE für viele scheinbar unheilbar kranke Menschen zu ihrer ganz persönlichen Lebensrettung. Es sind bewegende Schicksale, berührende authentische Leidens- und Heilgeschichten erzählt von den Betroffenen selbst, die jedem chronisch Erkrankten Hoffnung geben und einen Weg zur ganzheitlichen Gesundung aufzeigen.

Heilung durch Psychosomatische Energetik •PSE•

Fragen an den Begründer des effektiven Naturheilverfahrens

Dr. med. Reimar Banis

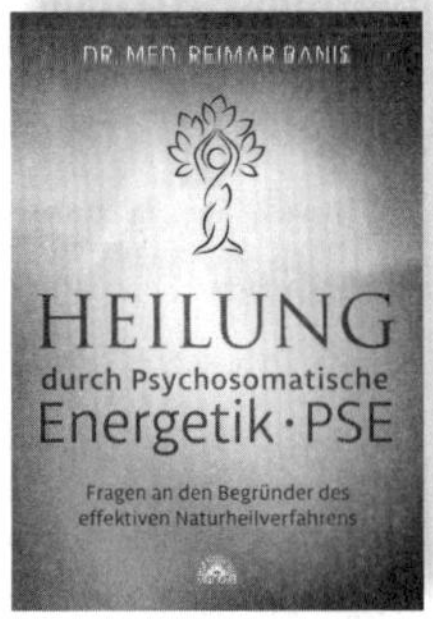

Paperback, 224 Seiten, 45 farbige Fotos, ISBN 978-3-86616-431-4

Vor 20 Jahren entwickelte Dr. med. Reimar Banis die Psychosomatische Energetik (PSE), mit der es nicht nur gelingt, die tief verborgenen emotionalen Schichten und seelischen Ursachen für die vielfältigsten Krankheiten zu erkennen, sondern sie auch zu heilen. Diese neue Form der Energiemedizin ermöglicht es, energetische Blockaden in kürzester Zeit zu finden und effektiv aufzulösen - ein Quantensprung in der Komplementärmedizin! In diesem Buch steht der Begründer der Psychosomatische Energetik (PSE) dem Journalisten Claus Georg Tornai Rede und Antwort und gibt spannende Einblicke in sein revolutionäres Menschen- und Weltbild, das unser herkömmliches Denken in Frage stellt und ein ganz neues Selbstverständnis von Heilung und Gesundheit vermittelt. Im Anhang werden noch praktische Gesundheitshilfen aus der Naturheilkunde dargestellt.

Woher? Wohin? Orientierung im Leben

Die Evolution des Bewusstseins als Ausweg aus der Krise

Christian Brehmer

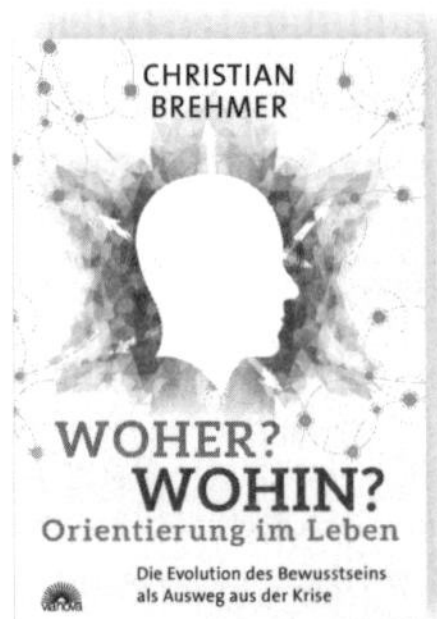

Paperback, 288 Seiten, 50 farbige Fotos, 70 Grafiken, ISBN 978-3-86616-430-7

Erwarten Sie in diesem Buch nicht weniger als eines der spannendsten Menschheitsabenteuer der Gegenwart! Die atemberaubende Reise führt vom Urknall bis zur Gegenwart, von der Materie zum Leben, vom Einzeller zum Menschen und erzählt vom wohl geheimnisvollsten Phänomen, von dem wir alle ein Teil sind: der Entfaltung und Evolution des Bewusstseins! Lassen Sie sich in Staunen versetzen von zweifelsfreien wissenschaftlichen Erkenntnissen und erfahren Sie, wie Sie gemäß den erkannten kosmischen Gesetzen Daseinsfreude etablieren und ihr Bewusstsein erweitern können. So kann die Gegenwartskrise in eine sinnvolle kreative Transformation verwandelt werden.

Schmerzfrei ohne Medikamente

Meditation und Körperbewusstsein – Ein 30-Tage-Programm
Katrin Jonas

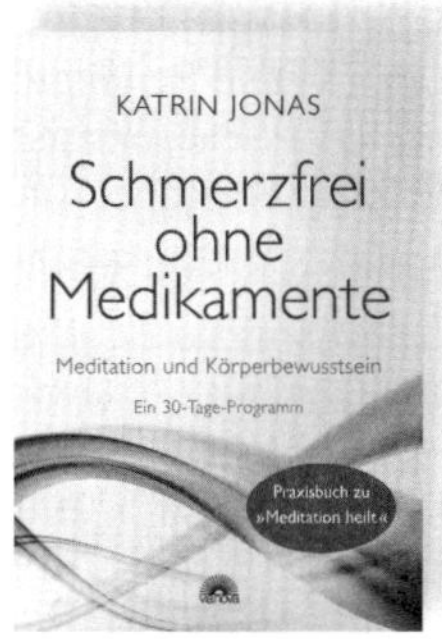

Paperback, 288 Seiten, ISBN 978-3-86616-426-0
E-Book: ISBN 978-3-86616-413-0

Schon das erste Buch der bekannten Körper-Mind-Therapeutin Katrin Jonas eröffnete vielen Menschen einen vollkommen neuen Umgang mit chronischen oder langwierigen Schmerzen. Mit diesem neuen Praxis-Ratgeber kann nun jeder Schmerzpatient ganz gezielt in einem 30-Tage-Intensiv-Programm die Probe aufs Exempel machen. Mit viel Einfühlungsvermögen und profundem Wissen führt die erfahrene Therapeutin durch das Thema. Sie zeigt, welche Strategien für die individuelle Schmerzsituation die passende ist und wie mit wissenschaftlich erprobten Meditationen und Achtsamkeitsübungen ein ganz persönlicher Heilweg in Eigenverantwortung gefunden werden kann. Für jeden, der schon seit langem mit Schmerzen zu kämpfen hat, kann dieses Buch eine ganz neue Lebensqualität ermöglichen.

Heilung der westlichen Seele

Die eigenen spirituellen Wurzeln wieder entdecken
Judith S. Miller

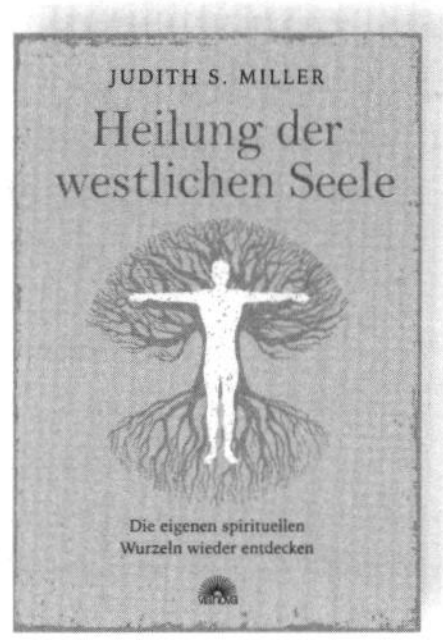

Paperback, 208 Seiten, ISBN 978-3-86616-424-6

Aus gutem Grund betrachten viele moderne Psychologen dieses Buch als „Meilenstein" und bahnbrechendes Werk, denn es verbindet etwas, das in Wirklichkeit nie getrennt war: Psychologie und Spiritualität. Werden in unserer religiös entwurzelten Zivilisation spirituell-mystische Erfahrungen doch zumeist als Ausdruck psychischer Krankheit gewertet. Ein schlimmer Irrtum! Dies zeigt Dr. Judith Miller auf anhand vieler Fallbeispiele aus 30 Jahren therapeutischer Praxiserfahrung und ihrer ganz persönlichen Geschichte. Dieses Buch ist ein Weckruf und macht bewusst, dass erst die Anerkennung und Integration unserer spirituellen Traditionen ganzheitliche Heilung ermöglicht. Für Betroffene eine echte Befreiung und für Psychologen eröffnet es grundlegend neue Sichtweisen!

Wunder geschehen in jedem Augenblick

„Ein Kurs in Wundern" im Alltag und im Beruf
Mit einem Vorwort von Marianne Williamson
Emily Bennington

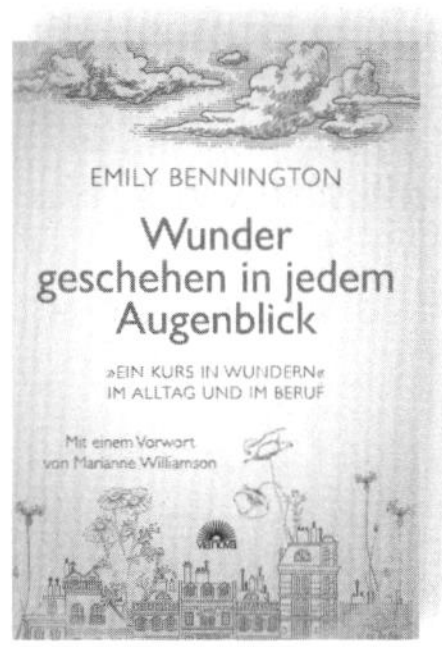

Paperback, 192 Seiten, ISBN 978-3-86616-425-3

Wenn sich spirituelles Gewahrsein und die so genannte Normalität des modernen Berufs- und Geschäftslebens miteinander verbinden, können wahre Wunder geschehen. Dass dies mehr als ein Allgemeinplatz ist, stellt die amerikanische Star-Coachin und Bestsellerautorin Emily Bennington in diesem Buch dar. Auf Basis des spirituellen Klassikers „Ein Kurs in Wundern", wirkungsvollen Achtsamkeitspraktiken und vieler ihrer eigenen bewährten Strategien zeigt die Autorin, wie Transformation konkret und praktisch im Alltag und in der Geschäftswelt gelebt werden kann. Dieser außergewöhnliche spirituelle Leitfaden beweist, dass persönliche Karriere, inneres Wachstum, äußerer Erfolg und positiver Bewusstseinswandel in der Welt ganz real werden können.

Awakened Mind® Training

Ein Hirnwellen-Trainingsprogramm
Ein Praxisbuch für Kreativität, Gesundheit und Erfolg
Anna Wise

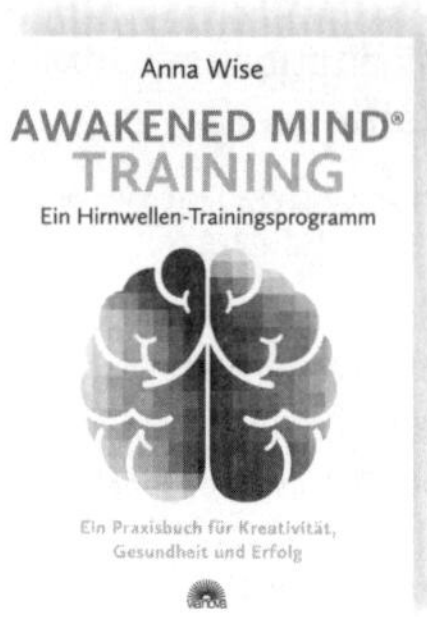

Paperback, 272 Seiten, 40 Grafiken, ISBN 978-3-86616-397-3

Die Wissenschaft sagt es schon lange: Das Potenzial unseres Geistes ist weitaus größer, als wir es erahnen, und die Möglichkeiten des Gehirns sind bei weitem noch nicht ausgeschöpft. Mit Hilfe der angeleiteten Meditationen und Methoden des „Power Mind Trainings" wird es möglich, eine ganz neue Dimension des Geistes zu entdecken. Entwickelt auf der Basis der neuesten Erkenntnisse der Hirnforschung können Sie mit diesem Training nicht nur ganz gezielt die geistige Leistungs- und Einsichtsfähigkeit steigern, sondern auch Kreativität und Einfallsreichtum, Vitalität und Wohlbefinden auf ein vollkommen neues Niveau heben. Ob zum Lösen hochkomplexer Probleme oder beim Erfahren erhöhter Bewusstseinszustände, dieses Buch zeigt, wozu der menschliche Geist bei entsprechendem Training wirklich in der Lage ist!

Die Ethno Health Apotheke

Die besten Heilpflanzenrezepturen unserer Erde
Indikationen, Anwendungen, Wirkungen
Dr. med. Ingfried Hobert /Svenja Zitzer

2. Auflage

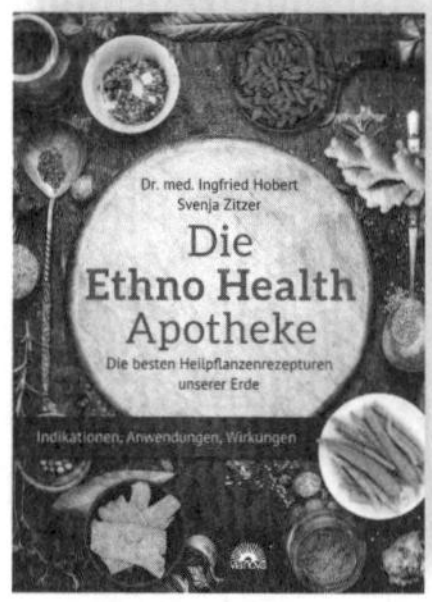

Klappenbroschur, 320 Seiten, 24 vierfarbige Fotos, ISBN 978-3-86616-398-0

Was der Ethnomediziner Dr. Ingfried Hobert in langjähriger Arbeit in diesem Buch zusammengefasst hat, ist wirklich einmalig: Aus der „Natur-Schatzkiste" unseres Planeten hat er das traditionelle Heilwissen der Völker und Kulturen aus allen Zeiten und Kontinenten zusammengetragen und mit Hilfe modernster wissenschaftlicher Methoden und ausgewählter Spezialisten nach heutigem Stand geprüft. Das Ergebnis ist phänomenal: hocheffektive Heilpflanzenmischungen und vielfältige Rezepturen aus den verschiedensten Regionen der Welt, die wirklich helfen. Ein einzigartiges Heilwissensbuch, das uns auf ganz natürliche Weise in allen Bereichen unseres Lebens wirkungsvoll unterstützen kann. Diese genialen Rezepturen stärken die Lebenskräfte, regen die Selbstheilungsprozesse an, schenken Heilung, strahlende Gesundheit und Transformation. Dieses Buch gehört wie die Hausapotheke eigentlich in jeden Haushalt! Das Vorwort hat Dr. Rüdiger Dahlke geschrieben.

Psychosomatische Energiemassage

Auflösung von Blockaden, Heilung von körperlichen Beschwerden,
Aufladen der Feinstoffebenen, Reinigung der Psyche
Friedrich Butzbach

2. Auflage

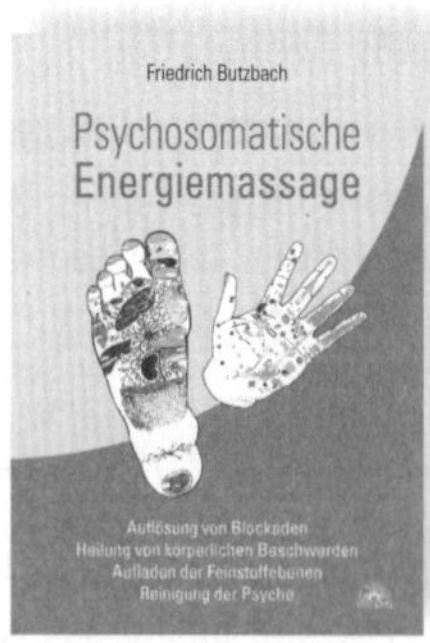

Paperback, 144 Seiten, 70 Fotos und Grafiken, ISBN 978-3-86616-370-6

Schon mit seinem ersten Band begeisterte der Autor Friedrich Butzbach sowohl Praktiker als auch Laien und auch das vorliegende Buch vermittelt ganz neue energetische Zusammenhänge zwischen Fußreflexzonen und seelisch-körperlichen Prozessen. Mit diesen innovativen Massagemethoden lassen sich u.a. selbst tiefe seelische Blockaden und nervliche Störungen abbauen und zugleich vielfältige heilsame Wirkungen für Körper und Psyche initiieren. Im Gegensatz zur herkömmlichen Fußreflexzonenmassage wird hier mit der körpereigenen Energie des Massierenden gearbeitet. Die Massage wird mit leichtestem Hautkontakt und zeitweilig ohne Berührung des Fußes ausgeführt. Der Massierte spürt, wie der Energiefluss seinen gesamten Körper durchzieht, und befindet sich dabei in einer Tiefenentspannungsphase, wobei sich nervliche und seelische Blockaden lösen.